NAGEL & KIMCHE

Uta von Arnim

Das Institut in Riga

Die Geschichte eines NS-Arztes und seiner »Forschung«

Eine Spurensuche

NAGEL & KIMCHE

Meiner Mutter

2. Auflage 2021

in der MG Medien Verlags GmbH, Zürich · München
Satz: im Verlag, gesetzt aus der Adobe Garamond Pro
Umschlag: JournalMedia GmbH, München, unter Verwendung eines Fotos von Skatkartes und Adobe Stock
Bildnachweise Innenteil: S. 39: 100 nozīmīgas personas Latvijas medicīnas vēsturē [100 bedeutende Persönlichkeiten in der Geschichte der lettischen Medizin] http://www.ieverojamiemediki.lv/d/darzins-egons - Fotograf unbekannt // S. 83: USC Shoah Foundation // Karte auf S. 105: ARC, http://www.deathcamps.org/occupation/pic/bigrigamap.jpg

Druck und Bindung: CPI book GmbH

ISBN 978-3-312-01244-2

Printed in Germany

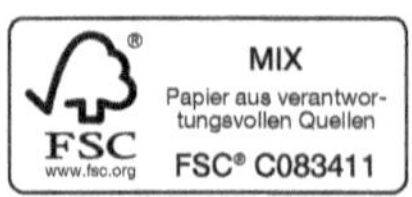

Inhalt

III Nachforschungen 1944-2020

Epilog

Abkürzungsverzeichnis

APP:	Archiwum Panstwowe w Poznaniu, Polen
BArch:	Bundesarchiv Berlin-Lichterfelde
DSHI:	Dokumentensammlung Herder-Institut
LASH:	Landesarchiv Schleswig-Holstein
LVA:	Lettisches Staatsarchiv
LVVA:	Lettisches Historisches Staatsarchiv
RKO:	Reichskommissariat Ostland
RMfdbO:	Reichsministerium für die besetzten Ostgebiete
ZLA:	Zentrales Lastenausgleichsarchiv Bayreuth

Vorwort

von Prof. Dr. Sabine Schleiermacher

Forschungsschwerpunkt Zeitgeschichte, Institut für Geschichte der Medizin und Ethik in der Medizin, Charité – Universitätsmedizin, Berlin

Gegenstand der vorliegenden Publikation ist die durch das Schweigen der Familie über die Vergangenheit provozierte Frage nach dem Verhalten der Großeltern im Nationalsozialismus. Waren sie Profiteure der auf Ausbeutung und Vernichtung einerseits sowie Belohnung und Erfolg andererseits basierenden NS-Politik? Welche Rolle spielte der Großvater, der Arzt Herbert Bernsdorff, als »Beauftragter des Reichsärzteführers« im Rahmen der Umsiedlung der Deutschbalten? Welchen Part übernahm er als Leiter der Abteilung »Gesundheit und Volkspflege« im »Reichskommissariat Ostland« bei der Implementierung der nationalsozialistischen Gesundheits- und Bevölkerungspolitik? Welche Handlungsspielräume boten sich ihm und wie nutzte er die ihm vom Staat übertragene Interpretationsmacht?

Die auf persönlichen Erinnerungen, die die Leser*in nicht nur dicht an die geschilderten Personen heranführen, sondern auch besondere Einblicke ermöglichen, und auf archivalischen Quellen basierende Darstellung verdeutlicht exemplarisch, wie »volksdeutsches« Selbstverständnis mit einer ethnischen Neuordnung Osteuropas verbunden war und militärische Zweckforschung mit ihren menschenverachtenden Implikationen initiieren ließ und wie das auf Rassismus basierende NS-Gesundheitssystem den legitimatorischen Rahmen hierfür zur Verfügung stellte. Ausgehend von der Person Bernsdorff informiert das Buch über diese Themen aus vielschichtiger Perspektive.

Vorbemerkung

Mein Großvater hat weder Tagebücher noch Briefe hinterlassen. Ich habe sein Bild und das seines Instituts daher aus Dokumenten, Büchern, Interviews zusammengesetzt. Diese Erzählstimmen sind kursiv gesetzt. Wer aus welcher Zeit berichtet, ist in den Fußnoten vermerkt. Dort bekommen Sprachstil und Denkweise der Autoren auch zusätzlichen Raum. Deshalb sind die Fußnoten integraler Bestandteil des Textes, Mosaiksteine, ohne die das Gesamtbild nicht vollständig wird. Details aus der Familiengeschichte stammen aus Interviews mit Familienmitgliedern, diese sind aber nicht namentlich gekennzeichnet.

Prolog

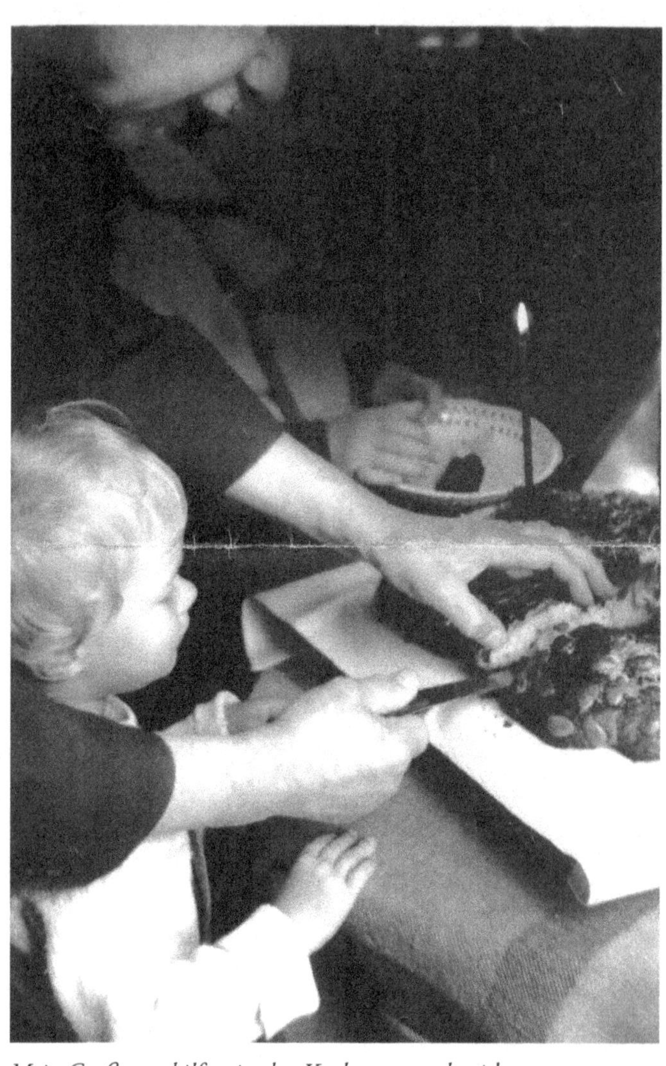

Mein Großvater hilft mir, den Kuchen anzuschneiden.
(Foto: privat)

1968

Mein schöner Opa

Vier Kerzen brennen auf meinem Geburtstagskuchen. Ich halte ein großes Messer mit beiden Händen. Mein Großvater steht hinter mir, legt seinen rechten Arm um das Kind, das ich bin, ergreift meine Hände mit dem schweren Messer und hilft mir, den Kuchen zu zerteilen. Auf dem farblosen Foto tragen wir beide weißes Haar. Ich nenne ihn meinen *schönen Opa.*

1997

Zuckerzange

Zum Leichenschmaus stehen Torten auf dem Tisch und Schlagsahne dazu. Bohnenkaffee duftet in der Silberkanne, Zuckerwürfel liegen in der Dose, die früher auf dem Teewagen meiner Großmutter stand, mit einer Zuckerzange darin – weil wir mit unseren schmuddeligen Kinderpfötchen nicht hineingreifen sollten und auch Ehrfurcht haben sollten vor einer vornehmeren Vergangenheit, als Edda noch in Petersburg lebte.

Jetzt liegt meine Großmutter im Sarg und ihre Kinder und Enkel sitzen in einem niedersächsischen Dorf an der reich gedeckten Kaffeetafel. Das ist mehr, als ein Flüchtling wie sie hatte erhoffen können.

Im Jahr 1946 landet Edda Bernsdorff nach langer Flucht mit ihrem Mann Herbert und ihren fünf Kindern im Lagerraum einer Wassermühle im britischen Sektor. Herbert wird Landarzt, Edda Englischlehrerin. Die beiden haben glänzendere Zeiten hinter sich. Herbert eine leitende Position in Riga, ein Flugzeug zur Verfügung, die Stiefel immer geputzt, Edda ein Gutshof voll polnischem Personal. Nur das goldene Parteiabzeichen, das sie immer noch gerne zeigen, hat von seinem Glanz nichts verloren.
Meine Cousins und Cousinen, meine Mutter, meine Onkel und Tanten versenken ihre Kuchengabeln in die Tortenstücke und schieben sich süße Bissen in den Mund. Wir kauen und lauschen. Wir sehen uns an. Wir trinken Schlucke schwarzen Kaffees, ziehen mit der Zuckerzange ein Zuckerstück aus der Zuckerdose, das mit einem gedämpften Klack in das rosafarbene Mokkatässchen fällt, gießen ein Wölkchen Sahne hinzu und warten.

Wer wird zuerst sprechen?
Wem ist was aufgefallen?
Wer weiß was?
Wer schweigt lieber?
Ich rühre im Kaffee.
Da fehlt was, sage ich.
Da ist eine Lücke, sage ich.
Da war was, sage ich.
Was war da? frage ich.
Was glaubst Du? fragen sie.
Nichts, sagen sie.
Da war nichts.

2020

Archiv

Kein Raum für Traurigkeit. Wir sitzen schweigend an Tischen, blättern in vor langer Zeit verschickten Schreiben, die besser nie angekommen wären. Wir lernen, zwischen den Zeilen zu lesen. Unsere Köpfe, die sich über vergilbte Seiten beugen, suchen darin nach Indizien nicht verjährter Verbrechen.

I

Ein Dorf für die Forschung 1830 – 1941

1830

Das liebe Kleistenhof

Inmitten sumpfiger Wiesen liegt einsam, zwischen Fluss und Meer, das *alte Familiengut Kleistenhof.* Am Fuß eines kieferbestandenen Sandhügels, ein wenig erhöht, um Überschwemmungen zu trotzen. Sobald die Frühlingsstürme vorbeigezogen sind und nur noch ein sommerfrisches Lüftchen von der Ostsee weht, kommt für die warmen Monate die Herrschaft aus Riga. Großmutter, Mutter, Tanten, Kinder und Cousinen, Nachfahren des seligen Bürgermeisters Gotthard von Vegesack.

Vierspännig in *Großmamas Equipage* geht es von Riga aus über die *Düna-Floßbrücke,* über Hagensberg, den Kuckucksberg, durch Gravenhof auf der Bullenschen Straße *zwei Werst*[1] *durch herrlichen Kleistenhofschen Kiefern-Hochwald,* über ein *träge durch hübsche Heuschläge fließendes, mit Schwarzellern eingefasstes Nebenflüsschen des Happaxgrabens,* zwischen zwei Gesinden[2] hindurch auf einer *Pielbeeren-Allee* bis der größere Tannenberg links vorbeizieht und der kleinere Lilienconfalgenberg rechts: Dann führt der Weg zum *Herrenhof* geradeaus durch eine Gitterpforte.[3]

Mitten in den Garten Eden: Mit Rasenflächen und Blumenbeeten, Obstbäumen, Ahorn, Linden und Eichen, Treibhaus und Pferdestall. Die Dumpes bringen Milch und Schmand und gelbe Kringel, das Gesinde Hühner, Enten, Gänse, Lachse, Peppel und Kruhmig Blumen, Obst und

Gemüse in *reichem Überfluss*. Auch *Silberzeug* ist im *Herrenhaus reichlich vorhanden.*

Das *liebe Kleistenhof*, das mit deutschbaltischer Gastfreundschaft alle aufnimmt, die zur *guten Gesellschaft* gehören. Das den Überfluss teilt mit Gästen, die sonntags um eins an der *offenen Mittagstafel* sitzen und den *ritterlichen Zar Nikolai I. enthusiastisch lobpreisen* und das *tapfere unüberwindliche russische Heer*. Das liebe Kleistenhof, das für müde Gäste eingerichtet ist mit *Himmelbetten* in *Damenzimmern*, mit *Giebelzimmern* und *Mansardenzimmern*, mit einer *herrschaftlichen Herberge*, einem *herrschaftlichen Stall* für zwölf *herrschaftliche Pferde und einer herrschaftlichen Scheune*. Die Dumpes bringen Heu.

Blumen säumen den schmalen Weg zum Haupteingang. Von Säulen gerahmt, wird der hohe überdachte Eingang von den Tanten spaßeshalber Peristyl genannt. Im Haus tragen die Wände Leinwand mit farbenfroher Bemalung. Nur im Vorraum Arabesken Grau in Grau. Das Gartenzimmer, von dem eine Treppe ins Freie führt, gibt sich sommerlich leicht mit weiß lackierten Stühlen und Sofas, mit rotem Saffian bezogen, Wände wie Möbel mit Kornblumenkränzen, Girlanden und Bouquets geschmückt. Der Saal eleganter, Stühle und Sofas aus dunklem Holz mit schwarzem Leder, die Rahmen der Spiegel, die zwischen den sechs Fenstern hängen, venezianisch geschnitzt, mit viel Gold, an den Wänden, mit Ölfarben auf die Tapete gemalt, Allegorien der Kontinente. Die Kinder lieben die Hunde im Speisezimmer, die den fliehenden Hirsch um den ganzen Raum jagen, eine fürstliche Hirschjagd, mit Jägern in Perücken und großen Hüten und Damen in Reitröcken und koketten Jagdhütchen. Tische und Spiegelrahmen leuchten rot und grün lackiert. In den Damenzimmern zieren Blumen und Früchte die Wände.

Die Dumpes bewirtschaften das Land. 1500 Hektar, Sanddünen, Kiefernwald, das riesige Marschwiesengebiet Spilwe,[4] vom Happaxgraben *orinokoartig* durchzogen, der das Wasser aus dem Quellgebiet in den nahen Fluss Düna bringt, auch Weiden, Acker, Gartenland gehören zu Kleistenhof. Nur ein Teil davon ist fruchtbar, den haben die ehemaligen Leibeigenen gepachtet: Die Brüder Georg Dumpe, hager, immer im braunen Frack mit grauer Weste, Kniehosen, Stiefeln und einem Zylinderhut, und Andreas Dumpe, beleibt, im grauen Rock mit Weste und langer Hose, eine weiße Schirmmütze dazu, die in der Pächterherberge im Wirtschaftshof mit ihrer hundertjährigen Mutter und den Knechten leben. 1500 Rubel zahlen sie jährlich. Und Naturalien. Auch elf Bauerngesinde auf Kleistenhofschem Land entrichten Pacht in Geld und Geflügel. Um Blumen, Gemüse, Obst und das Treibhaus kümmern sich der deutsche Gärtner Peppel und Gartenjunge Kruhmig.

Gut hundert Jahre später, am 17.1.1941, verzichtet die letzte Besitzerin Ellen von Schultz *auf den ihr gehörigen Grundbesitz Riga, Bullu iela,*[5] *Kleistenhof.*

Zu Gunsten von Edda Bernsdorff, geb. von Krüdener und Herbert Bernsdorff. [6]

1917

Eddas Traum

Edda hätte gerne in Petersburg getanzt, in der Hoffnung, das Leben werde so sein wie eine dieser baltischen Geschichten, in denen galante Leutnants in Pferdeschlitten durch die verschneite Landschaft gleiten, um in kerzenerleuchteten Ballsälen unter all den jungen Mädchen ihre Liebste zu finden, um ihre Hand anzuhalten, und sie, tief in Pelze gehüllt, in ein Schloss zu entführen. Edda träumte davon, die Quadrille zu tanzen, diesen merkwürdig militärischen Schreittanz, streng nach den in den Saal gebellten französischen Kommandos ihres Onkels, der nicht nur die zaristischen Wälder verwaltet, und die zaristischen Sommerhäuser bewohnt, sondern auch die höfische Jugend befehligt. Edda steht in einer Reihe mit den jungen Mädchen, die jungen Männer gegenüber. Sie bewegen sich aufeinander zu, berühren sich einen seligen Moment lang in der Drehung, müssen allein weiterlaufen, immer eine Position weiter rücken und wieder aufeinander zu wie Marionetten am Faden. Sie ist hübsch, von der klassischen Schönheit einer Marmorskulptur, mit ihrer schmalen Nase und dem in Wellen gelegten Haar. Ihr Vater hat seine Tochter den Großeltern in Petersburg anvertraut, die noch vornehm in ihren rosafarbenen Mokkatässchen rühren, die ihnen der Zar zur Hochzeit geschenkt hat. Denn in Lettland auf dem Land ist der Frontverlauf im Jahr 1917 unberechenbar.

Wenn Edda tanzt, drehen sich die Kerzen um sie herum, der Ballsaal dreht sich, alles glänzt, ihr schwindelt, sie taumelt und ein Galan fängt sie auf. Aber sie muss eine Position weiter rücken in der überkommenen Ordnung, die es nicht mehr gibt. Im Traum tanzt meine Großmutter einfach weiter, als hörte sie nicht den Lärm der Revolution.

1919

Rote Kugel

Das Jahrhundert der Gewalt beginnt mit Mord. Schüsse auf Gutsherrn und Geistliche. Arbeiter werden an Bäumen erhängt. Soldaten töten Gefangene. Soldaten erschießen Geiseln. Soldaten erschießen Soldaten am Ufer der Düna, so dass die Toten in den Fluss fallen. Schuljungen melden sich freiwillig. Um einander beim Sterben zuzusehen.

Mein Urgroßvater, Eddas Vater, stirbt im Gefängnis. Von einer roten Kugel getroffen.

1921

Oberschicht

Ellen von Schultz' Vater Eduard, Besitzer Kleistenhofs und *der letzte Vizepräsident des livländischen Hofgerichts,* stirbt am 25. November 1902.[7] Tochter und Witwe ziehen in die Stadt Riga. Die Epoche des *lieben Kleistenhof* verblasst. Die Revolution bedroht das Idyll der *guten Gesellschaft.* Im Jahr 1905 streiken die Gutsarbeiter, schwenken rote Fahnen, verteilen *sozialdemokratische Proklamationen.* Am 27. Februar des Jahres 1906 legen Arbeiter der Gutsverwaltung Kleistenhof *eine Anzahl ganz indiskutabler Forderungen* vor und drohen bei *Nichtbewilligung in den nächsten Tagen gewaltsam vorzugehen.*[8]
Am 25. März des Jahres 1907 bricht gegen zehn Uhr abends auf der Veranda des Herrenhauses Feuer aus: Brandstiftung mit zwei Flaschen Benzin.[9] Vier Wochen später folgt ein Mordversuch auf den Verwalter Karl Gadilhe. Er fährt am Sonnabend gegen 8 Uhr 45 in seiner Kutsche die Bullensche Straße entlang durch den Kleistenhofer Wald, als an einer Biegung *zwei Attentäter* aus dem Hinterhalt mit einer *Mauser* sechsmal auf ihn schießen. Gadilhe schlägt auf das Pferd ein und jagt davon, das Pferd bricht getroffen zusammen, Gadilhe springt unverletzt aus dem Wagen und eilt in ein nahes Haus.[10]

Revolution, Weltkrieg, Revolution.[11] Gewalt und Vergeltung. Das russische Zarenreich ist Geschichte, der Zar ermordet, die Republik Lettland entsteht. Ab 1920 enteignet

Lettland Land und Waldbesitz der deutschen Oberschicht, die jetzt nicht mehr unter dem Schutz des Zaren steht.

In Kleistenhof liegen die Äcker brach. Wiesen, Gärten, Obstgärten haben im Krieg gelitten. *Schlechter Boden, sumpfiger Boden, sumpfige Wälder.* Überschwemmungen, weil Gräben fehlen. Brücken sind zerstört. Soldaten waren im Haus. Das Kleistenhofer Ackerland erhalten die Bauern als Eigentum. Sieben Hektar nimmt sich der Staat. Einige Hektar erhält der Bodenfonds *für spätere Vergabe.* Nur das Gutshaus und 55 Hektar Land dürfen Eduards Witwe und ihre Tochter Ellen behalten.[12]

1929

Herberts Traum

Eine vielköpfige Schlange windet sich hinter ihm durch den Ballsaal der Musse,[13] er führt die Polonaise an, die anderen folgen seinen Figuren. Mein Großvater tanzt wunderbar, tanzt Polonaise, Française, Quadrille, Walzer. Herbert Bernsdorff in elegantem Schwarz-Weiß, der als einzige Extravaganz Manschettenknöpfe aus Goldtopas trägt, von denen ich heute einen als Anhänger besitze. Er ist ein begehrter Tänzer. Obwohl er klein ist und sein Haar fast schwarz. Herbert Bernsdorff tanzt nicht nur gut, *er stellt etwas dar.* Ein unverheirateter Arzt mit eigener Praxis für Innere Medizin. Der göttlich Klavier spielt und Orgel im Dom.

Bernsdorff profitiert vom wirtschaftlichen Aufschwung Lettlands in den Zwanziger Jahren: Seine Praxis liegt am breiten *Rainis Boulevard,* der Altstadt und Jugendstilviertel trennt, mit Blick auf Park und Stadtkanal. *Beste Gegend* Rigas, fünf Räume mit *Mahagonimöbeln*, einem *großen Mahagonischreibtisch*, an dem er seine Patienten empfängt. So ausgestattet, dass er in einem Praxisraum operieren kann: mit chirurgischen Nadeln, Nadelhalter, Pinzetten, Klemme und Zange, Skalpellen und *Bluttransfusionsgerät.* Auch technisch ist er auf dem neuesten Stand: mit einem *Röntgendurchleuchtungsapparat* für Knochenbrüche, Herzleiden und Lungenprobleme und *Gastroscop* sowie *Rectoscop* für die Untersuchung von Magen und Darm. Im Labor stehen Mikroskop, elektrische Zentrifuge und Blutsenkung. Seine Praxis floriert. *Gesandtschaftsräte* und das *lettische Ministerpräsidentenpaar* suchen Bernsdorffs ärztlichen Rat.[14]

Wie sein Vater hat Herbert Bernsdorff in Dorpat, einer Stadt nordöstlich Rigas gelegen, studiert. Im Jahr 1909, mit 17 Jahren, bekommt er dort Zugang zu einer aristokratisch geprägten Welt, die ihm Heimat wird. Er tritt der Studentenverbindung Fraternitas Rigensis bei. Eine elitäre Gemeinschaft, die verlangt, dass er sich dem Comment unterwirft fürs Trinken und Fechten, Befehl und Gehorsam. Man trägt Band und Deckel[15] mit den festgelegten Farben Blau, Rot, Weiß. Er lernt Zugehörigkeit, Werte, die nur für die eigene Gruppe gelten. Er ficht, übt den Kampf. Als angehender Arzt, mit 22 Jahren, muss er in den Ersten Weltkrieg.

Jahre ärztlicher Arbeit in Lazaretten folgen, erst in der zaristischen Armee, ab 1919 in der *Baltischen Landeswehr*,[16] nur mit einer kurzen Unterbrechung im Jahr 1918, in der Bernsdorff in einer psychiatrischen Klinik in Riga arbeitet. Während im Deutschen Reich ein brüchiger Frieden herrscht, tobt im Baltikum nach der Gründung Lettlands Ende 1918 ein erbarmungsloser Bürgerkrieg um Staatsform, Besitz und überkommene Privilegien. Verschiedene Gruppen mit verschiedener Weltanschauung bekriegen einander, Monarchisten, Nationalisten, Kommunisten, Demokraten, Letten, Russen, Deutschbalten in wechselnden Allianzen. Ganze Schulklassen ziehen ins Gefecht, mitten im Winter, ohne Training und warme Sachen, Jungs als Soldaten, der jüngste ist dreizehn. Herbert Bernsdorff kämpft für die deutsche Vorherrschaft, aber nicht mit der Waffe in der Hand. Er lernt Kriegsmedizin, operiert in schnell aufgeschlagenen Zelten Kugeln aus Körperteilen, entfernt seinem siebzehnjährigen Bruder das Projektil eines Lungenschusses. Er amputiert erfrorene Gliedmaßen, Wunden entzünden sich, die Patienten fiebern und sterben doch. Im *Schlossgelände von Berghof* erweist Herbert Bernsdorff einem Sechzehnjährigen *die letzte Ehre*. Die Deutschbalten nehmen Riga ein, müssen sich aber wieder zurückziehen. 1919 wird für Bernsdorff immer ein besonderes Jahr bleiben, trotz oder wegen all des Schrecklichen, ein heroisches Jahr, an das er in der Nachkriegszeit mit ehemaligen Kameraden feierlich erinnert. Immer am 22. Mai, dem Jahrestag der *Befreiung Rigas vom bolschewistischen Terror*, als die *Baltische Landeswehr* die Stadt eroberte.[17]

1920, die Kämpfe sind beendet mit dem Sieg der Demokraten, geht Bernsdorff als Assistenzarzt ins Reich. Erst für kurze Zeit nach Würzburg, dann nach München zur Ausbildung in der Inneren Medizin ans Krankenhaus Neu-Wittelsbach.[18] Er ist mittellos, mietet ein kleines, kaltes Zimmer, trägt Bademantel und Mantel übereinander, um nicht zu frieren. In München, der *Hauptstadt der Bewegung*, finden sich heimatlose Deutschbalten. Exilanten wie er. Die gelernt haben, *hart zu werden* und *kampfesfroh.* Sie treffen sich im Geheimbund X, später *Baltische Brüderschaft* genannt.[19] Wieder eine Gemeinschaft, die sich in einer feindlichen Umgebung kämpfen sieht, in der Nachfolge der Mönchsorden, die dem Baltikum das Christentum brachten, mit Feuer und Schwert. Eine Gemeinschaft, die Bernsdorff Halt gibt, das Gefühl, einer Elite zugehörig zu sein mit *Führerprinzip* und einem klaren Wertesystem. Werten, die dem Nationalsozialismus nahestehen, antidemokratisch, autoritär, deutsch national. Mitgefühl für Schwächere gilt unter den Brüdern als *schwächliche humane Gefühlsduselei.*[20] Kameradschaft nach innen, Härte nach außen wird Bernsdorffs innere Richtschnur sein. Im Sommer 1923 leitet Bernsdorff die Brüderschaft für drei Monate. Dann übernimmt das Amt sein Freund, der antisemitische Karikaturist Otto von Kursell.[21]

Die Deutschbalten Kursell und der ebenfalls zu jener Zeit in München lebende Alfred Rosenberg[22] gehören zu Hitlers engster Entourage. Rosenberg, der aus Reval stammt, steht in Kontakt mit den Baltischen Brüdern. [23] Er steigt zu Hitlers *Chefideologen* auf. Ab 1941 wird er das *Reichsministerium für die besetzten Ostgebiete* in Berlin leiten und Posten in der Verwaltung der eroberten Länder verteilen.

Ende 1923, kurz nach dem Hitler-Putsch in München, kehrt Herbert Bernsdorff nach Riga zurück. Er baut die Praxis auf, die ihm Jahre später das erträumte Leben ermöglicht. Im Jahr 1929 führt er Edda Baronesse von Kruedener zum Altar. Seine junge Frau bringt adelige Herkunft mit, völkische Gesinnung[24] und die Erbtante, der das Gut Kleistenhof gehört.[25]

In der Wohnung am *Kolpak Boulevard,* die das Paar bezieht, entsteht ein baltisches Bilderbuchleben: Seine Ehefrau, in langen Kleidern mit hochgestecktem Haar, plant mit der Köchin das Menü für die Gäste. Das Musikzimmer mit zwei Flügeln ist als einziger Raum immer geheizt, damit die Instrumente nicht leiden und Herbert nach der Arbeit spielen kann, Wagner, Beethoven, manchmal mit Edda vierhändig. Abends bringt ein lettischer Junge Birkenholz für die Öfen, weil das besonders gut duftet. Das Kindermädchen kommt mit meiner Mutter und den Schwestern vom Schlittschuhlaufen auf dem zugefrorenen Stadtkanal im angrenzenden Park *Schützengarten*, die Mädchen alle gleich gekleidet in dunkelblauen Mänteln mit Kaninchenfellkragen und passenden Mützen mit Kaninchenfellaufschlag. Im Herrenzimmer, das für die Kinder strengstens tabu ist, sitzen Herberts Baltischen Brüder in Ledersesseln um ein niedriges Rauchtischchen und trinken Whisky. Im Kästchen auf dem Tisch liegen teure Havannas, von denen zu Eddas Leidwesen gelegentlich welche in den Taschen der

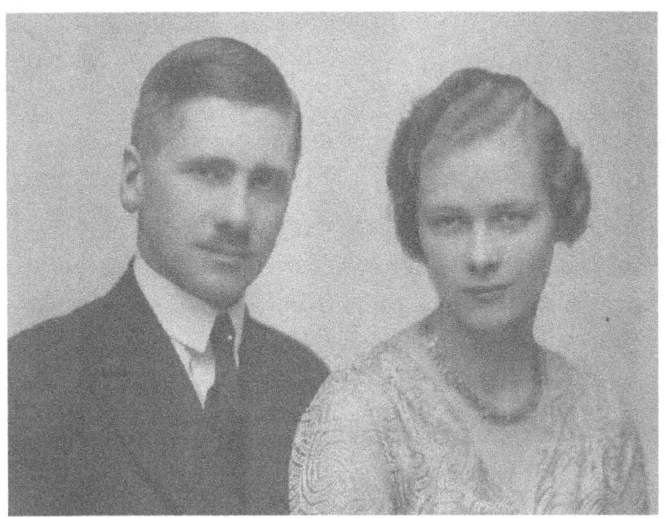

Herbert und Edda Bernsdorff als junges Paar in Riga. (Foto: privat)

Herren verschwinden. Die Brüder treffen sich bei Herbert und an anderen Orten, *um das Deutschtum zu stärken* – bis der lettische Geheimdienst sie verhaftet und verhört. Im Prozess werden sie zu fünf Monaten Gefängnis verurteilt. Sie sollen *den Umsturz der jetzigen Staatsform Lettlands* geplant haben.[26]

Während Herbert im Jahr 1935 im Gefängnis sitzt, sieht sich meine Großmutter aus finanziellen Gründen gezwungen, das schönste Zimmer der Beletage, mit Blick auf den Boulevard, zu vermieten. Ein *Jude* zieht ein. Der *freundliche junge Herr* grüßt die Mädchen wegen der Farbe ihrer Kleidung mit der Bemerkung *Hallo Doktors Bläulinge*. Sein Zimmer wird fortan das *Judenzimmer* heißen.

2020

Relikt

Mein Silbertablett: Ein großes Oval, zwei Kilogramm schwer. Zerkratzter Abglanz vergangener Pracht, ein unwirkliches Relikt aus der Zeit, als in Kleistenhof Herren wie Knechte an ihren angeborenen Plätzen blieben. Verschlungen graviert die Initialen der letzten Gutsbesitzerin Ellen von Schultz, die 1939 Lettland verlässt, als ihre Welt schon lange untergegangen ist.

1932

Stationsdirektor

Ein spindeldürrer Mann mit Spitzbart und Nickelbrille kehrt aus dem Schweizer Exil zurück und kämpft, erst für die Republik, dann für die Wissenschaft: August Kirchenstein,[27] überzeugter Sozialdemokrat, verfolgt seine Ziele mit eiserner Energie. Obwohl mancher sich über ihn lustig macht, wegen seiner zarten Statur, seiner hohen Stimme, seiner zuvorkommenden Umgangsweise trotz bäuerlicher Herkunft. Ein umtriebiger Mann, der im Jahr 1919 am Aufbau der neuen Universität Lettlands beteiligt ist,[28] dort forscht, mit 51 Jahren seine Dissertation einreicht über *Structure intérieure et mode de développement des bactéries*, und von der landwirtschaftlichen Fakultät den *Doktorgrad der Agronomie* zuerkannt bekommt als *erstem Doktor der lettländischen Universität*. Ein Ereignis, das der Rektor als eine *bedeutungsvolle Begebenheit in unserem jungen Universitätsleben* würdigt und das Kirchenstein die *höchste Klasse des Goldenen Palmen-Ordens des französischen Kultusministeriums* einbringt.[29]

Kirchenstein wird Professor für Mikrobiologie.[30] Er gründet 1923 das Seruminstitut der Universität, das 1926 nach Kleistenhof zieht. Ein Wissenschaftler, der unterrichtet, Vorträge hält über die Ernährung der Kinder,[31] eine Broschüre über Tuberkulose schreibt, in Kleistenhof Laborantinnen ausbildet, Konferenzen besucht, sich in der Tuberkulosebekämpfung engagiert mit Unterstützung seiner Nichte und Pflegetochter Lydia, Ärztin und Tuberkulose-Spezialistin.[32] Er ist in der Presse omnipräsent.

August Kirchenstein bringt neues Leben nach Kleistenhof. Seinem Institut werden ein Stück des enteigneten Schultzschen Landes und *zwei verfallene Ställe* zugewiesen.[33] Unter der Leitung Kirchensteins und seines Assistenten Egon Darzins wächst das Seruminstitut der Universität Lettland. Neue Ställe entstehen, neue Laborgebäude. Zwei würfelförmige, schmucklose Häuser, deren Architektur von Rechtecken geprägt ist: das große Labor mit dem umlaufenden Fensterband im Erdgeschoss, das Tetanuslabor mit seinen schmalen Fenstern unterschiedlicher Länge, quer oder hoch geschnitten und dem filigranen Geländer an Eingangstreppe und Balkon. Daneben ein Häuschen mit Walmdach und hölzernen Fensterläden, das Pocken-Impfstoffhaus.

Mehrere Ställe, ein Wohnhaus. Ein kleines Wissenschaftsdorf.[34]

Idyllisch auf einer Lichtung zwischen Bäumen liegt das neue weiße Laborgebäude, zur Einweihung blumengeschmückt. Freundlich empfängt der *Stationsdirektor Professor Dr. Kirchenstein* am 1. Juni 1932 alle Gäste und führt sie durch Laboratorien mit *großen Arbeitstischen, Apparaten, Flaschen und Fläschchen* und die *sauberen Stallungen mit den wohlgefütterten Pferden und den zahllosen Versuchskaninchen.* Viele Gäste kommen, um die Serumstation zu besichtigen, Studenten und Professoren der Universität, allen voran deren Rektor, Vertreter der Krankenkassen und Honoratioren der Stadt, Rotes Kreuz, Gesundheitsdepartement und Gesundheitsamt, sogar aus dem Ausland erscheinen vom staatlichen Serum-Institut Kopenhagen *Direktor Guldager* und der *dänische Gesandte Langberg*, der August Kirchenstein *im Namen des dänischen Königs* den *Daneborg-Orden* verleiht.[35]

Ganz Lettland wird von hier mit Impfstoff versorgt,[36] der Gewinn steigt im Jahr 1932 auf 20 000 Lats jährlich,[37] im Jahr 1936 erhält Kirchenstein noch mehr Kleistenhofer Land, *3,8 Hektar Wiese, 3,6 Hektar Weide, 2 Hektar Wald.* Direkt an das kleine Restgut angrenzend, das Ellen von Schultz noch geblieben ist.[38] Das Institut verfügt jetzt über zwanzig Hektar Weiden für Futter und einen Stall für 120 Pferde, die der Impfstoffproduktion dienen. Der Export steigt weiter, Rohinsulin an die IG Farben[39] nach Deutschland, Impfstoffe wie Schweinerotlaufserum, Pockenlymphe, Diphterie-, Tetanus-, Streptokokken-, Typhus-, Gonokokken- und

Staphylokokkenvaccinen auch nach Estland und Litauen. Eine Straße in die Stadt wird gebaut, ein Wohnhaus für das Personal. Ein funktionierendes und lukratives Unternehmen mit 51 Mitarbeitern im Jahr 1939. Selbst ein Schädlingsbekämpfungsmittel hat das Seruminstitut im Sortiment: Ratin zur Rattenvertilgung.[40]

Das alte benachbarte Gutshaus steht in den Zwanziger- und Dreißigerjahren leer und verfällt. Mal zieht vorübergehend der Milchbauer Ivans ein, mal deutschbaltische Bekannte für ein paar Monate.[41] Ellen von Schultz lebt im Zentrum Rigas direkt am Park. Eine Etage unter der Wohnung, die ihre Nichte Edda mit Herbert und den Kindern bewohnt. Es warten noch andere, größere politische Aufgaben auf Kirchenstein. Wenige Jahre später wird er Lettlands Präsident. Von Stalins Gnaden. Die Rote Armee marschiert am 17. Juni 1940 in Lettland ein. Die Sowjets setzen Kirchenstein an die Spitze der Regierung. Viele Letten hoffen darauf, dass Kirchenstein die Demokratie wieder einführen wird. Zuerst sieht es auch danach aus: Am 21. Juni tritt Kirchenstein mit seinen Ministern auf den Balkon des Regierungsgebäudes in Riga und hält eine Rede an die zu seinen Füßen versammelten Menschen: *Ich grüße Euch, Arbeitsleute Lettlands, im Namen der neuen Regierung. Die alte Regierung ist gefallen. Unsere Aufgabe ist es nicht, Monate und Jahre hier zu sitzen, sondern wir bleiben nur, bis wir Lettland auf einen besseren Weg geführt haben, bis wir der Arbeiterschaft eine Verfassung gegeben haben und Ihr selbst Euch jene gerechten Leute auswählen werdet, die für Eure Zukunft sorgen werden.*[42]

Die sowjetischen Besatzer aber haben mit Kirchenstein andere Pläne: Sie nutzen seine wissenschaftliche Reputation, sein soziales Engagement, seine politische Erfahrung, sein hohes Ansehen in der Gesellschaft, sein bekanntes Gesicht, um das unabhängige Lettland im August 1940 in Stalins Sowjetunion einzugliedern.[43]

Ein knappes Jahr später flieht August Kirchenstein vor der deutschen Armee ins Moskauer Exil.

Im Oktober 1941 übernehmen die Deutschen die Leitung des Seruminstituts.

Im alten Gutshaus, fünfhundert Meter entfernt, entsteht das Institut für medizinische Zoologie Riga-Kleistenhof.[44]

1939

Sommerhaus

Drei kleine Mädchen warten am Gartentor auf ihren Vater. Einem sitzt die Haarschleife schief in den Locken wie ein verirrter Schmetterling. Alle tragen gleiche Blümchenkleidchen. Der Vater wird mit dem Raddampfer aus seiner Praxis in Riga kommen, wie jedes Wochenende im Sommer, wenn seine Töchter mit seiner Frau Edda, dem Kindermädchen Tata und der Köchin Emi, die Zucker und Eier für den Biskuitteig auf den Knien rechtsherum rührt, für ein paar Monate an die Ostsee in ihr Sommerhaus ziehen. Ein paar Schritte zum Bodden, zum Ruderboot, zum Dampferanleger, ein sandiger Weg durch ein lichtes Birkenwäldchen bis zum Ostseestrand. Morgens gießt Edda die Feuerlilien im Vorgarten, die Kinder hören noch im Halbschlaf ihre Schritte auf dem Kiesweg.

1939

Patienten

Neben mir liegt das Diensttelefon. Jederzeit könnte ich zu einem Patienten auf die Stationen der psychosomatischen Abteilung gerufen werden. Aber im Moment, nach der Abendvisite, ist es ruhig. Nur nicht für mich. Ich lese, wie mein Großvater über Patienten schreibt.

Ein eiskalter Wind fegt über die Insel Usedom in diesem Winter 1939/40. Am Hafen Swinemünde ist es dunkel und nass. Man riecht die Ostsee, die bedrohlich über die Kaimauer spritzt. Gischt und feuchte Luft erschweren die Sicht auf das Schiff aus Lettland, auf dem die Kranken darauf warten, endlich aussteigen zu dürfen. Bernsdorffs Büro liegt jetzt hier auf Usedom,[45] wo die Schiffe aus dem Baltikum ankommen.

Herbert Bernsdorff hat seine Praxis in Lettland mit seiner ersten politischen Führungsfunktion vertauscht: als *Beauftragter des Reichsärzteführers für die Alten, Kranken und Sie-*

chen.[46] In seiner neuen Rolle verantwortet er Transport und Unterkunft seiner erkrankten Landsleute.

Hitler holt 60 000 Deutschbalten *heim ins Reich.* Sie reisen mit Kindern und Eltern, Kisten und Koffern, mit all ihrem beweglichen Besitz auf Dampfern aus Riga und Reval über das Meer. Sie haben ihr Zuhause für immer verlassen. Sie sollen umsiedeln ins besetzte Polen. Meine Großmutter und ihre Kinder kommen vorläufig in einem Strandhaus in der Nähe von Swinemünde unter, durch das der Seewind pfeift. Edda, hochschwanger mit dem vierten Kind, liest den ganzen Tag lang Bücher vor, damit die Mädchen im warmen Bett bleiben.

Auch Patienten aus *Heimen* und *Heilanstalten* müssen umsiedeln. Sie werden aus Riga *gesondert abtransportiert,* ohne ihre Familien, in einem Krankenschiff. Bernsdorff hat für sie einen früheren Bananendampfer umbauen lassen. Dort können *ruhige* und *unruhige,* männliche und weibliche Kranke getrennt unterkommen.[47] Jetzt reisen die *Geisteskranken* aus Reval über die Ostsee: im Bug des Schiffes *Bremerhaven,* im Frachtraum, in kurzfristig aus Holz gezimmerten, vergitterten Abteilen. *Die Fenster zu, die Türen abgeschlossen.*[48] Das *Rauschen des Eises* an den Wänden des Schiffes klingt ihnen in den Ohren. Bis sie den rettenden Hafen erreichen, begleitet sie die Angst vor *im Meer treibenden Minen.*

Bernsdorff notiert dazu handschriftlich: *Der Dampfer Bremerhaven mit den Geisteskranken aus Reval liegt seit gestern auf Reede und kann wegen Nebel, jetzt Schneetreiben nicht herein, diese Kranken kommen nach Heilanstalt Obrawalde Kreis Meseritz.*[49] *Von hier gehen noch 15 Altersschwache mit.*[50]

Als der Schneesturm abflaut, landet der Dampfer an der menschenleeren Pier. Der Platz ist auf Bernsdorffs Veranlassung hin von der Hafenpolizei abgesperrt, niemand wird durchgelassen, keine wartenden Angehörigen, keine Schaulustigen, keine Journalisten. In Swinemünde angekommen führen jeweils zwei Pfleger einen Patienten aus dem Bauch des Schiffes aufs Deck, ihn *fürsorglich am Arm* haltend. Die Patienten *saugen gierig die kalte Seeluft* ein, weil die Luft während der Reise so stickig war. Sie frieren, weil sie nur leichte Kleidung tragen. Am Hafen steht ein Passagierzug für sie bereit mit Wagen für Liegendkranke und für *unruhige Kranke drei Gefangenentransportwagen,* ungeheizt, mit vergitterten Fenstern. Patientinnen möchten nicht einsteigen und setzen sich aus Protest auf das Straßenpflaster. Zwei Pflegerinnen heben sie auf und bringen sie in den nächsten Waggon.[51]

Sechs Wochen später schreibt Bernsdorff: *Heute habe ich wieder 11 Geisteskranke nach Obrawalde bei Meseritz abgeschoben.*[52]
Außerdem lege ich keinen Wert auf die Behandlung kranker Menschen.[53]

1941

Vormundschaft der Fremden

Im Jahr 1921, er ist noch Medizinstudent und keine dreißig Jahre alt, beginnt Egon Darzins im mikrobiologischen Labor des Tierarztes August Kirchenstein mit der Impfstoff-Forschung. Erst mit Kaninchen, dann mit Pferden, stellt er im Jahr 1922 ein Serum gegen Schweine-Rotlauf her, einer fieberhaften, oft tödlichen Infektionskrankheit der Schweine.[54] Ein dünner Mann mit schütterem Schnauzbart, einer leichten schwarzen Brille und dunklem Haar. Trotz seiner Unscheinbarkeit ein streitbarer Mann, der für die Unabhängigkeit seines Landes gefochten hat. Ein Mediziner, der Kälte und harte Arbeit nicht scheut, der *im Winter in der Scheune mit Pelz bekleidet, die Hände in heißem Wasser erwärmend,* Pferde immunisiert. Aus den Ställen des Landwirtschaftsministeriums ziehen die Tiere 1926 nach Kleistenhof.[55] Egon Darzins kämpft für seine bunte Menagerie, die neuen Laborbauten und Stallbauten, den Aufbau neuer Produktionsmethoden und den Verkauf der Produkte.

Weiße Mäuse tragen gelbe oder rote Flecken auf dem Rücken. Meerschweinchen haben Nummern im Ohr. Auch die Käfige sind nummeriert, Käfige mit Mäusen und Meerschweinchen, Tauben und Kaninchen. In Ställen und auf den ausgedehnten Wiesen leben Pferde, Rinder und Kälber. Im Labor stehen farbige Flüssigkeiten in Glasgefäßen: bernsteinfarbige Bouillon in konischen Kolben, rötliches Gift in bauchigen Ballons, gelierter Nährboden in kreisrunden

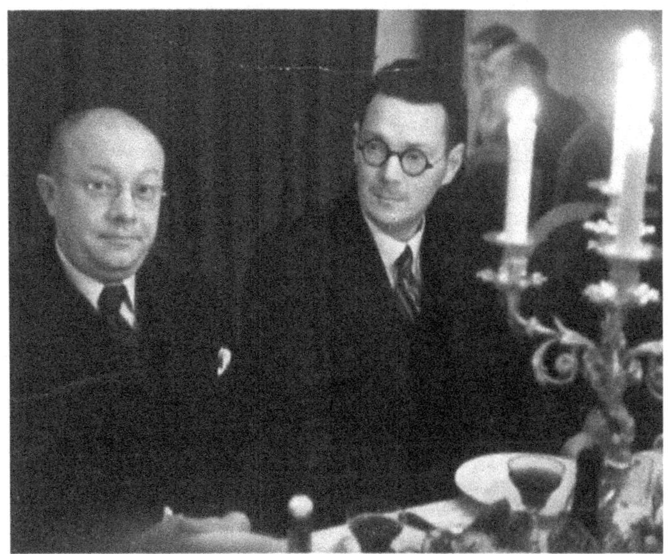

Egon Darzins (rechts) in den 30er Jahren

Petrischalen. Klares Blutplasma steigt in Glasröhrchen nach oben, während rote und weiße Blutkörperchen zu Boden sinken. Das Blut eines frisch geschlachteten Pferdes ist aufgeteilt auf Zwei-Liter-Gefäße. Geräte, Apparate, Instrumente: ein riesiger Kochtopf, ein Autoklav, ein Thermostat, Mikroskope, Spritzen, Kanülen und Pinzetten. In Regalen liegen kleine Pappschachteln mit darin verpackten Glasampullen und Aufschriften wie *Diphterie-Giftstoff* oder *Diphterie-Antitoxin:* Die Serumstation der Universität Lettland in Kleistenhof.[56]

Egon Darzins will Lettland unabhängig machen von Impfstoffen aus dem Ausland, vor allem vom Behring-Institut

Marburg. Er möchte, dass die Letten nicht mehr deutsche Schüler sind, will sie von der *geistigen und materiellen Vormundschaft der Fremden* befreien. Er kämpft einen David-gegen-Goliath-Kampf gegen das *allmächtige Weltsyndikat I.G. Farbenindustrie,* in dem die deutschen Seruminstitute vereinigt sind – auch die Behring-Werke gehören dazu.[57]

Mit einem Trick besorgt sich Darzins *unwiderlegbare Fakten,* um gegen diese *alte und bekannte Fabrik* zu *kämpfen.* Er lässt Serum der Behring-Werke – umgefüllt in nummerierte Ampullen ohne Angabe des Herstellers – in Frankfurt und Kopenhagen testen. Zusätzlich untersucht er es selbst. Dafür züchtet er Hunderte von Meerschweinchen. Er findet, was er erwartet hat: Manche der deutschen Produkte sind unwirksam, manche zu schwach. Man brauche einen *Filter,* schreibt Egon Darzins in der lettischen Ärztezeitung, um den *andauernden Strom* von *patentierten ausländischen Wundermitteln* nicht *in unser Land reinzulassen.* Mit *Fakten bewaffnet* erreicht er eine staatliche Verordnung, die den gesamten Handel Lettlands mit Seren und Impfstoffen in die Hände der Serumstation Riga-Kleistenhof legt. Ein wissenschaftlicher und wirtschaftlicher Sieg.[58]

Von Kirchensteins Assistent im Jahr 1921 steigt er auf zum *Privatdozenten* im Jahr 1930, zum *Direktor des Serum-Instituts* im Jahr 1939, zum *außerordentlichen Professor für Mikrobiologie* und *Pathologie* im Jahr 1941.[59] Er trägt eine gewichtige Brille, breitrandig, schwarz, das Haar an den Seiten kurz geschoren und unterschreibt mit einem weich geschwungenen D und einem zackigen z.[60]

Das Seruminstitut produziert Seren und Impfstoffe. Serum dient zur passiven Impfung. Dem Patienten werden Antikörper gegen eine Erkrankung gespritzt, die ein Tier zuvor gebildet hat. Impfstoffe sind aktive Impfungen, der Patient erhält Teile eines Krankheitserregers injiziert. Sein Immunsystem muss die Antikörper dagegen selber herstellen.[61] Die Versuche werden täglich in ein großes Laborbuch eingetragen. Datum, Injektion, Tierart, Nummer oder Farbmarkierung, zum Beispiel *das Mäuschen mit der roten Farbe an der linken Flanke* [62], Käfignummer, Resultate. Nummern der Pferde, ihr Futter, *Hafer, Kleie, Stroh, Mineralsalz,* gespritzte Medikamente.[63]

In Hunderten von Glaskolben steht Diphterie-Bouillon, eine Fleischbrühe, in der Diphterie-Erreger leben und ihr Gift absondern. Wird diese Flüssigkeit durch Filter in Glasgefäße gegossen, rinnt nur das rötliche Gift, auch Toxin genannt, hindurch. Das Toxin wird im Autoklaven unter Hitze und hohem Druck sterilisiert. Wie stark das Gift wirkt, ergibt eine Probe an Meerschweinchen: es wird notiert, wie viele Tages es dauert, bis das Tier nach einer Injektion stirbt.

Einem Pferd, das in einem Nebenraum des Stalles in einer schmalen Box steht, wird das in vitro hergestellte Diphterie-Toxin gespritzt, erst in einer niedrigen, später in einer höheren Dosis. Das Pferd erkrankt, fiebert. Sein Immunsystem bekämpft das Toxin, stellt Antikörper dagegen her, das Antitoxin. Wird dem Pferd Blut abgenommen, enthält sein Blutplasma das erwünschte Diphterie-Antitoxin. In Glasröhrchen gefüllt, sinken rote und weiße Blutkörperchen nach unten, das darüberstehende Plasma kann verarbeitet werden. Zur letzten Sicherheit wird noch ein Versuch mit Meerschweinchen unternommen, dann das Mittel in Ampullen abgefüllt und verpackt. Wird es einem Diphterie-Kranken rechtzeitig gespritzt, kann es sein Leben retten, weil das Antitoxin das Gift der Diphterie-Erreger unschädlich macht.[64]

Im Oktober 1941 endet Egon Darzins' Traum. Sein Traum vom Ende der *Vormundschaft der Fremden.* Im Sommer haben die Deutschen Lettland besetzt. Darzins wird seine Position zwar noch drei Jahre lang innehaben, bekommt aber einige neue Herren.

Der Arzt Otto von Lilienfeld-Toal wird sein direkter Vorgesetzter.[65] Im Seruminstitut entsteht eine *Fleckfieber-Abteilung,* im benachbarten Gutshaus unter Fritz Steinigers Leitung das *Institut für medizinische Zoologie.*[66] Beide Institute gehören zu Herbert Bernsdorffs Abteilung *Gesundheit und Volkspflege* beim Reichskommissar Ostland.[67]
Jetzt ist klar, wer in Zukunft im Seruminstitut das Sagen hat: *Die Herstellung und der Vertrieb der Erzeugnisse, damit auch die Betreuung und Lenkung der Impfstoff- und Seruminstitute, gehören zum Aufgabenkreis der zuständigen Fachabteilung der Reichskommissare Ostland* und *Ukraine, also der Gesundheitsabteilungen. Alle Fachkräfte arbeiten nach den Weisungen der zuständigen Fachabteilungen der Reichskommissare.* [68]

Egon Darzins unterschreibt zum letzten Mal am 19. September 1944 unter dem Stempel Universitates Seruminstituta Direktors.[69] Dann flieht er vor der Roten Armee nach Deutschland, wo er in Marburg bei den Behring-Werken Arbeit findet.[70]

II

Forschung 1941–1944

1941

Exklusiv

Im Gegensatz zu seiner Machtfülle ist Herbert Bernsdorff ein schmächtiger Mann, klein, schmal, mit modisch knappem Oberlippenbärtchen. Er spricht ein weiches, melodiöses baltisches Deutsch, mit rollendem R und gedehnten, seltsamen Vokalen, das nicht so richtig zu seiner steifen, immer korrekten Haltung passt. Erst trägt er die gelbbraune Ordensjunkeruniform, später die elegantere, eigens angefertigte Beamtenuniform der Verwaltung, aus dunkelbraunem Uniformstoff mit dem Dienstgradabzeichen, hufeisenförmiges Eichenlaub *in goldener Stickerei* auf dem unteren Teil des linken Ärmels und einer *goldenen Mützenkordel.*[71]

Bernsdorff bezieht ein Büro im zweiten Stock des Justizpalastes in Riga, einem klobigen, respekteinflößenden Gebäude mit hohem Säulenportal, jetzt das Dienstgebäude des Reichskommissars. Im kürzlich in Adolf-Hitler-Straße umbenannten *Brivibas Bulvaris.*[72] Zimmer Nummer 329, Telefonanschluss 28177, zugelassen für Ferngespräche mit *Heeresgruppenarzt Nord, Armeeoberin* und *Leitendem Sanitätsoffizier beim Befehlshaber Rückwärtige Heeresgebiete.*

Wichtig ist der grüne Stift auf Bernsdorffs Schreibtisch, mit dem grünen Stift darf nur der Abteilungsleiter Schriftstücke abzeichnen. Bernsdorff unterschreibt mit einem schwungvollen Bff oder, wenn er es eilig hat, einfach mit einem grünen Strich. Privat wohnt er, bekocht von der Haushälterin

Emma Pumpurs, in der jüngst in Hermann-Göring-Straße umgetauften *Valdemara iela* Nr. 33, Telefon 33647, auch für Ferngespräche zugelassen – ein rares Privileg. Im Sommer logiert er am nahen Rigaer Strand, im mondänen, in Bilderlingshof rückumbenannten Badeort Bulduri Nr. 20. Der Reichskommissar hat dort *freiwerdende Wohnungen gerecht* verteilt und für Eisenbahnverkehr mit Sonderabteilen zwischen Strand und Dienststelle gesorgt für Inhaber *roter Sonderausweise. Jüdisches Personal* steht *zur Verfügung,* sowohl dienstlich als auch privat.[73]

Mit knapp fünfzig Jahren erreicht Herbert Bernsdorff den Zenit seiner Macht: Er gestaltet Gesundheitspolitik, nationalsozialistische Gesundheitspolitik, für ein riesiges Gebiet: die besetzten Länder Lettland, Litauen, Estland und einen großen Teil Weißrusslands.[74] Im Schatten der Wehrmacht ist er in seine Heimat zurückgekehrt, während meine Großmutter mit den Kindern vorerst in Posen bleibt. In Riga leitet Bernsdorff die Abteilung *Gesundheit und Volkspflege* der deutschen Verwaltung. Zuerst stellvertretend, bald allein verantwortlich.[75] Mit einer Fülle von Titeln und Funktionen. Vom *Ministerialrat* steigt er auf zum *Landesdirigenten, vom Beauftragten des Reichsärzteführers* zum *Gesundheitsführer des Ostlandes.* Er wird zum *SA-Hauptsturmführer* ernannt, ist *Leiter des Arbeitsgebietes Gesundheit* bei der NSDAP Landesleitung Ostland. Und *wissenschaftlicher Hauptrat* im *wissenschaftlichen Beirat* des Reichskommissars, zuständig auch für die medizinische Forschung.

Im Sommer 1941 hat die Wehrmacht das Baltikum erobert. Die Deutschen übernehmen die Verwaltung der besetzten Länder. Verwaltung im Sinne des Nationalsozialismus: Die Besatzer sperren Juden in Ghettos, nehmen ihnen Wohnung, Schmuck, Geld, Pelze, Kleider und Möbel. Anfang Dezember auch das Leben: Sie sind beteiligt an der Ermordung von 26 000 Rigaer Juden in der Nähe der Stadt.[76] In das leere Ghetto werden deportierte Juden aus dem Reich gebracht – bis zur nächsten *Aktion.*

Bernsdorffs Position erschließt ihm ein riesiges Tätigkeitsgebiet. In seine Verantwortung fallen Krankenhäuser und Anstalten, Lazarette und Sanatorien: *psychiatrische Anstalten, Taubstummenanstalten, Anstalten für asoziale Jugendliche, Kriegsgefangenlazarette, SS-Lazarette, Wehrmachtslazarette, Tuberkulose-Sanatorien, Leprosorien* und *Krüppelheime,* Einrichtungen für *Behinderte, Sieche* und *Süchtige.* Zuständig ist er auch für die Verhütung von Seuchen durch *Entwesung* und *Entlausung,* für *Leichen, Leichentransporte, Krematorien.* Für die Umsetzung von *Erbgesundheitsgesetzen* und *Rassenhygiene.* Für *Forschungsvorhaben, Volksernährung* und *Krankenernährung, Schwesternschulen* und *Hebammenschulen.* Und die *Sanitätspolizei.*[77]

Herbert Bernsdorff wird Leiter der *Gesundheitskammer.* Er muss alle Menschen in medizinischen Berufen registrieren, das gehört zu seinen Aufgaben.[78] Er *erfasst* und *leitet* die *desorganisierten und disziplinlos* arbeitenden *einheimischen* Ärzte, Schwestern und Hebammen. Bernsdorff will ihre Arbeit *einheitlich ausrichten.* Er übernimmt die *Aufsicht über die Ärzteschaft*:[79] Er lässt jüdische Ärzte in Weißrussland durch *weißruthenische* ersetzen,[80] zur *Ausmerzung der jüdischen Ärzte,*[81] den *nach Bialystok entwichenen* polnischen Arzt Domyslawski *gerichtlich belangen*, den Arzt Gerhard Anderson *ersetzen*, weil er *Russisch mit Einheimischen* spricht, den Arzt Rubenis *zur Verantwortung ziehen,* weil er einen Einheimischen krankschreibt, den Arzt Augevicius nicht aus Litauen entkommen. Der Arzt Penter bekommt eine *Gefängnisstrafe*, weil er bei *Prostituierten vorliegende Geschlechtskrankheiten verdeckt.* Der deutschbaltische Zahnarzt Eylandt darf nicht in seine Praxis nach Riga zurückkehren, weil er *Nachumsiedler*[82] ist. Polnische Nonnen arbeiten nicht als Krankenschwestern, sondern *sind zu Torfarbeiten eingesetzt* – einer körperlich schweren Arbeit.[83]

In einem Dorf in Mecklenburg hatte sich mein Großvater auf seine Leitungsfunktion vorbereitet. Bereits im Frühjahr 1939 verbringt er zwei Wochen in den reetgedeckten Fachwerkhäusern der *Führerschule der deutschen Ärzteschaft.* Dort erhalten ausgewählte Ärzte Unterricht in *Rassenbiologie* und Vererbungslehre. In den Kursen dieser Schule soll die Elite der NS-Ärzte entstehen.[84] Herbert Bernsdorff verinnerlicht, wie weit Medizin und NS-Staat ineinander verwoben sind und sich gegenseitig prägen. Wie zentral die Rolle der Ärzte ist im nationalsozialistischen Staat. Dass es – neben Juristen und Pädagogen – Mediziner sind, die im Einzelfall entscheiden, welcher Mensch als gesund und wertvoll gilt. Und welcher Mensch als minderwertig – *rassisch,* genetisch oder sozial. Nicht willkürlich, auf einer juristischen Grundlage. Volkspflege heißt, Menschen einzuteilen in hochwertig oder wertlos und Konsequenzen zu ziehen.

In seiner Führungsrolle in Riga baut Bernsdorff das einheimische Gesundheitssystem entsprechend der gesetzlichen Vorgaben um. Die *Gedankenwelt der nationalsozialistischen Gesundheitsführung* soll das Handeln aller Ärzte, Krankenschwestern und Hebammen leiten.[85] Bernsdorff führt die Prämissen der NS-Medizin – die Orientierung an der Wertigkeit des einzelnen Menschen – im Ostland ein. Er beschränkt sich dabei nicht auf die *engeren Aufgaben der Medizin,* er bearbeitet das *Gesamtgebiet der Volksgesundheitspflege.*[86]

Ihn unterstützt dabei ein Netzwerk von Männern, die er gut kennt, denen er unbedingt vertraut, die seine Sprache sprechen. Sein deutschbaltisches Beziehungsgeflecht, tragfähig, loyal, reicht von seinen Untergebenen in Riga über die Mitarbeiter seiner eigenen Abteilung bis zu seinen Vorgesetzten in Berlin im Ostministerium mit dem Deutschbalten Alfred Rosenberg[87] als Kopf der Ostpolitik. Der direkte Draht zur Umsetzung nationalsozialistischer Gesundheitspolitik. Man telefoniert, telegrafiert, Delegationen kommen nach Riga, Bernsdorff fliegt zu Besprechungen nach Berlin.

Die Abteilungen mit dem bewusst gewählten Titel *Gesundheit und Volkspflege* und die deutschbaltischen Ärzte darin arbeiten Hand in Hand: Bernsdorffs vorgesetzte Abteilung im Ostministerium, geleitet von Harald Waegner,[88] einer seiner wenigen Duz-Freunde, dort auch ein weiterer

Freund, der Arzt Kurt von Lampe,[89] Bernsdorffs eigene Abteilung beim Reichskommissar Ostland und die gleichnamige Abteilung beim Generalkommissar Riga, ihm nachgeordnet. Diese wird geleitet von Harry Marnitz, den Herbert Bernsdorff aus der Studentenverbindung kennt. Hans-Jürgen Bosse koordiniert dort die Seuchenbekämpfung.[90] Auch in Bernsdorffs eigener Abteilung finden sich langjährige Weggefährten: Der Arzt Otto von Lilienfeld-Toal,[91] zuständig für Seuchenbekämpfung und Forschung, der Psychiater Ernst Hellmann, zuständig für Kliniken und Anstalten.[92]

Herbert Bernsdorffs früh geknüpfte Verbindungen reichen bis in die Wissenschaft. Der Traum der Baltischen Brüder war schon lange, als Ost-Experten gefragt zu sein. Im Frühjahr 1943 ist es so weit: Leo von zur Mühlen wird Leiter der *Zentrale für Ostforschung*[93] im Ostministerium in Berlin. Von den Führungspositionen sind einige mit Deutschbalten besetzt. Alexander von Engelhardt hat die Fachgruppenleitung Medizin übernommen, Andreas von Antropoff die Leitung der Chemie, Reinhard Wittram die Geschichte des Ostraums, Heinrich von Stackelberg die Volkswirtschaft. Viele kennt Bernsdorff aus der Brüderschaft, obwohl sie offiziell aufgelöst ist.

Zur Eröffnungstagung der Zentrale für Ostforschung in Dresden hält zur Mühlen die Eröffnungsrede, Kurt von Stegmann spricht am Nachmittag über den *Kriegseinsatz der Wissenschaft*. Im Anschluss isst Herbert Bernsdorff im Restaurant *Stadtwaldschlösschen* gemeinsam mit einigen seiner langjährigen Vertrauten aus der Heimat. Zur Mühlen wird von Berlin aus die Forschung im Osten koordinieren, Stegmann leitet den lokalen Ableger in Riga, die Landesforschungszentrale im Reichskommissariat Ostland.[94] Dort zeichnet Bernsdorff für die medizinische Forschung verantwortlich.[95]

Bis zum größten Impfstoffhersteller des Reichs in Marburg reichen Bernsdorffs Kontakte: Bei den Behring-Werken forschen die Deutschbalten Alexander von Engelhardt[96] an Impfstoffen und Walter Kikuth[97] an Fleckfiebermedikamenten. Theodor Bersin[98] leitet in Marburg das Institut für physiologische Chemie.

Herbert Bernsdorff ist rastlos unterwegs. Er reist in *polizeilich abgesperrte Seuchengebiete,* um *abgesperrte Baulichkeiten und Krankenhäuser* zu betreten. Er muss nach Berlin zu Besprechungen in *Sachen Seuchenabwehr.* Zu Besprechungen mit *Reichsgesundheitsführung, Oberkommando der Wehrmacht* und *Reichsministerium des Inneren.*[99] Die Lufthansa fliegt vom Flughafen Riga-Spilve täglich ab 10 Uhr 55 nach Berlin, über Danzig und Königsberg. Der Zubringerwagen zum Flughafen startet ab Hotel Rom. Minsk wird immer mittwochs und sonntags angeflogen. Polizeiflugzeuge bringen eilige Post nach Kauen, Reval, Minsk, um die immer überbeanspruchten Fernschreiber zu entlasten.[100] Für die *kriegswichtige Seuchenabwehr* sind oft *schnelle Entscheidungen*[101] notwendig. Seiner Abteilung stehen mehrere Autos zur Verfügung, ein *Wagen Fabrikat Adler,* ein *Mercedes IA,* ein *Plymouth,* ein *Wanderer* mit Anhänger.[102]

In Riga sind Bernsdorffs Wege kurz, wenige Schritte von seiner Wohnung zum Reichskommissariat, von dort über die Brücke des durch den Park mäandernden Stadtkanals zum Generalkommissar in der Altstadt, der in einem wuchtigen Bau mit Säulenrelief logiert. Durch den Kronvald Park erreicht er das riesige Anatomikum, ein Backsteingebäude mit orientalisch anmutenden Rundbögen, das bisher die Anatomie-Abteilung der medizinischen Fakultät beherbergte. Jetzt ist dort das Hygiene-Institut untergekommen, das *Hygiene-Institut beim Höheren SS- und Polizeiführer Ostland,* dessen er sich *bedienen* kann.[103]

Wenn er den Weg in Richtung der früheren Wohnung der Familie am *Kolpak Boulevard* geht, kommt er zum Sitz der Gebietskommissare Riga Stadt und Riga Land. Läuft er entlang des Kanals in die andere Richtung, vorbei an seiner früheren Praxis, erreicht er den Hauptbahnhof und die riesigen Zeppelin-Hallen. Dahinter ducken sich die Holzhäuser der ärmlichen Moskauer Vorstadt. Dort haben die deutschen Besatzer ein Viertel mit Stacheldraht abgeriegelt und Ghetto genannt.

Für die wenigen Deutschen, die im Baltikum leben, soll die medizinische Versorgung exklusiv sein. Exklusiv im doppelten Sinne: Gute Geräte und deutsche Ärzte. Ausschließlich für Deutsche. Auf Anordnung des Reichsministers für die besetzten Ostgebiete gründet Herbert Bernsdorff Deutsche Kliniken.[104] Er verfügt außerdem, dass *Sanitätskraftwagen insbesondere für die Bedürfnisse der Reichsdeutschen zur Verfügung stehen, damit wertvollstes reichsdeutsches Eigentum nicht im Gesundheitsdienst für Einheimische verschleißt.*[105]

Die *Deutsche Klinik* Riga, die Bernsdorff zeitweilig leitet,[106] bietet ihren Patienten eine chirurgische und eine internistische Abteilung, Frauenheilkunde, Ambulanz und eine amtsärztliche Sprechstunde.[107] Verschwunden sind allerdings die hochwertigen medizinischen Geräte, die Bernsdorff für die *Einrichtung der Deutschen Klinik und Ambulanz* fest eingeplant hatte, die Geräte des jüdischen Krankenhauses: *wertvolle Röntgenapparate, ein nicht nur für hiesige Verhältnisse gut und komplett eingerichtetes Krankenhaus einschließlich Operationseinrichtung, Gebärabteilung, Badeinrichtung, Laboratorium, Mikroskope, physikalische Kabinett, Ambulanz, Küche und weitere ärztliche und zahnärztliche Einrichtungen.*

Im Oktober 1941 war das Krankenhaus Linas Hazedek noch *vollständig eingerichtet.* Anfang 1942 sind das jüdische Krankenhaus und das jüdische Kinderkrankenhaus *völlig leer.*[108] Herbert Bernsdorff fahndet im Behördenwirrwarr bis Mitte 1943 nach dem Verbleib des ärztlichen und zahnärztlichen Inventars, das *für die ärztliche Betreuung der vielen Tausend Volksgenossen so auch der einheimischen Bevölkerung dringend notwendig ist.*[109] Ohne Ergebnis. Auch das *Gold für zahnärztliche Arbeiten* fehlt, das bei *sachgemäßer Verwaltung des Ghettos kilogrammweise zur Verfügung* gestanden hätte. Obwohl die Abteilung Treuhand des Reichskommissars[110] aus dem Ghetto 300 Trauringe *abgegeben* hat.[111]

In Riga entsteht eine *Deutsche Zahnstation. Ausschließlich zur Behandlung der Reichsdeutschen.*[112] Bernsdorffs Mitarbeiter Hans-Jürgen Bewersdorff[113] beschlagnahmt die Praxis *eines von Russen verschleppten lettischen Zahnarztes* in der Adolf-Hitler-Straße 4-6. Er richtet sie ein mit von *jüdischen Zahnärzten zurückgelassenen Sachen*, von denen er Bernsdorff Auflistungen schickt, wie die *Fussbohrmaschine* der *Zahnärztin Nicuns*, der *Instrumentenschrank* der *Zahnärztin Hofensefer*, der *Instrumentenschrank* der *Zahnärztin Hvass*, ein *Stuhl mit Kopfhalter, sechs Mundlöffel* und diverse andere Gegenstände. Dafür muss er Miete an den Reichskommissar zahlen.

Die *Deutsche Zahnstation* besitzt ein eigenes Labor, in dem *nur jüdische Zahntechniker* arbeiten. Die Zahntechniker ziehen ins Lager um, mit ihnen das Labor. Bewersdorff fehlt jetzt nur noch eine *Veredelungsanlage* der *Deutschen Gold- und Silber-Scheide-Anstalt* im Ostland, die für ärztliche Zwecke dringend erforderlich ist.[114]

In Reval entsteht eine *Deutsche Klinik*. Anfang 1942 holt Bernsdorff Theodor Feldweg[115] als Leiter dorthin, den er aus Landeswehr und Studentenverbindung kennt. Allerdings sind die Räumlichkeiten zu klein.[116] Man sucht nach Alternativen. Im Juli besichtigt Bernsdorffs Mitarbeiterin Oberin Christeinicke, nach einer Besprechung mit Feldweg, die Revaler Nervenklinik, die *frühere deutsche Klinik von Dr. Greifenhagen*, die als *vorbildlich* galt, jetzt jedoch überbelegt und in *keinem gepflegten Zustand* ist. Sie verfügt aber über *gute Operationssäle und Röntgenanlagen*.[117] Ein Dreivierteljahr später hakt Herbert Bernsdorff in Reval nach, wie denn nun der Stand der Dinge bei der Übernahme der ehemaligen *Greiffenhagenschen Klinik für Zwecke der Deutschen Klinik* sei. Kurz darauf bittet Feldweg den *lieben Bernsdorff*, ihm zum ersten Juni einen *Desinfektor mit Blausäure* zu schicken, da das erste Stockwerk der Greiffenhagenschen Klinik *verwanzt* sei. Am ersten Juni wird die Nervenklinik, die in diesem Haus untergebracht ist, *geräumt.*[118] Nach einer Renovierung zieht im November die Deutsche Klinik ein. Anfang 1944 ist Oberin Christeinicke angetan von der *nun ziemlich vollständig eingerichteten Deutschen Klinik* und freut sich *beim Kaffee mit den Schwestern und Dr. Feldweg* über die *Zufriedenheit, gute Zusammenarbeit, Kameradschaft und den guten Ton.*[119]

In Litauen entsteht eine *Deutsche Kinderklinik,* im leeren Gebäude des ehemaligen Tuberkulose-Kindersanatoriums, im Wald von Panemune nahe Kauen gelegen, *von riesigen Kiefern umrahmt. Bettchen, Decken und Milchfläschchen* schickt *dankenswerterweise* das *Sanitätsdepot Litzmannstadt.*[120] Herbert Bernsdorff sorgt für Personal.[121]

Für das Wohl der Deutschen beschäftigt sich Bernsdorff auch mit Kleinigkeiten wie warmer Kleidung für seine Mitarbeiter, *15 Pelze für Männer und 16 Pelze für Damen* oder *Schokoladenkonfekt* für sechs Angehörige der Abteilung Gesundheit und Volkspflege, er kümmert sich um *Kameradschaftsabende mit Bier, Likör, Fleisch und Würstchen,* er macht sich Gedanken um den *Alkoholkonsum von Frauen* und die richtige Ernährung, die *Gesunderhaltung der Gefolgschaftsmitglieder* durch ein Vollkornbrot, das *sämtliche Bestandteile des Kornes* enthält.[122] Lässt Texte publizieren über *gesundes Baden, Barfußgehen, Zufußgehen* und *Wanzenbe-*

kämpfung.[123] Ärgert sich darüber, dass über seinen Besuch bei der Ausstellung *Mutter und Kind* kein Bericht erschienen ist.[124] Er kümmert sich um den Telefonanschluss für das *Entbindungsheim der NSDAP* genauso wie darum, für die Ehefrau des Generalkommissars in Minsk eine gute Entbindungsklinik zu finden. Er übernimmt die Aufsicht über das *Schwefelschlammbad Kemmern*, das *in nächster Nähe von Riga* liegt, *in herrlicher Umgebung, direkt am Meer.*[125]

In Riga, nicht weit von der Ostfront, arbeiten viele Mediziner. Die *führenden Sanitäts-Offiziere* der Wehrmacht, der Luftwaffe und Ordnungspolizei, Ärzte der SS, der Bahn, der Organisation Todt.[126] Herbert Bernsdorff *bearbeitet* Anfragen. Er ist zuständig für Aufträge der Polizei und Wehrmacht.[127]
Bei seinen Entscheidungen besitzt er durchaus Spielräume, trotz der gesetzlichen Vorgaben.[128]

Die Kooperation mit der SS klappt gut, Bernsdorff lobt die *kameradschaftliche Zusammenarbeit.* Die SS lobt das *engste Einvernehmen* mit den *leitenden Ärzten beim Reichskommissariat.*[129]

Die Wehrmacht braucht Platz für neue Lazarette. Bernsdorff leitet diese Anweisung in der Verwaltungshierarchie nach unten weiter. Für ein *Militärlazarett* wird die Pflegeanstalt Günthershof nahe Mitau *geräumt.* Einige der bisherigen *Insassen* dürfen in Holzhäusern weiterleben, *80 hoffnungslos Kranke evakuiert* der Sicherheitsdienst *sofort nach Litauen.*[130]

Bernsdorffs Kollege aus der Finanzabteilung verlangt, die Ausgaben für Gesundheit *rücksichtslos* zu *drosseln.* Bernsdorff muss entscheiden, wo er spart. Er findet eine *Erziehungsanstalt für schwachsinnige Kinder, fünf Heime für schwer erziehbare Kinder* und *eine Anstalt für schwachbegabte Kinder nicht ganz zeitgemäß.* Einsparungen wären möglich. Anstalten sollen zusammengelegt und *für andere Zwecke* genutzt werden.[131]

Die Sinti und Roma von Frauenburg bitten den *hochwohlgeehrten Herrn Reichskommissar* darum, als Tagelöhner arbeiten zu dürfen. Ihre *Pferde und Wagen und anderes Pferdegerät* sind beschlagnahmt.[132] Polizei und Reichskommissariat regeln gemeinsam die *Zigeunerfrage.* Bernsdorff sieht besonders den gesundheitlichen Aspekt. *Umherirrende Zigeuner bilden eine Gefahr,* schreibt er Weihnachten 1941. Sie übertragen Krankheiten, *insbesondere Fleckfieber.* Sie spionieren. Sie sollen *in der Behandlung den Juden gleichgestellt* werden.[133] Ein halbes Jahr später *scheint das Umherziehen der Zigeuner* durch *polizeiliche Maßnahmen zur Fleckfieberbekämpfung restlos unterbunden zu sein.*[134]

Klagen über Nahrungsmangel gehen in Bernsdorffs Abteilung ein, da er auch für Ernährung zuständig ist. In Estland ist die Ernährungslage *höchst ungünstig,* in Litauen *äußerst ungünstig.* Mangelkrankheiten wie Blutarmut und Rachitis treten auf. Die Säuglingssterblichkeit schnellt in die Höhe. Die Arbeitsfähigkeit leidet. Im Lager Baltischport sind die Flüchtlinge *zu ausgezehrt, zu geschwächt,* um zu arbeiten. Der Ruf wird laut, zumindest die Arbeiter in den Lagern der estnischen Ölförderung *besonders gut mit Nahrung zu versorgen*, zur *Steigerung der Arbeitskraft*, zur *Abwehr der Seuchen* und wegen der *Kriegswichtigkeit* des Werks.[135] Die Extraktion von Öl aus der ölhaltigen Erde des Schieferölgebiets ist Schwerstarbeit, die jüdische Zwangsarbeiter und Kriegsgefangene leisten – bei schlechter Ernährung.[136] Den kaufmännischen Leiter der Baltischen Öl-Gesellschaft[137] Claus von Kursell kennt Bernsdorff aus der Baltischen Brüderschaft. Auch der Direktor des Werks und der Prokurist sind Deutschbalten.[138]

In Zusammenarbeit mit der Abteilung Ernährung und Landwirtschaft entstehen immer neue Tabellen, welchen Menschen welche Nahrungsmittel in welcher Menge zustehen. *Juden ohne Arbeit* bekommen 850 Gramm Brot pro Woche, *einheimische Kinder* von 3 bis 6 Jahren 1100 Gramm, *Juden im Arbeitseinsatz* 1700 Gramm, *Soldaten* 2500 Gramm.[139] Die Kraft der jüdischen Arbeiter geht *stark zurück*, als sie im Sommer 1943 aus dem Ghetto ins Konzentrationslager müssen, *weil sie nicht mehr, wie bisher die Möglichkeit haben, sich Lebensmittel durch Schleichhandel zu beschaffen.*[140]

Im November 1943 besichtigt Herbert Bernsdorff Konzentrationslager. Eine neue Tabelle entsteht. Mit *Vorschlägen zur Verpflegung der KL-Insassen*: Sie sollen jetzt 2100 Gramm Brot pro Woche bekommen plus Schwerarbeiterzulage 900 Gramm.[141] Bernsdorff ist klar, dass die Lebensmittel oft nicht angekommen sind und nicht ankommen werden, weil sie *nicht zur Verfügung stehen* oder die Transporte *ihr Ziel nicht rechtzeitig erreichen*.[142] Dies ist seine Begründung, als weitere Klagen bei ihm eingehen. Die *tuberkulösen versehrten Hilfswilligen*[143] im litauischen Varena sind *unzureichend verpflegt*. Schreibt die Wehrmacht. Dort leben *arbeitsverwendungsunfähige Tuberkulöse, Blinde, Doppelarm-Amputierte*. Herbert Bernsdorff erkundigt sich, welchem *Volkstum* sie angehören und ob sie bald wieder Dienst tun können. Es sieht aber nicht danach aus. Die sieben Litauer, 27 Russen, neun Ukrainer, ein Tatar, zwei Kosaken, ein Grusinier und ein Usbeke sind *dauerhaft dienstuntauglich*. Also bekommen sie nicht mehr zu essen als die bisherigen Rationen. Sie werden hingegen *zuweilen* mit den *zustehenden Lebensmitteln* nicht beliefert.[144]

Weil Essen so knapp ist, erforscht man die Folgen des Mangels auf den Organismus. Aber auch andere Krankheiten des Kriegs wie Infektionen, Verletzungen durch Schusswaffen oder Kampfstoffe und die Behandlung mit Antibiotika oder Bluttransfusionen. Die Forschung soll den Zielen des NS-Staates, den deutschen Soldaten dienen. Die bisherigen moralischen Grenzen der Forschung sind gefallen. Nur der *deutsche Volkskörper*[145] als Ganzes ist wichtig. Der einzelne Patient steht der Forschung zur Verfügung. Ob der Patient freiwillig am Experiment teilnimmt, ob der Arzt den hippokratischen Grundsatz *nihil nocere* – nicht schaden – beachtet, zählt nicht mehr. Forscher genießen so viel Freiheit wie noch nie. Herbert Bernsdorff *richtet die Forschungsarbeit* auf *praktische kriegswichtige Fragen aus*: Wissenschaftler der besetzten Länder müssen ihre Forschungsthemen einreichen. Die Deutschen sortieren sie nach Wichtigkeit in die Kategorien A bis D. Nur für Arbeiten der Kategorie A gibt es *finanzielle Forschungsbeihilfen,* als *Machtmittel,* um die Forschung nach deutschen Interessen zu lenken.[146]

Geld erhalten die Forschungsthemen der *Arbeitsgemeinschaft Kriegsernährung* in Wilna, die in Kategorie A fallen: *Einfluss der Nahrungsration auf das hämatopoetische System, Einfluss Kriegsernährung auf das Reaktionsvermögen, Einfluss normierte Ernährung auf das Wachstum der Neugeborenen,* die Frage nach der *geringsten Lebensmittelmenge.*[147] Auch Wissenschaftler in Dorpat erforschen den Hunger: *pathologische Veränderungen bei Mangelernährung und C-Avitaminose und ihre Rückbildung in den Knochen des wachsenden Organismus.* [148]

Als kriegswichtig gelten ansteckende Krankheiten, die sich durch Hunger, Schmutz und Enge verbreiten wie Lepra, Tuberkulose, Typhus, Hepatitis, Geschlechtskrankheiten. Behandlungsversuche mit dem Antibiotikum Sulfonamid bekommen *das Prädikat A.* Ebenso Bluttransfusions-Experimente wie die *Transfusion von Plazentablut* oder die *Klinische Reaktion nach Blutübertragung.* Und Forschungsvorhaben mit Kampfstoffen wie dem Giftgas Lost, auch als Senfgas bekannt, das Haut, Augen und Bronchien verätzt: Eine *Untersuchung über die Lost-Bestimmungsmethode* bekommt die Einstufung A, *Augenverletzung durch giftige Kriegsstoffe* auch A. *Histaminstoffwechsel unter der Wirkung von Kampfstoffen* erhält zuerst nur *Prädikat C,* ersetzt später durch *übernommen.* Genauso *Tierexperimente zur Lost-Vergiftung.* Diese Experimente werden offenbar in die höchste Dringlichkeitsstufe erhoben und jetzt finanziert.[149]

Ideen für Forschungsthemen kommen nicht nur von den Wissenschaftlern selbst, sie müssen auch Aufträge erfüllen von Wehrmacht, Organisation Todt, Reichskommissar.[150] Die deutschen Institutionen legen der Landeszentrale für Ostforschung ihre Themenwünsche vor. Für medizinische Themen also Herbert Bernsdorff.

Im Herbst und Winter 1941 breitet sich eine Fleckfieber-Epidemie im Ostland aus.[151] Von den Kriegsgefangenen-Lagern springt die hoch ansteckende Krankheit auf die Wachmannschaften über, verbreitet sich in den Dörfern der Umgebung. Der Schutz der Deutschen vor Fleckfieber ist Bernsdorffs wichtigste Aufgabe.[152] Fleckfieberforschung gilt jetzt als kriegswichtig, wird Forschungsschwerpunkt, die Themen *Fleckfieber-Bekämpfung im Flüchtlingslager Pöllkülla* in Estland und *Fleckfieber in Litauen* bekommen die Einstufung *A*.[153]

Eine neue Therapiemethode hat Oberstabsarzt Krebs entwickelt, der am Deutschen Hygiene-Institut zum Thema Fleckfieber forscht. Der Urin von Menschen, die Fleckfieber überlebt haben, soll Kranken helfen. Er berichtet Bernsdorff über diese Behandlung, die er gerne erproben lassen würde: *Fleckfieberbehandlung mit Rekonvaleszentenharn.* Bernsdorff leitet diese *Anregung* weiter mit einem Begleitschreiben, das diesen Versuch empfiehlt: Er findet es *sehr erwünscht*, wenn diese *einfache Methode* in *Flüchtlings- oder Gefangenenlagern* auf ihre Wirksamkeit geprüft würde, da dort eine *eingehende medikamentöse Therapie nicht möglich ist.*

Die Methode wird im Lager Salaspils getestet. Dort eingesperrt leben verschleppte Kinder. Ihre Eltern werden von den Nationalsozialisten für Partisanen gehalten. Die Kinder befinden sich in einem schrecklichen Zustand, sind von Parasiten bedeckt. Sobald sie an Fleckfieber erkranken, wird die Wirkung der neuen Therapiemethode des Wehrmachts-Arztes an ihnen getestet. Sie bekommen *Urin in den Darm* eingegeben nach folgender *Technik: mit einem Gummiklistierball werden 15 bis 50 ccm frischgelassener Rekonvaleszentenharn möglichst noch körperwarm aus einem Gefäß aufgezogen und in den Enddarm gedrückt. Der Harn muss eine halbe Stunde im Darm gehalten werden.* [154]

Zur zentralen Institution des Ostlands im Kampf gegen das Fleckfieber wird das Institut für medizinische Zoologie in Kleistenhof werden. Es entwickelt und testet neue Geräte und Chemikalien. Herbert Bernsdorff befürwortet Forschung zum Thema *Schwefelpräparate als Entwesungsmittel.*[155]

2020

Die Liebe zur Musik

Im neuen Saal des Bundesarchivs Berlin sollen Kameras installiert werden. Man könne, sagt die Lesesaalaufsicht, seine Augen nicht überall haben. Es fehlt die Akte R 92/10223. *Erwerb durch Reichskommissariat Ostland,*

Band 1, Buchstabe A bis I. Fehlt ohne Hinweis. Ohne Hinweis auf den letzten Benutzer, Zeit und Ort des Verschwindens. Band 4, Buchstabe O-Q fehlt auch.[156] Von den sieben Mappen, die einst den Besitz *jüdischer* Wohnungseinrichtung durch Mitarbeiter des *Reichskommissariat Ostland* dokumentierten, existieren noch fünf: Band 2 R 92/10224 Buchstabe I – L, Band 3 R 92/10225 Buchstabe M-N, Band 5 R 92/10227 Buchstabe R, Band 6 R 92/10228 Buchstabe S, Band 7 R 92/10229 Buchstabe T-Z.[157]

In den zentimeterdicken dunkelblaugrauen Pappmappen liegen *Fragebögen zur Anmeldung des beweglichen jüdischen Vermögens.* Zur *Erfassung sämtlicher jüdischer oder herrenloser Einrichtungsgegenstände und Gebrauchsgüter, die sich im Besitz der Gefolgschaftsmitglieder befinden.*[158] Fragebögen, sortiert nach den Anfangsbuchstaben des Nachnamens, die Bernsdorffs Kollegen, Abteilungsleiter und Stenotypistinnen ausfüllen. Ein sorgfältig strukturierter Fragebogen, mehrseitig, übersichtlich, systematisch unterteilt in Räume: Schlafzimmer, Wohnzimmer, Herrenzimmer, Mädchenzimmer, Kinderzimmer, Küche, Speisezimmer, Fremdenzimmer, Flur, Bad, und in Gebrauchsgüter und Wertgegenstände, *hierunter sind alle Wertsachen aus jüdischem Besitz anzugeben. Dazu gehören insbesondere: Gold- und Silbergegenstände, Ringe, Uhren, Schmucksachen, Edelsteine, Perlen, Sammlungen (z. B. Briefmarken, Steine), Gemälde, Gobelins, Bronzen, u.s.w.*[159]

Das *Musikzimmer* fehlt als Rubrik, das trägt Vialon,[160] Abteilungsleiter Finanzen, handschriftlich ein.[161] In den Räumen aufgelistet die Möbel, die darin sein könnten, damit nur noch die Anzahl eingetragen werden muss, damit nichts fehlt, nichts vergessen wird, Betten Schränke Stühle Tische Lampen, aber die vorgegebene Liste ist nicht umfassend genug: Trampedach, Abteilungsleiter Politik, ergänzt beim Schlafzimmer *Wäschepuff* und bei Gebrauchsgütern *Gäbelchen Säckchen für Bindfaden Schneeschläger Heringsbehälter.*[162]

Räuber und Beraubte teilen manches Talent, manche Neigung, manche Schwäche, manche Leidenschaft. Die Liebe zur Musik: *Notenständer, Klavierflügel, Stutzflügel, Hocker, Plattenspieler.*[163] Freude am Nippes: *Zwölf Kakteen, drei Kristallschalen, drei Kristallkaraffen, zwei Kristalldosen, eine silberne Schale, ein Porzellankörbchen, eine Porzellanfigur Fuchs, zwei Gipsfiguren Elefant und Dornauszieher.*[164] Sowie: *Runde und eckige Kuchen,*[165] *sanfte Ruhekissen,*[166] *fünf Kinderbetten.*[167]

In den blaugrauen Mappen liegen die Fragebögen von Bernsdorffs Mitarbeiterinnen und Mitarbeitern. Abteilung II Gesund. Die Stenotypistinnen Liselotte Leder und Klara Lindner[168] mit Otto von Lilienfeld[169] in Band 2, Buchstabe L. Die Stenotypistin Helga Riesel[170] in Band 5, Buchstabe R. Die Kontoristin Marga Schneider[171] mit Fritz Steiniger[172] in Band 6, Buchstabe S. Bernsdorffs Kollegen, Abteilungsleiter Trampedach, Politik und Vialon, Finanzen in Band 7, Buchstabe T-W. Einige Mitarbeiter fehlen. So auch Herbert

Bernsdorff, Band 1, Buchstabe A–I. In diesem Band hätte sein Fragebogen sein müssen. Wenn er denn darin war.

Sein Cousin Max Bernsdorff liegt bei den Firmen-Fragebögen.[173]

Meine Großmutter kauft in Posen ein Schlafzimmer und zwei Stahleinlagen von der SS.[174]

1943

Direktrice

An einem Novembertag des Jahres 1941 betritt Lydia Kirchenstein das Dickelner Schloss, weit weg von Riga, hinter dem Städtchen Wolmar auf dem Land. Ein massiver Bau, riesig, zugig, schlecht beheizt. *Für die Zwecke eines Sanatoriums hergerichtet durch Einbau einer Wasserleitung.*[175] Wasserflecken blühen an den feuchtkalten Wänden. Ein Röntgengerät, ein kleines Labor, 115 schmutzige Betten. *Eine Liegehalle fehlt, aktive Therapie kann dort nicht getrieben werden.* Abwasser fließt in den Teich vor dem Schloss und versickert dort.

Die junge Ärztin aus Riga ist vom Leiter der deutschen Gesundheitsverwaltung Lettlands, Harry Marnitz, in seinem Auto hierher gefahren worden. Er stellt sie als Tuberkulose-Spezialistin den Mitarbeitern und Patienten des Tbc-Sanatoriums vor. *Frl Dr. Kirchenstein* übernimmt die *provisorische ärztliche Leitung bis auf weiteres.*[176]

Eine Frau als *Direktrice* des Sanatoriums.

Bis auf Weiteres.

Ein gutes Jahr später rennt Lydia Kirchenstein um ihr Leben. Sie rennt dem Wachmann des Konzentrationslagers Wolmar davon. *Hundert Meter hinter dem Kuhstall* biegt sie nach links ab, rennt durch den Schnee auf den Waldrand zu, eine *kleine zarte Person*, nur *leicht bekleidet*, ihr Bewacher, in *dickem Mantel und Stiefeln*, kommt ihr nicht hinterher, rutscht aus, ruft sie an, sie solle stehen bleiben, sie ist schon hundert Schritte von ihm entfernt und in der Morgendämmerung *kaum noch zu sehen,* als er schießt, fünf Schüsse, er findet sie tot. *Auf der Flucht erschossen.*[177]

Erschossen, weil sie als Kommunistin gilt. Weil sie die Nichte und Pflegetochter des *verhassten* August Kirchenstein ist, des ehemaligen Ministerpräsidenten der sowjetischen Regierung Lettlands und Leiter des Seruminstituts in Kleistenhof. Sie steht rot markiert auf einem *von Agenten zusammengestellten Ärzte-Verzeichnis,* das Herbert Bernsdorff seinem Untergebenen Marnitz gibt – so erzählt es Marnitz in seinen 1958 in Schweden erschienenen Erinnerungen.[178]

Schon vor ihrer Verhaftung ist Lydia Kirchenstein vielen suspekt. Ihre Beförderung auf den Leiterposten in Dickeln aus der Tuberkulose-Poliklinik in Riga heraus, wo sie bisher gearbeitet hat, riecht nach *Verbannung aus politischen Gründen.*[179] Es gibt Protest gegen die *Kommunistin.* Oberschwester und Schwestern des Sanatoriums intrigieren,[180] *Sanatoriumsinsassen* verfassen ein *Beschwerdeschreiben.*[181] Der Sicherheitsdienst bringt Lydia Kirchenstein im Oktober 1942 ins KZ.

Ihre Verwandtschaft mit ihrem *Onkel Kirchenstein* gilt als *Beschuldigungsverhältnis,* zusätzlich hat sie sich in den Augen ihrer Beobachter so viel zuschulden kommen lassen, dass sie wegen ihrer *verbrecherischen Tätigkeit von der Gesellschaft isoliert* werden muss: *Nach unzweifelhaften Aussagen der Zeugen war schon am Anfang der Ermittlungszuführung klar, dass die Beschuldigte sich kommunistisch betätigt hat. Sie soll einen Vergleich zwischen den Taten der Deutschen und Russen vorgenommen haben mit der Bemerkung, dass sich die Deutschen ebenso wie die Russen betätigen sollen. Sie sollen die Letten derartigerweise verschicken, dass keiner wisse, wo sie bleiben. Die Beschuldigte soll freundschaftliche Verhältnisse mit den Kriegsgefangenen und mit kommunistisch gesinnten Kranken gehabt haben. In der Arbeit sind von ihr politisch unzuverlässige Personen eingestellt worden. Außerdem verbreitet die Beschuldigte unwahre Nachrichten über die Frontsituation, dass die Deutschen in der Front sich schlecht führen sollen. Die Deutschen sollen ohne Erfolg kämpfen. Ihre fest überzeugte Meinung ist, dass der Krieg mit Gewinn der Russen enden werde. Die Genannte terrorisiert jede national gesinnte Person und unterstützt allerlei kommunistisch gesinnte Kranke. Dass sie in Verbindung mit Kriegsgefangenen gewesen ist, streitet sie nicht ab. Als Beschuldigungsverhältnis ist hier auch ihre Verwandtschaft mit ihrem Onkel Kirchenstein, Präsident der höheren Verwaltung der lettländischen Sowjetunion, anzusehen. Der Genannte ist nach Moskau entflohen, aber auf seine Rückkehr hofft noch die Beschuldigte.*[182]

1943

Fleckfieberforscher

Unter deutscher Leitung ziehen winzige Tiere in Kleistenhof ein. Den Läusen bringen die Deutschen spezielle Aufmerksamkeit entgegen: Sie bekommen ein eigenes Labor, sie werden gefüttert, gewärmt, beobachtet, gezeichnet und gepflegt, unter der Lupe, unter dem Mikroskop. Diesen Tieren der Armut, des Hungers, des Schmutzes, der Verachtung gilt hier eine ungewöhnliche Fürsorglichkeit. Herbert Bernsdorff scheut weder Geld noch Mühen, in Kleistenhof Forschung und Lehre zur Biologie der Läuse aufzubauen. Denn diese Schädlinge übertragen eine gefürchtete Epidemie: das Fleckfieber, hervorgerufen durch das Bakterium *Rickettsia prowazekii* im Läusekot. Wer sich infiziert, entwickelt hohes Fieber, Kopfschmerzen und Bewusstseinsstörungen bis hin zu Delir und Koma, Lungenentzündungen, Herzmuskelentzündungen. Typisch sind Hautblutungen: rote, rosa und lila Flecken auf der Haut, die der Krankheit ihren Namen geben. Fast jeder Zweite stirbt. Als Kriegsseuche ist das Fleckfieber, auch Flecktyphus, Typhus exanthematicus oder Kriegspest genannt, schon lange bekannt. Beim Russlandfeldzug erlagen ihm viele von Napoleons Soldaten.

Im Kriegswinter 1941/42 sterben russische Kriegsgefangene in den Lagern zu Hunderttausenden am Fleckfieber, auch Menschen in den Ghettos, Soldaten an der Front. Überall, wo Menschen eng zusammenleben, übertragen Läuse diese Krankheit. Die NS-Propaganda diffamiert Juden als Träger der Läuse – als willkommener Vorwand, um Ghettos unter Quarantäne zu stellen. Auch Herbert Bernsdorff lässt das Rigaer Ghetto im Februar 1942 für Wochen abriegeln, damit das dort grassierende Fleckfieber nicht auf die Stadt übergreifen kann.[183]

An verschiedenen Orten beginnt ein Wettlauf um Impfstoffe und Medikamente, ein *Fleckfieberforschungsrausch.*[184] Die Aussicht auf Anerkennung verlockt Ärzte, sich auf dieses erfolgversprechende Forschungsgebiet zu verlegen. Viel Impfstoff innerhalb kurzer Zeit – Herbert Bernsdorff verspricht sich von einer neuen Methode aus Berlin eine deutliche schnellere Produktion. Auf diese Weise will er im Ostland Fleckfieberimpfstoff herstellen.

Bernsdorff kennt den richtigen Ort dafür. Einen Ort, der sogar seit Jahresbeginn 1941 – zumindest theoretisch – meinen Großeltern gehört:[185] das leerstehende Gutshaus Kleistenhof. *Außerhalb der Stadt in einer vom Verkehr kaum berührten Gegend, für die Isolierung beim Arbeiten mit infektiösem Material besonders günstig.*[186] Und er kennt das benachbarte Seruminstitut mit seinen eingerichteten Laborräumen und ausgebildeten Laboranten.[187] Bernsdorff weiß auch, dass in der Nähe eine Eisenbahnlinie verläuft und der Flughafen Spilve nicht weit entfernt liegt. Der Flughafen, in den zwanziger Jahren auf dem ehemals zum Gutshof Kleistenhof gehörenden Marschwiesengebiet direkt am Fluss Düna entstanden, hat Riga früher mit allen wichtigen Hauptstädten verbunden: Berlin, Moskau, Petersburg, Warschau, Reval und Wilna, Stockholm und Helsinki.[188] Die Landebahn des Flughafens ist nach dem Abzug der Sowjets zerstört, Häftlinge des Konzentrationslagers Spilve bessern sie aus.[189]

Im Gutshaus entsteht das *Institut für medizinische Zoologie* unter Fritz Steinigers Leitung.[190] Im Seruminstitut erhält Egon Darzins den Arzt Otto von Lilienfeld-Toal als Vorgesetzten und eine Abteilung zur Erforschung des Fleckfiebers in einigen seiner Laborräume.[191] Beide Institute unterstehen Bernsdorffs *Weisungen.*[192]

Die neue Herstellungsmethode kommt aus dem ältesten deutschen Institut zur Erforschung von Infektionskrankheiten, dem renommierten Robert-Koch-Institut in Berlin:[193] In Hühnereiern lassen sich die Fleckfieber-Erreger viel schneller, einfacher und in größerer Menge züchten als mit der bewährten, aber sehr aufwändigen Methode, die Rudolf Weigl in Lemberg seit den Zwanzigerjahren praktiziert.[194] In Kleistenhof ist schon alles vorhanden, was für die neue Methode benötigt wird: Die Räumlichkeiten zur *Herstellung des Fleckfieberimpfstoffes auf Eiern*, der *größte Teil der*

Apparaturen sowie die *erforderlichen Arbeitskräfte.* Die Ausbildung seiner Mitarbeiter hat Herbert Bernsdorff bereits eingefädelt: Eugen Gildemeister, Leiter des Koch-Instituts, hat sich bereit erklärt, *einen von uns geschickten Wissenschaftler einzuarbeiten.* Doch es gibt Widerstand gegen das Projekt: Das Ostministerium hält Bernsdorffs Pläne zunächst für *überflüssig.* [195]

Trotzdem schickt Herbert Bernsdorff Egon Darzins nach Berlin. Jetzt muss alles schnell gehen: Darzins fährt am 1. Juni des Jahres 1942 zusammen mit seiner *technischen Assistentin Frau Olga Saulit* ins Robert-Koch-Institut und lernt bis zum 1. Juli die *Herstellung von Fleckfieberimpfstoff.*[196] Kaum ist er nach Kleistenhof zurückgekehrt, sind die *Vorbereitungen für die Impfstoffherstellung in vollem Gange,* Eier werden vom *Hühnerzüchter Sigurd Sabuls* besorgt, im August kommen die nötigen Fleckfieber-Bakterien mit dem Flugzeug.[197]

In bebrüteten Hühnereiern können Fleckfieber-Erreger sich schnell vermehren, aber als Wirt für ihr langfristiges Dasein brauchen sie Läuse. Und Menschen für die *Ernährung* der Läuse[198]: Um infizierte Läuse mit Blut zu versorgen, werden *zufällig ausgewählte* Gefangene aus dem Ghetto Riga nach Kleistenhof geholt. Unter ihnen: David Dolgizer. Er wird im August 1942 *verschickt in das Institut für medizinische Zoologie oder Serologie*[199] und mit ihm noch ein zweiter jüdischer Häftling: *Ratner, 30 Jahre* alt. Im Oktober kommen noch weitere *Juden* aus dem Ghetto hinzu: *Rudi Michelson 40 Jahre, Kaplan 20 Jahre, Jakov Wulfson 30 Jahre,* Dolgizers Bruder *Alexander* und noch ein *fünfter Jude.*[200]

Sieben Menschen, gemäß ihrer schmerzhaften Zwangsarbeit jetzt *Läusefütterer* genannt. Kleine Kästchen, mit dünnem Stoff unten verschlossen und mit Läusen gefüllt, werden ihnen täglich zwei Mal auf Arme und Beine gebunden. Bernsdorff besorgt dafür *Glasbatist*, diesen speziellen Stoff, durch den die *Läuse ungehindert hindurchstechen* können – in die Haut der Häftlinge.[201] Trotz der Abgeschiedenheit von Kleistenhof bleibt das Schicksal der Gefangenen nicht verborgen. Die lettische Frau des jungen Mannes Ratner findet seinen Aufenthaltsort heraus. Sie trifft ihn heimlich in der Nähe des Instituts. Eines Tages betritt sie das Gutshaus. Die Verwaltung erfährt davon, Mitwisser möchte man nicht. Ratner und vier andere Juden müssen Kleistenhof verlassen, müssen *zurück ins Ghetto*. Nur David Dolgizer und Rudolph Michelson bleiben im Institut.[202]

Das Institut für medizinische Zoologie braucht jetzt erneut Juden aus dem Ghetto als *Läusefütterer*. Es erbittet die *Genehmigung, drei Juden zu benutzen*, die *als Meerschweinchen dienen, um auf ihnen Fleckfieberläuse zu ernähren.*[203] Es erbittet die *ausnahmsweise Erlaubnis*, diese Juden *weniger als 8 Stunden beschäftigen zu dürfen,* weil sie, *sobald der Umfang des Laboratoriums ab Mitte November die erforderliche Höhe* erreicht, *heilenden Maßnahmen unterzogen werden müssen.*[204]

Im November beginnt die Impfstoffproduktion. Gerade noch rechtzeitig für den Besuch, der Anfang Dezember erwartet wird: *Reichsgesundheitsführer* Leonardo Conti[205] kommt nach Riga, um sich über den Aufbau der neuen Methode zu informieren. Mit ihm reist sein Mann für alle medizinischen Belange im Osten, Harald Waegner, der den offiziellen Titel des *Beauftragten des Reichsgesundheitsführers für die besetzten Ostgebiete* trägt.[206]

Bernsdorff begrüßt die Berliner Delegation. Im voll besetzten Sitzungssaal des Reichskommissariats-Gebäudes an der Adolf-Hitler-Straße steht Herbert Bernsdorff auf einer kleinen Bühne und heißt die Gäste *im Namen der Ärzteschaft herzlich willkommen.*

Auf dem Weg vom Flughafen in die Stadt hat Conti schon beide Institute in Kleistenhof besichtigt.[207] Er drängt auf eine viel schnellere Impfstoffproduktion und auf den Bau eines riesigen Hühnerstalls für die dafür notwendigen Eier.[208] Innerhalb von wenigen Monaten setzt Herbert Bernsdorff das Anliegen des *Reichsärzteführers* in die Tat um. Er schlägt für den Bau die Firma Bernsdorff seines Cousins Max vor, die *für dieses Bauvorhaben sofort eingesetzt werden kann.* Der bisherige Pächter des Kleistenhofer Ackerlands wird *umgesiedelt,* obwohl er persönlich in Bernsdorffs Büro protestiert. [209] Bereits im Juni 1943 steht die Hühnerfarm – dank der Arbeit *ausgemergelter Kriegsgefangener.*[210] Um die Hühner zu versorgen, arbeitet von jetzt an *eine jüdische Hilfskraft* hier, für den *jährlichen Lohn* von 590 Reichsmark.[211]

Für die künstliche Bebrütung der Eier steht im Seruminstitut ein Raum von fünf mal sechs Metern Größe zur Verfügung, dazu zwei kleine Räume von je vier Quadratmetern.[212] Darin befinden sich Brutschrank und Inkubator für jeweils 500 Eier, Sterilisator und Schüttelmaschine, außerdem alle Instrumente, die zur Herstellung des Impfstoffs benötigt werden: spitze Scheren, Präparationsnadeln, spitze Pinzetten, Gummihandschuhe, Gummischürzen, Glasspritzen. Zusätzlich zur bisherigen technischen Assistentin arbeiten hier noch zwei Laboranten und eine *Arbeiterin.*[213] Weil die *Infektionsmöglichkeit sehr groß* ist, tragen sie *Gummihandschuhe und Gummischürze.*

Durch eine lange Kanüle spritzen Laboranten Fleckfieber-Erreger in die bebrüteten Hühnereier. Sie verschließen das Loch in der Eierschale mit Paraffin und legen anschließend die infizierten Eier für fünf Tage in die Wärme des Brutschranks, so lange, bis die Rickettsien sich vermehrt haben. Dann wird mit einer spitzen Schere der obere Teil wie eine Kappe abgeschnitten und der Dottersack, der die meisten Erreger enthält, mit *zwei Nadeln vorsichtig herausgehoben* und 24 Stunden zusammen mit Glaskugeln bewegt, damit die *Rickettsien aus dem Dottersackgewebe gut ausgeschüttelt* werden. Die Fleckfieber-Rickettsien werden durch Gaze filtriert, erwärmt, auf Sterilität geprüft, in Karbol-Ringerlösung gelöst. Zuletzt als Impfstoff abgefüllt.[214]
Nur eine Frage ist noch nicht klar: Ob der *Eier-Impfstoff* wirklich vor Fleckfieber schützt. Der Beweis steht noch aus. Schon Ende des Jahres 1941 hatten leitende Mediziner beschlossen, neu entwickelte Impfstoffe in *Versuchen am Menschen* erproben zu lassen.[215]

Ein Test der innovativen Vakzine aus dem Robert-Koch-Institut Anfang 1942 hatte bisher nicht das von den Ärzten erwartete Ergebnis erbracht: Damit geimpften Häftlingen im Konzentrationslager Buchenwald wird Blut von Fleckfieber-Kranken injiziert – eine *künstliche Infektion* der unfreiwilligen Probanden. Trotz der Impfung erkranken die Gefangenen. Der neue Impfstoff schützt noch nicht gut genug.[216]

Ende 1942 öffnet das Behring-Institut Lemberg *feierlich* mit Reden von Fleckfieberforschungs-Koryphäen aus dem gesamten Reich. Das Institut produziert einen neuen Impfstoff in großer Menge. Ein Misserfolg, denn die Prüfungskommission lehnt ihn als zu schwach wirksam ab.[217]

Deshalb muss sich zeigen, ob der in Riga von *Professor Darzins hergestellte Impfstoff auch wirklich etwas taugt.*[218] Und zwar schnell: *Baldmöglichst* solle das Seruminstitut Proben zum Test abschicken, fordert Herbert Bernsdorff im Dezember 1942 – im Wissen darum, wo die Experimente stattfinden werden.[219] Auf Bernsdorffs Anweisung hin sendet Egon Darzins den Impfstoff aus Kleistenhof Anfang Januar 1943 nach Berlin zu Joachim Mrugowsky[220] in das Hygiene-Institut der Waffen-SS, das in Buchenwald eine Zweigstelle unterhält unter der Leitung des Arztes Erwin Ding-Schuler[221]. Und nach Frankfurt zu Richard Otto.[222] Zumindest ein Teil davon gelangt ins Konzentrationslager Buchenwald, in den gefürchteten, streng abgeriegelten *Block 46*. Am 25. Januar impft Ding-Schuler hier Häftlinge mit dem *Impfstoff Riga vom Seruminstitut der Universität Riga (Prof.*

Darzins aus Eidotterkulturen).[223] Am 31. März infiziert er die Impflinge *künstlich* mit *Ei-Rickettsien vom Robert-Koch-Institut.* Und zum Vergleich auch nicht geimpfte *Kontrollpersonen.* Insgesamt zwanzig Menschen, die seinen Versuchen dienen. Ein Arztschreiber genannter Häftling notiert Beginn, Ende und Ergebnisse der Experimente in das Stationstagebuch.[224] Elf Tage später muss Ding-Schuler feststellen, dass die Häftlinge nicht erkranken. Weder die Geimpften noch die Ungeimpften. Die aus Berlin geschickten Fleckfieber-Erreger sind offensichtlich nicht aggressiv genug. Der bisher *hoch virulente Fleckfieberstamm Matelska* ist für das Experiment nicht mehr geeignet, weil die damit infizierten Probanden keine Symptome entwickeln. Ende April bricht Erwin Ding-Schuler die *Fleckfieber-Impfstoff-Versuchsreihe VI* ab – ohne Ergebnis.[225]

Eine *neue Art der künstlichen Infektion muss gefunden werden, die sicher zu einer Fleckfiebererkrankung führt.* Auf der Suche nach einem *sicheren* Infektionsweg bestellt Ding-Schuler jetzt infizierte Läuse aus dem Behring-Institut Lemberg. Er setzt diese Läuse Häftlingen auf die Haut. Die Gefangenen entwickeln hohes Fieber, Verwirrtheitszustände, die typischen lividen Flecken. Im Fieberschub wird ihnen Blut abgenommen, das viele Erreger enthält. Die *Passagepersonen* genannten Probanden sterben fast alle.[226] Diese Menschen dienen ausschließlich dem Zweck, infektiöses Blut für Dings-Schulers Versuche bereitzustellen. Über seine Menschenversuche referiert er bei einer Tagung in Berlin, unter den Zuhörern ist Bernsdorffs Kollege Hans Bludau.[227]

Erwin Ding-Schuler, der inzwischen eine *neue Art der künstlichen Infektion* entwickelt hat, beginnt im Mai seine *Fleckfieber-Impfstoff-Versuchsreihe VII.* Sechzig Menschen werden geimpft, diese und zum Vergleich zehn Ungeimpfte infiziert: durch *intravenöse Injektion* mit *Fleckfieberkranken-Frischblut.* Alle Häftlinge, die Blut in die Vene gespritzt bekommen, entwickeln hohes Fieber, *Delirien, Tobsuchtsanfälle,* 53 Menschen sterben.[228] Wer nicht am Versuch umkommt, wird durch eine Injektion mit *konzentrierter Phenol-Lösung direkt ins Herz* getötet.[229]

Über die Ergebnisse aus Frankfurt hatte das Ostministerium Bernsdorff schon Anfang April telefonisch informiert: Der Impfstoff aus Riga *entspricht nicht den Anforderungen.*[230] Nach Frankfurt war im Januar ebenfalls eine Impfstoffcharge aus Kleistenhof gegangen. Tierversuche hatten folgende Ergebnisse erbracht: Trotz der Impfung mit *Riga 1* sind von zwölf *Versuchstieren* zehn erkrankt, in der ungeimpften Kontrollgruppe leiden von zehn Tieren neun unter Fleckfieber.[231]

Das Seruminstitut Kleistenhof muss eine *neue Portion seines nunmehr stärkeren Impfstoffs* zum Test nach Berlin und Frankfurt schicken.[232] Der Impfstoff *Riga 2,* der bereits am 20. April in Frankfurt eingeht, zeigt eine *bessere antigene Wirksamkeit,* kann aber *noch nicht als genügend wirksam bezeichnet werden.* Von sieben geimpften *Versuchstieren* erkranken fünf, in der Kontrollgruppe von fünf Tieren vier. Professor Otto ist *gern bereit,* eine *weitere Probe Ihres Impfstoffes zu prüfen,* bittet aber darum, mehr Material einzusenden, damit der *Versuch an größeren Tierreihen angesetzt werden kann.*[233]

Spätestens im Sommer 1943 scheint Egon Darzins zu wissen, wo und wie sein Impfstoff getestet wird. Er widersetzt sich Plänen, solche Tests in Riga einzuführen. Er weigert sich, nach Frankfurt zu fahren, um dort die *staatlichen Prüfungsmethoden des Fleckfieberimpfstoffs* kennenzulernen. Er möchte auch nicht noch ein weiteres Mal nach Berlin, um die *Fleckfieberimpfstoffherstellung zu erlernen.* Er benutzt Ausreden: Mal ist sein Stellvertreter erkrankt, mal glaubt er, der Besuch bringe ihm nichts. Ende August überprüft ihn die Sicherheitspolizei. Man scheint Sabotage zu vermuten, da Darzins angeblich stärkere Impfstoffcharge bei der Prüfung ebenfalls durchgefallen ist. Die Polizei findet allerdings bei Egon Darzins *nichts Nachteiliges.*[234]

Trotzdem traut Bernsdorff dem Seruminstitut die Produktion eines wirksamen Impfstoffs nicht mehr zu. Er möchte sie *in eigene Regie* übernehmen.[235] Mitte Oktober 1943 spricht er in Berlin mit Joachim Mrugowsky über die *Herstellung von Fleckfieberimpfstoff in Riga-Kleistenhof.*[236] Bernsdorff sucht sich externe Expertise. Anfang November kommt auf seine *Veranlassung* ein Mediziner nach Riga, der sich inzwischen in der Wissenschaft einen Namen gemacht hat, *der eine führende Stellung in der Fleckfieberforschung einnimmt: Dr. Ding, Leiter der Fleckfieber-Forschungsstelle in Weimar beim Hygiene-Institut des Obersten Hygienikers der Waffen-SS und Polizei.* Er soll in Kleistenhof die *Frage der Fleckfieber-Impfstoffherstellung* im *dem Reichskommissar un-*

terstehenden Serum-Institut überprüfen.[237] Ding-Schuler bleibt ein paar Tage, inspiziert Laborräume und Herstellungsmethode und bringt harsche Kritik zu Papier. Am Ende seines Aufenthalts in Riga essen Mediziner des *Ostlands* mit ihm gemeinsam im Kasino – als *feierlichen Abschluss verschiedener Besprechungen und Besichtigungen.* Bernsdorff organisiert dieses *Abendessen mit führenden Ärzten der Wehrmacht und Waffen-SS.* Auch um sich bei der Wehrmacht für *ärztliche Kameradschaftsabende* dort zu revanchieren.[238]

Nach Ding-Schulers Besuch will Bernsdorff nun die Impfstoffproduktion in Riga mithilfe anderer Fleckfieber-Erreger verbessern. Anfang Dezember kündigt er seine Mitarbeiterin *Fräulein Schlote* beim Behring-Institut Lemberg an. Sie soll dort *trockenen rickettsienhaltigen Läusekot* holen, den der Leiter des Instituts, Richard Haas, *selbstverständlich für Versuche zur Verfügung* stellt. Haas schreibt: *Fräulein Schlote kann gerne nach Lemberg kommen,* um dort *das geeignete Kotmaterial zu sammeln* und *in ihr Institut zu überführen.*[239] Bernsdorff möchte, dass es schnell geht, weil diese Reise von *ausschlaggebender Bedeutung* ist, *auf schnellstem Wege* soll Schlote nach Lemberg fliegen, damit sie Weihnachten wieder in Riga ist.[240] Mit den Rickettsien, die sie aus Lemberg holt, werden in Kleistenhof Läuse angesteckt.[241]

Für den Impfstoff-Test wählt man einen anderen Ort: Jenseits der Düna, im Norden Rigas, liegt das Konzentrationslager Kaiserwald. Dort leben Menschen aus dem inzwischen aufgelösten Ghetto. Für das Krankenrevier sind der

Lagerarzt Eduard Krebsbach und sein Sanitäter Heinz Wisner[242] verantwortlich. Im Krankenrevier gibt es einen isolierten Raum, nach den dort internierten Menschen *Typhuszimmer*[243] genannt. In diesem Zimmer sind *seit Weihnachten 1943 drei weibliche Zwillingspaare untergebracht, an denen Dr. Krebsbach und sein Gehilfe Versuche wegen Flecktyphus* vornehmen. *Auf die Zwillingspaare* werden *mit Flecktyphus infizierte Läuse eingesetzt.* Später werden *dann den Zwillingsschwestern Hautproben entnommen, um die Wirkung und den Verlauf der Krankheit festzustellen.* Die Zwillinge werden *oft geimpft, um die Wirkung verschiedener Impfstoffe festzustellen.*[244]

1943

Schlossgärtner

Purpurrot geht die Sonne auf. Die Luft ist klar und kalt. So viel frische Luft. Der Schnee blendend weiß. In der Ferne ein dunkler Wald. Ein herrlicher Tag. An diesem Morgen schippt Peyros Schnee. Schippt Wege frei, fegt hinterher. Umrundet das schöne, typisch kurländische Gutshaus, ein Landsitz aus dem 18. Jahrhundert, zweistöckig, das aussieht, als würde es einem reichen Baron gehören. An der einen Seite führt eine Lindenallee darauf zu, an der anderen besitzt es eine große, verglaste Terrasse mit Stufen in den Garten. Semyon Peyros kommt sich vor wie ein *Schlossgärtner.*[245]

Es ist der Morgen des 17. Februar 1943. Seit gestern wohnt er hier. Zusammen mit seinem Sohn Mikhail, von den Deutschen Misha genannt. Zwei Soldaten haben sie gestern aus dem Ghetto geholt. Der Junge ist 14, ein groß gewachsener Junge, der Vater 49, kleiner als der Sohn. Sie wohnen in einem Raum ohne Wache. Es scheint, als würde hier nicht ständig gestorben. Geprügelt auch nicht, außer *zufälligen Ohrfeigen.*[246] Sie sind in Kleistenhof, dem Gut Kleistenhof, lettisch Kleisti, am Stadtrand von Riga. Ein Gutshaus, umgeben von Bauernhäusern, Blockhütten, die früher einmal den Bediensteten des Gutsherrn gehört haben mögen, Heuschobern und einem gerade errichteten Hühnerstall mit 500 Legehennen.[247] Aus der Ferne strahlen kubische weiße Neubauten. Dort werden Impfstoffe für ganz Lettland produziert.[248] Dort forschen die Letten, seit Kurzem unter deutscher Leitung, im Gutshaus die Deutschen.

Mikhail und Semyon kümmern sich um die Versuchstiere. Das ist, neben Schnee schippen, Holz hacken, sechzehn Öfen und den Herd in der Küche heizen, Böden putzen, ihre Aufgabe. Ihre eigentliche Aufgabe, ihre Hauptaufgabe, deshalb sind sie hier.[249] 20000 Läuse brauchen täglich menschliches Blut.[250] Morgens um neun haben sie im Labor zu sein, genauso abends um neun. Das Labor besteht aus mehreren Räumen, Mikroskopen, Glasgefäßen mit allen möglichen konservierten Kreaturen, Plakaten mit riesenhaft vergrößerten Insekten und Thermostaten an der Wand, damit für die Läusezucht immer gute Bedingungen vorliegen.[251] Abweichungen von Bruchteilen eines Grades lassen die empfindlichen Tiere sterben und Percy Gurwitz, der die

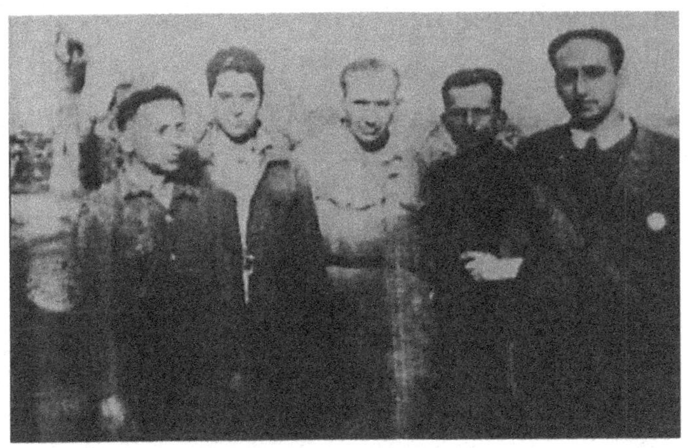

Die jüdischen Häftlinge im Kleistenhof: (von links) Semyon Peyros, Mikhail Peyros, Rudolph Michelson, David Dolgizer, Percy Gurwitz

Verantwortung für das Labor trägt, muss zur Strafe drei Tage in den Keller.[252]

Die Läuse sitzen zu Hunderten in kleinen Plastikschachteln von etwa fünf Zentimetern Länge, *Läusekäfige* genannt, die unten offen sind bis auf *ein Stückchen weiße Gaze-Binde,* durch die die Tiere hindurchstechen können.[253] Die Kästchen weisen oben eine verschließbare Öffnung von zwei Zentimetern Durchmesser auf, durch die zu Beginn der Fütterungszeit Läuse aus einem größeren Wärme-Behälter hinein geschüttelt werden. Die jüdischen Häftlinge sitzen auf einfachen weißen Stühlen an langen Tischen. Sie tragen alle die gleiche Arbeitskleidung aus grobem Stoff. Anfangs muss sich jeder eine bis zwei Schachteln mit einem Riemen auf die Hände binden lassen. Die Läuse erkennen den Geruch menschlicher Haut. Kaum krabbeln sie auf der Haut, stechen sie durch den Stoff und saugen. Besonders lebhaft bewegen sich die winzigen, hautfarbenen, fast durchsichtigen jungen Läuse, die Älteren sind erkennbar am festen Biss, am Schmerz, der lange anhält. Trotz des Schmerzes müssen die Männer ruhig sitzen bleiben, während die Tiere ihr Blut aufnehmen.[254] Und auch dann noch stillhalten, wenn es einigen Läusen gelingt, die Plastikboxen zu verlassen und unter ihre Kleidung zu kriechen.

Die Gefangenen werden jetzt *Läusefütterer* genannt. Sie entwickeln ein seltsames Interesse an den Parasiten, die ihnen jeden Morgen und jeden Abend auf den Arm gebunden werden. Sie können den Sättigungsgrad an der Farbe ablesen. Sind die Tiere nach zwanzig Minuten Nuckeln noch rosafarben, schreit Konrad Abshagen, der den Institutsleiter Steiniger vertritt, *die Läuse sind noch nicht satt* und *füttert weiter, füttert gewissenhaft!,* sind die Tiere dunkelrot und träge, ist die Mahlzeit beendet. Bis zur nächsten Fütterung werden die Tiere in ihre großen, genau auf 36,9 bis 37,1 Grad temperierten Behälter gesetzt.

Sobald sich die Läuse vermehrt haben, bekommen die Häftlinge zehn bis zwölf *Läusekäfige* gleichzeitig auf Arme und Beine geschnallt. Ihre zerbissene Haut ist geschwollen, juckt und schmerzt, entzündet sich, *eine einzige schreckliche Wunde.*[255] Sie gegen eine heiße Ofenkachel zu pressen oder mit heißem Wasser zu übergießen, hilft ein wenig. Oft ist ihnen schwindelig, am nächsten Tag bekommen sie manchmal Fieber.[256] Die übliche Arbeit, Holz hacken, Bäume fällen, aufräumen, Laborgeräte säubern, geht weiter.[257] Ausreichend Essen bekommen sie trotzdem nicht: Ihr *armseliges Essen*, eine *Hungerration, nur warmes Wasser*, holen sie erst aus dem kleinen Ghetto in Riga, später aus dem nahen Konzentrationslager Spilve.[258] Sie sind in *einem grauenhaften Zustand*.[259] Überleben können sie nur, weil sie auf dem Land wohnen und bei den Bauern der Umgebung auf den Feldern arbeiten: Sie tauschen in der Nachbarschaft Schmuck gegen Lebensmittel.[260]

Für das Labor interessieren sich SS-Leute und Mediziner, die den Häftlingen beim Füttern der Läuse zusehen wollen. *Eine Autokolonne kehrt* auf dem Weg vom Flughafen Spilve nach Riga *in Kleistenhof ein*: Reichsärzteführer Leonardo Conti, von Bernsdorff und allen Ärzten der Verwaltung abgeholt, besucht das Institut. Auch Harald Waegner ist dabei, Leiter der Abteilung Gesundheit und Volkspflege des Ostministerium in Berlin.[261] Rudolf Lange kommmt nach Kleistenhof, Befehlshaber der Sicherheitspolizei Lettlands und Teilnehmer der Wannsee-Konferenz. Erwin Ding-Schuler, Fleckfieberforscher im KZ Buchenwald, führt eine *mehrtägige Studienreise* nach Kleistenhof, gemeinsam mit Adolf Murthum vom SS-Führungshauptamt und Hans Bludau.[262]

Vater und Sohn Peyros müssen ins *Judenzimmer* umziehen. Ein Raum in einer Blockhütte, mit Gitter vor dem Fenster und Stacheldraht. Ein Mini-Gefängnis, abgeschlossen und bewacht von dem *Desinfektor* Johannes Knittel,[263] der nebenan schläft. [264] Hier leben sie zu fünft, die *Läusefütterer*, die auch noch andere Aufgaben haben: David Dolgizer, der die vielen Öfen heizt, Rudy Michelson, der in der Küche das Essen für die Deutschen kocht und serviert, Semyon und Mikhail Peyros, die sich um den Hühnerstall kümmern und Percy Gurwitz, 23 Jahre alt, der Vorträge übersetzt, am Mikroskop zeichnet und über ein exzellentes Gedächtnis verfügt.[265] Percy ist groß, dunkelhaarig, *sieht aus wie ein biblischer Jude,* und verfügt über viele Kontakte.[266]

Im Januar 1944 ruft Fritz Steiniger, Leiter des Instituts, Semyon Peyros zu sich und teilt ihm mit, für ein besonderes Experiment ausgesucht worden zu sein: 600 Läuse sollen für zehn Tage unter sein Hemd, bis sie Eier legen. Danach soll das Hemd drei Tage in die Kälte um zu testen, ob die Kälte die Eier tötet und wenn ja, bei welcher Temperatur. Darauf soll Peyros das Hemd wieder anziehen. Auf keinen Fall aber dürfe er selbst die Läuse umbringen.

Gleich darauf werden Peyros 600 Läuse unter den Kragen geschüttet. Er kratzt sich ständig. Tagsüber geht es noch, aber nachts ist es ein Alptraum. Die Läuse beißen unglaublich. Er kann nicht schlafen. Er hält es nicht aus. Er zieht das Hemd aus, hängt es an einen Nagel und schläft. Als er aufwacht, sind die Läuse weg.

In seiner Verzweiflung geht er zu Percy Gurwitz. *Rette mich,* sagt er, *gib mir zwei- oder dreihundert Läuse.* Percy fügt in den nächsten Tagen immer wieder ein paar Läuse hinzu. Semyon Peyros leidet zehn Tage lang und übergibt dann das Hemd mit den Läusen dem Desinfektor. Der ist sehr zufrieden, weil viele Eier darin sind. Das Hemd wird nach draußen in die Kälte gehängt. Drei Tage später bekommt Peyros dasselbe Hemd zum Tragen. Er wird täglich sehr gründlich untersucht, ob Läuse darin sind. Natürlich finden die Deutschen keine Läuse, weil er vor jeder Untersuchung die Tiere vernichtet. Sie sind sehr zufrieden mit dem Ergebnis ihres Experiments, weil es ihren theoretischen Überlegungen entspricht.[267] Fritz Steiniger veröffentlicht einen Artikel darüber: *Mit einem sicheren Absterben der Läuse ist bei kurzfristiger Kälteeinwirkung erst zu rechnen, wenn die Körperflüssigkeit der Tiere gefriert. Dies tritt, da sich die Körperflüssigkeit wie eine Salzlösung verhält, wegen der Gefrierpunkterniedrigung erst im Bereich von –10 bis –20 Grad ein. Es muss also eine Temperatur von –15 bis –20 Grad Celsius direkt auf die Läuse einwirken, um diese zum Absterben zu bringen.*[268]

2015

Ein junger Assistent

Es steht noch. Ein langgestrecktes Haus, das Walmdach tief herabgezogen als schützende Mütze. Trotzdem schadhafte Stellen. Zwei Säulen und ein Treppchen rahmen den Eingang, Relikt reicherer Tage. Meine Mutter steht davor und freut sich. Sie freut sich, dass sie Kleistenhof gefunden hat, 73 Jahre danach. Tante Ellens Gutshaus, das sie geerbt hätte, wenn nicht. Sie umrundet das von Bäumen umstandene Haus auf Sandboden. Der warme Wind riecht nach Kiefern und Meer.

Sommer 1942 verbringt sie am Ostseestrand. Sie ist acht Jahre alt, in den Ferien beim Vater, mit meiner Großmutter Edda und den Schwestern. Seit der Umsiedlung 1939 lebt die Familie im besetzten Posen, jetzt ist sie zu Besuch im Badeort Bilderlingshof, wo auch der Reichskommissar Lohse im Sommer logiert. In einem Ferienhaus mit wildem Garten, mitten im Wald, in der Nähe von Dünen und Meer. Die Fenster stehen nachts offen, weil die Eltern meinen, die Luft sei gesund. Die Mädchen haben Angst vor Partisanen. Sie hängen zum Schutz ein Badetuch vors Fenster, das der Vater entfernt.

Auf dem Weg vom Meer nach Riga liegt Kleistenhof. Der Vater nimmt die Kinder mit zu einer Konferenz. Die Elfjährige, die Achtjährige, die Siebenjährige. Von den Herren dort kümmert sich nur ein junger Assistent um die Mädchen. *Er machte Quatsch mit uns, brachte uns bei, wie man Rauch hinter dem Kopf hochsteigen lassen kann. Wir haben am langen Tisch gesessen, er ließ Frösche springen. Er hat uns gezeigt, wie man an der nahen Zugstrecke an den Gleisen lauscht, ob ein Zug kommt, wie die Indianer. Wir haben Münzen auf die Gleise gelegt. Ich glaube, er hieß Steiniger.*

1943

Musterofen

Der Mann, der ab Januar 1942 das *Institut für medizinische Zoologie Riga-Kleistenhof* in Tante Ellens altem Gutshaus aufbaut, ist Fritz Steiniger. Ein ehrgeiziger junger Mann von 35 Jahren, mit 29 schon habilitiert,[269] jetzt *Direktor,* ein Meister im Knüpfen von Kontakten zu verschiedenen einflussreichen Menschen und Organisationen, zum Hygiene-Institut der Waffen-SS und Himmlers *Ahnenerbe,*[270] zu Wehrmacht, Reichskommissariat Ostland,[271] Reichsleitung Rassenpolitisches Amt[272]. In seinem Büro hängen vier Uniformen,[273] er ist immer unterwegs, nach Berlin ins Ostministerium zur *dringenden Besprechung,* nach Litauen in *kriegswichtigen Angelegenheiten,*[274] fährt mit Herbert Bernsdorff in Seuchengebiete, unterrichtet Rassenhygiene an der Universität Greifswald.[275] *Ein sehr netter Mann, intelligent,* er behandelt die *Juden* in Kleistenhof *fast wie menschliche Wesen* – so Mikhail Peyros in einem Interview im Jahr 1996[276] – bespaßt auch mal die drei bezopften Töchter meines Großvaters, indem er Rauchringe in die Luft bläst. Ein *hochgewachsener Mann.*[277]

Für Bernsdorff ist der 16 Jahre jüngere Aufsteiger dörflicher Herkunft[278] ein zentraler Akteur in seinem wichtigsten Aufgabengebiet: dem Kampf gegen Seuchen durch den Kampf gegen Schädlinge. Steiniger übernimmt die Bürokratie, die Ausbildung des Personals, die Prüfung und Weiterentwicklung von Technik und Chemikalien. Bernsdorff kümmert sich um Geld für das Institut, um Reputation, Beziehungen, Werbung, Geräte und Apparate. Im Frühjahr 1942 schildert Bernsdorff die *schicksalsartige Bedeutung* der Seuchenbekämpfung im *grellsten Licht,* verspricht ein *medizinisch-zoologisches Institut* von so großer Bedeutung, dass die *Gesundheitsführung* des Reiches und der Wehrmacht daran *in höchstem Maße interessiert ist,*[279] und erreicht, dass im Juli das Institut offiziell gegründet wird und am 2. November mit dem Unterricht beginnt.[280] Höchste Zeit – denn Bruno Tesch, einer der obersten Schädlingsbekämpfer des Reichs, hatte schon ein Jahr zuvor *Ausbildungslehrgänge* in Riga angeregt – und selbst angeboten.[281]

Fritz Steiniger ist Rassenexperte, hat sich der *Erb- und Rassenbiologie* gewidmet, über die *Vererbung der Hasenscharte* geforscht, *Fragen der Nürnberger Gesetze* und des *Gesetzes zur Verhütung erbkranken Nachwuchses* bearbeitet.[282] In Kleistenhof gründet er ein anthropologisches Laboratorium, untersucht, ob ein Mensch *Jude oder Nichtjude* ist, vermisst die *Größe ihres Schädels,* studiert ihre Dokumente, führt *Ferngespräche nach Berlin* über *Rassenpolitik* und *Musterungen.* Steiniger erstellt *rassenpolitische Begutachtungen.* Dafür kommen Menschen zur Untersuchung nach Kleistenhof. Steiniger macht sich Gedanken, dass der Name des Instituts irreführend sein könne, dass man hier einen Zoo vermute, dass diese Menschen *befremdet* sein könnten*, wenn sie in einem zoologischen Institut begutachtet werden.* Deshalb will er im Namen des Instituts den Ausdruck *Zoologie durch Biologie ersetzen lassen.*[283] Steiniger ist Rassereferent des Reichskommissariats.[284]

Aber jetzt auch Kammerjäger. Ein neues Gebiet für ihn: Die *praktische Entomologie,*[285] Insektenkunde und ihr schmuddeliger Zwilling, die Schädlingsbekämpfung. Sie haben unter den Nationalsozialisten an Glanz gewonnen. Läusen und Wanzen nachzustellen gilt jetzt als lebensrettende Aufgabe. Ärzte widmen sich ihr, Ärzte, die radikal den Schmutz bekämpfen, die Reinheit wollen, das blank polierte Volk. Und dafür im Ansehen steigen.[286] Ihnen zur Seite stehen Desinfektoren, Spezialisten für die Praxis der Vernichtung von Ungeziefer mit Hitze oder Chemikalien.

Herbert Bernsdorff unterstützt Fritz Steiniger, besorgt benötigte Gegenstände wie *Haarschneidemaschine, Läusekäfige, Gasmasken,*[287] schlägt vor, einen *Musterofen* aufzustellen, schlägt vor, im Institut *Meerschweinchen* zu züchten,[288] *befürwortet* Ferngespräche, beantragt Geld für die Forschung an *Schwefelpräparaten*, wirbt für Steinigers Kurse mit *unentgeltlichen Übernachtungsräumen.*[289] Er kümmert sich um den Druck von Steinigers Lehrbuch zum Kurs: ein reich illustriertes Werk mit Läusen und Wanzen, Schaben und Fliegen, von einem Häftling gezeichnet.[290] Er organisiert den Druck wissenschaftlicher Aufsätze in Fachzeitschriften. Er besteht darauf, dass die Artikel *mit dem Hinweis ›aus dem Reichskommissariat für das Ostland‹* erscheinen.[291]

Steiniger schart einige Mitarbeiter um sich: Sein Stellvertreter Konrad Abshagen, 30 Jahre alt, Biologie-Lehrer aus Stettin, von der Wehrmacht zum Institut abgeordnet,[292] die 23-jährige Krankenschwester Hildegard Lehmann, die als

Laborantin arbeitet und im Gutshaus wohnt.[293] *Knapp zwanzigjährig* ist ihre Nachfolgerin Helke Fritsch.[294] Die lettische Wissenschaftlerin Olga Trauberg hält Vorlesungen für die Ausbildung der *Desinfektoren* in der Landessprache. Und sie kreiert neue Kopflausmittel aus *einheimischen giftigen Pflanzen: verschiedene Tinkturen, Abkochungen, Breie.*[295] Ihre deutsche Kollegin Anna-Maria Schlote organisiert *rickettsienhaltige fleckfieberinfizierte Läuse* aus Lemberg, mit Bernsdorffs Unterstützung.[296] Fräulein Struckmeier ist die Sekretärin, Karl Losse aus Halle der *Judenkommandant,* Johannes Knittel der Desinfektor, Kurt Gigger *Zahntechnikermeister.*[297] Fünf jüdische Häftlinge besorgen den Haushalt.[298]

In den früheren *Damenzimmern, Giebelzimmern* und *Mansardenzimmern*[299] unter dem Dach des alten Hauses wimmelt es wochenweise von Uniformen, da dreißig Soldaten, Polizisten, Verwaltungsmitarbeiter, Eisenbahner, Rotkreuz-Mitarbeiter zu Steinigers Lehrgängen kommen. Jeweils zehn Mann teilen sich einen der drei großen Schlafräume in *einfachem militärischem Standard.*[300] Der Kurs dauert fünf Tage, wer die *Konzession zur Erlaubnis für hochgiftige Gase* anstrebt, bleibt sechs Wochen in Kleistenhof.[301] Die Kursteilnehmer essen im Speisesaal des Gutshauses neben der Küche im Erdgeschoss und lauschen den Vorlesungen im *Vortragsraum*, in dem *Wandtafeln* mit riesigen Insekten über den ramponierten Wandmalereien hängen.[302]

Dass der heruntergekommene Gutshof abseits der Stadt liegt zwischen sumpfigen Wiesen, der Düna und dem

Bodden, eine Stunde Fußmarsch über Zäune, Brachland und durch den Wald von der letzten Straßenbahnhaltestelle entfernt,[303] aber nah zum Flughafen, kommt Steiniger gelegen. Menschen kommen kaum zufällig vorbei. Günstig für eine Institution, die alles bündelt, was mit Seuchenbekämpfung zu tun hat: die Ausbildung der Männer, die Läuse und Wanzen vernichten – welche Chemikalien und Geräte wann anzuwenden sind, nicht nur theoretisch, auch praktisch – Versuche mit neuen Chemikalien und fortentwickelten Geräten, Versuche mit hochinfektiösen Krankheitsüberträgern, die Vermittlung von neuen Erkenntnissen in wissenschaftlichen Aufsätzen und einem Kongress.

Das Herzstück des Instituts aber ist eine Kartei. Die *Zentralstelle für alle Seuchenbekämpfungsmaßnahmen* des Ostlands. Hier sammelt Fritz Steiniger Informationen über die 500 Einrichtungen des Ostlands, die Ungeziefer beseitigen. In Dörfern, Kleinstädten und Großstädten, in Lazaretten, Lagern und Gefängnissen. Mit Wasser und Seife, Heißluft und Dampf, Blausäure und Schwefel. Hier liegen Informationen vor über Methoden und Geräte, Kapazität und Funktionstüchtigkeit der *Entlausungsanstalten.*

Wenn eine Epidemie in diesem riesigen Gebiet ausbricht – und Steiniger bekommt die Seuchenmeldungen von Wehrmacht, SS, Zivilverwaltung und Organisation Todt [304] – weiß er, wer in der Nähe den *tierischen Seuchenüberträgern* den Garaus machen kann oder schickt seine eigenen *28 Desinfektoren* los oder die Spezialisten der SS. Die Kartei ermöglicht es, *bei jedem neu gemeldeten Fleckfieberfall die*

Sachlage sofort zu übersehen und von Riga aus Gegenmaßnahmen einzuleiten.[305] Dafür auch der Fernsprechanschluss: Steiniger kann jederzeit mit Wehrmacht und Verwaltung im ganzen Ostland telefonieren, aber auch mit *Behörden im Reich.*[306]

Die Wissenschaft zieht ein in die einst höfische Welt. Das barocke Holzhaus erhält eine Stromleitung, Steiniger ein Büro samt Telefon, Schreibmaschine und Sekretärin. Pächter Kaminski muss weichen, sein Haus nutzt das Institut und zahlt die Pacht. Das große Gartengelände des Kleistenhofs wird umzäunt. Hier ist Platz für *Umbauten, Erweiterungsbauten, Neubauten*, einen Hühnerstall mit *Motorbrüter* und *künstlichen Glucken,*[307] einen *kleinen Stall für Meerschweinchen,* ein großes Ratten-Freilandgehege, *Versuchseinrichtungen* wie die *Versuchsanlage für den Heißluftofen von Goedecker,* um *alle Möglichkeiten des Gerätes* auszuprobieren, eine *Entwesungsanlage, Desinfektionskammern,* ein *gasdichter Würfel,* eine *Gaskammer* von 25 Kubik, einen *Musterofen* der Firma Klein als *Ausbildungsobjekt, eine Versuchsentwesungsanlage mit Lufterhitzer der Firma Klein.* [308] Für Gewebeschnitte bestellt Steiniger einen *Paraffin-Einbettungsschrank* und ein *Mikrotom, zwei Kursmikroskope* für den Unterricht.[309]

Auf Zeichnungen, unter dem Mikroskop, unter der Lupe lernen die angehenden Desinfektoren die einzelnen *Läuserassen* an der Körperform zu unterscheiden, die passive Sauerstoffaufnahme durch ein *Röhrensystem,* die Entwicklungszeit von Eiern und Larven unter verschiedenen Temperaturen. Sie lernen, dass Läuse Menschenblut brauchen, dass sie auf Säugetieren *schnell zugrunde gehen.* An frisch geschlüpften Larven, die jeder einzelne Kursteilnehmer auf den nackten Unterarm gesetzt bekommt – *lebende, unter kontrollierten Bedingungen gehaltene Läuse, die sicher frei von Fleckfieber sind* – beobachten sie, wie das winzig kleine weiße Tier Blut saugt, rot wird, wie der Magen sich füllt und das Tier wenige Minuten nach Beginn des Saugens Kot abgibt. Sie lernen, wie die Laus ihre Nissen mit Kittmasse am Haar festklebt, wie das Ei sich entwickelt, so dass nach vier Tagen schon die Augen der Larve als zwei rote Punkte erkennbar sind und wie die Larve mit einer Luftblase den Deckel des Eis sprengt, um herauszukriechen.[310]

Die Männer müssen die Biologie und Anatomie dieses Insekts im Detail kennen, um zu verstehen wie man es aushungert, erfrieren lässt, erhitzt, vergast. Dass eine Laus in einem Schälchen Wasser nicht stirbt, sehen sie im Versuch.[311] Eine *Schwefeldioxid-Vergasung* bekommen sie *praktisch vorgeführt.* Wenn sich *Gelegenheit dazu bietet,* auch eine *Durchgasung mit Blausäure.*[312] Sie lernen, dass Schwefeldioxid schwerer ist als Luft und üben einen ganzen Abend lang die Berechnung eines Rauminhalts. Sie lernen, dass Schwefel im Ostland leicht verfügbar ist und Schwefeldioxid nicht zu den *hochgiftigen Gasen* zählt, das Tragen einer *Gasmaske mit Filtereinsatz E gelb* beim Anzünden des Schwefels aber doch ratsam wäre.[313] Sie führen selbst eine *Schwefeldioxid-Entwesung praktisch* durch.[314] Sie beschäftigen sich mit Chemikalien,[315] sie müssen wissen, welches giftige Gas eigenen *Warngeruch* besitzt und welches einen

Warnstoff zugesetzt bekommt, um Unfälle zu verhüten. Und dass Gas zwar Läuse und Nissen, nicht aber die gefürchteten Rickettsien tötet. Das kann nur Heißluft.[316]

Sie beschäftigen sich mit der technisierten Läuse-Bekämpfung. Wie ein Kreislauf aus heißer Luft entsteht, wenn ein Koksofen außerhalb der Heißluftkammer die Luft erwärmt, ein Gebläse die Luft in der *Nähe des Kammerbodens* hineintreibt, ein Ventilator aus dem *oberen Teil der Kammer* die Luft absaugt. *Leitbleche* lenken die Luft in mehrere nebeneinanderliegende Kammern, in denen die verlauste Kleidung hängt. *Wichtig ist auch ein luftdichter Abschluss der Kammertüren.*[317] Sie lernen, wie der Ablauf in einer *Entlausungsanstalt,* die besser Bad genannt werden soll, funktioniert: Wie die von Ungeziefer befallenen Menschen sich ausziehen, ihre Wertsachen abgeben, ihre Kleider auf Bügel gehängt abgeben, die Haare geschnitten bekommen, sich waschen und ihre Sachen, jetzt läusefrei aus der Heißluftkammer, wieder anziehen.[318] Desinfektoren müssen auch improvisieren können: In einfachen Dorfbadestuben einen Anbau mit Heißluftkammer schaffen oder zugige Räume durch Abkleben der Fenster und Türen mit Papier und Kleister abdichten.[319] Der Kurs endet mit Prüfung, Zeugnis, Filmabend. *Zum Abschluss* ein Film*:* der *Fleckfieberfilm der Heeressanitätsinspektion.*[320]

Nur die künftigen Spezialisten für hochgiftige Gase bleiben für den Sechs-Wochen-Kurs. Unterricht in Kleistenhof wechselt mit *praktischem Einsatz. Je nach anfallenden Arbeiten* mit dem *Entwesungstrupp* des Hygiene-Instituts der

Waffen-SS. Am Ende erhalten die Desinfektoren ihre Urkunde von Hygiene-Institut und Institut für medizinische Zoologie gemeinsam. Die Urkunde, die sie zur Anwendung hochgiftiger Gase berechtigt, auch Konzession genannt.[321]

Fritz Steiniger verzahnt Lehre und Forschung. Das Institut testet neue Kopflausmittel, selbst zusammengebraute und Fertigpräparate.[322] Es testet neue Methoden, die Läuseplage loszuwerden, wie die *Kälteentlausung.* Es untersucht, wie Eisenbahnwaggons nach *tagelangem Transport verlauster Personen* von Ungeziefer befreit werden können.[323] Es experimentiert mit altbekannten Chemikalien wie Schwefel, der traditionell zur Vernichtung von Ratten auf Schiffen diente. Blausäure ist wegen des Mangels an Rohstoffen schwierig zu bekommen.[324] Anna-Maria Schlote versucht das Problem zu lösen, dass brennender Schwefel das eigene Feuer erstickt. Schlackenbildung verhindert die Sauerstoffzufuhr. Schlote setzt dem Schwefel verschiedene Stoffe hinzu wie *Salpeter* oder *Calciumcarbonat,* verbessert damit die Brennbarkeit und publiziert die günstigen Ergebnisse.[325] Sie untersucht die Wirkung von Schwefeldioxid auf Fleckfieber-Erreger. Sie begast infizierten Läuse-Kot. Sie spritzt ihn anschließend mit einer winzigen Pipette 1800 bisher fleckfieberfreien Läusen in den Darm. Ein komplizierter Vorgang, die Tiere müssen dazu mit den Köpfen nebeneinander in eine Metallapparatur eingespannt werden, damit die Pipette den winzigen Anus trifft. Anna-Maria Schlote füttert die infizierten Läuse *auf der eigenen Haut.* Vergeblich. Die Läuse erkranken: Der Schwefel hat die Rickettsien im Läuse-Kot nicht vernichtet.[326]

Ihre Forschungsergebnisse trägt *Fräulein Schlote* vor. Desinfektorentagung, Oktober 1943. Schädlingsbekämpfer treffen sich in Kleistenhof unter dem Vorsitz des *Fachreferenten für Schädlingsbekämpfung* des Ostministeriums, Buchmann.[327] Dr. Pappenheim aus Minsk[328] spricht über *moderne Maßnahmen der Rattenbekämpfung, DRK-Generalführer* Dr. Moritz über den häufigen *Schleichhandel*[329] der Desinfektoren wegen der *Besonderheit ihres Einsatzes,* Dr. Trauberg über Badestuben, Fräulein Schlote über Schwefel, Desinfektor Schäler über Schwefelkohlenstoff.[330]

Steiniger steigt auf. Bernsdorff unterstützt ihn. Steiniger gelangt in das oberste Gremium der Schädlingsbekämpfer. Das Gremium, das Posten, Geld und Chemikalien verteilt. Er wird aufgenommen in den *Arbeitsausschuss für Raumentwesungs- und Seuchenabwehrmittel im Sonderausschuss Chemische Erzeugnisse beim Reichsminister für Bewaffnung und Munition.*[331]

1943

Ausflucht

Die Krankenschwester Hildegard Lehmann trifft am 10. Januar 1943 in Kleistenhof ein, gut vier Wochen vor Mikhail und Semyon Peyros. Sie hat sich aus der Deutschen Klinik Kauen in Litauen aus *persönlichen Gründen*[332] versetzen lassen. Sie ist zu diesem Zeitpunkt 23 Jahre alt, genauso alt wie

Percy Gurwitz, der im Labor arbeitet. Bernsdorff setzt sich dafür ein, dass Hildegard Lehmann eine Stelle als Laborantin im Institut bekommt, da *dort eine solche Arbeitskraft dringend benötigt wird.*[333] Sie wohnt in einem Zimmer im oberen Stockwerk des Gutshauses. In diesem Zimmer liegt sie zwei Monate später wie tot im Bett, *in tiefster Bewusstlosigkeit mit oberflächlicher Atmung und fehlenden Cornealreflexen.*[334]

Drei Tage zuvor hat sie sich krank gefühlt mit Kopfschmerzen, Hautausschlag und Fieber. Das Fieber steigt in den folgenden Tagen auf 39,9 Grad, der Arzt Dr. von Lilienfeld entnimmt Blut. Als die Kopfschmerzen stärker werden, ruft Hildegard Lehmann ihn an und bittet um ärztlichen Rat. Schmerztabletten hat sie schon auf ihrem Tisch bereit gelegt. Lilienfeld empfiehlt, zwei Tabletten zu nehmen. Als sie vom Telefonat in ihr Zimmer zurückkehrt, riecht es nach frischem Rauch und ein Zigarettenstummel liegt im Aschenbecher. Sie nimmt die *vorher zurechtgelegten Tabletten mit am Vormittag gekochten Teeaufguss* ein. Sie verliert das Bewusstsein und wird zwischen 19 und 20 Uhr durch Lilienfeld in die Deutsche Klinik eingeliefert, wo er *zur Abwendung der unmittelbaren Lebensgefahr* durch *Exitantien, Magenspülung und Aderlass die Lebensfunktionen in Gang* hält.
Am nächsten Vormittag erlangt sie das Bewusstsein wieder. Im Urin findet sich Barbitursäure. Die Diagnose lautet Barbitursäurevergiftung.[335] Sie verbringt noch ihren 24. Geburtstag in der Klinik, dann darf sie in Kleistenhof nur kurz ihre Sachen zusammenpacken und muss gehen, weil Bernsdorff meint, dass sie *sich durch ihren unausgeglichenen Cha-*

rakter wie in Kauen so in Riga für die Arbeit hier als ungeeignet erwiesen hat. [336]

Hildegard Lehmann verschwindet, ohne eine Adresse zu hinterlassen. Ihr Fall wird Bernsdorff noch fast ein Jahr lang beschäftigen. Fernschreiben und Briefe werden gewechselt zwischen dem Ostministerium und dem Reichskommissariat Ostland, der Oberschwester in Riga, dem NS Reichsbund Deutsche Schwestern, der ein Disziplinarverfahren gegen Lehmann einleitet. Berichte werden angefordert, Aktenvermerke und der Klinikbericht enthalten völlig unterschiedliche Versionen des Geschehens, eine Pistole taucht auf, angeblich von ihrem gefallenen Bruder.[337] Beamte verhören die Juden in Kleistenhof zu diesem Vorfall. [338]

Die Version, die die Klinikanamnese nahelegt, dass ein unbekannter Raucher das Zimmer betreten habe, während die Krankenschwester telefonierte und die Schmerztabletten durch Schlafmittel austauschte, scheint keiner zu glauben. Ein Selbstmordversuch steht im Raum. Der NS-Reichsbund Deutscher Schwestern fragt an, ob *Schwester Hildegards Verhalten auf einen krankhaften Zustand zurückzuführen* sei, Herbert Bernsdorff antwortet, ein krankhafter Zustand bei Schwester Hildegard sei ihm nicht bekannt und verweist auf den behandelnden Arzt Dr. von Lilienfeld, dessen Anschrift jetzt *Hygiene-Institut beim Höheren SS- und Polizeiführer Ostland, Riga, Kronwaldring 9* laute.[339]

Zwischen all den amtsdeutschen Schreiben taucht eine verzweifelte junge Frau auf, die im Besitz einer Pistole ist, französisches Modell mit neun Schüssen Munition,[340] die heimlich telefoniert, die sich zwei Entlausungsscheine besorgt als Voraussetzung, Bus oder Bahn zu besteigen. Sie hat *nicht nur einmal die mit Mühe angelegte Läusezucht des Instituts vernichtet, sondern mehrere Male die aus Entlausungsanstalten zu Versuchszwecken herbeigeschafften Läuse in den Ofen geworfen.*[341] Ist Hildegard Lehmann die Einzige im Labor, die die Qual der jüdischen Menschen nicht ausgehalten hat? Die einem vierzehnjährigen Jungen keine *Läusekäfige* auf die Arme binden will? Hat sie eine Flucht geplant? Besorgt sie zwei Entlausungsscheine, weil sie jemanden mitnehmen will, wenn ja wen?

Hildegard Lehmann ist nicht geflohen. Sie hat als einzigen Ausweg gesehen, eine Überdosis Schlaftabletten zu nehmen.

1943

Erfindung

Losse ist Kleistenhofs Faktotum. Karl Losse, Anfang Vierzig, Mechaniker aus Halle an der Saale, wegen einer Verletzung am linken Arm *wehrdienstuntauglich.* Deshalb Desinfektor. Ein launischer Mensch, dem Schnaps nicht abgeneigt. Er kümmert sich um die Verwaltung, hält Vorlesungen bei den Desinfektoren-Kursen, begleitet die Häftlinge zum Essenholen im Konzentrationslager Spilve oder zum Läusesammeln im Ghetto Riga, wohnt Wand an Wand mit ihnen im gleichen Blockhaus als Bewacher. Einer, der die Häftlinge anschreit *wegen jedem Dreck,* Ohrfeigen verteilt. Einer, der auch *Volksgenossen, Dienststellen* und *Einheimischen* gegenüber Schwierigkeiten hat, weil er *sehr stark zu Wutausbrüchen* neigt und den *Eindruck eines Querulanten macht.*[342]

Aber Losse ist ein findiger Mensch: er baut *im Auftrag des Instituts* ein einfaches mechanisches Gerät, das aus *Altmaterial* leicht herzustellen ist. Zwei Blechplatten, um eine Achse drehbar. Ein zentrales Problem der Läuse-Bekämpfung möchte er damit lösen: Ein *Großraumerhitzer* wärmt kalte Luft. Eine Heißluftkammer, mit Kleidern zum Entlausen gefüllt, steht daneben. Die erhitzte Luft strömt durch den Boden hinein. Sie steigt nach oben zur Decke, aber verteilt sich nicht zu den Seiten des Raums. Mit Hilfe von Losses Blechplatten kann ein Desinfektor den Luftstrom in der Heißluftkammer in verschiedene Richtungen lenken. Ohne die Kammer zu betreten, von außen. Mit ein paar Handgriffen. Damit die Hitze in allen entlegenen Ecken ankommt, um auch dort die Läuse zu töten.

Über diese Erfindung, die sich *im Einsatz gut bewährt,* publizieren Losse und Steiniger einen Aufsatz in einer Fachzeitschrift.[343]

Losse steigt auf. Wird *Landesassistent.* Herbert Bernsdorff schlägt ihn zur Ernennung vor. Arische Abstammung ist nachgewiesen. Verhalten einwandfrei. *Selten etwas aufbrau-*

send. Hat *kürzlich die Prüfung für die Konzession zum Arbeiten mit hochgiftigen Gasen abgelegt und kann erforderlichenfalls auch als Durchgasungstechniker eingesetzt werden. Die Einsatzbereitschaft von Losse ist gut, wie besonders sein früherer Einsatz in bandengefährdeten Gebieten bewiesen hat.*[344]

1943

Entlausung

Herbert Bernsdorff sitzt in einer Runde leitender Ärzte. Eine hochrangig besetzte Besprechung. Am 1. Dezember 1941 in den Räumen seiner Abteilung Gesundheit und Volkspflege beim Reichskommissar Ostland von 10 bis 12 Uhr. Am Tag zuvor sind nahe der Stadt 15 000 Juden erschossen worden. Aber das ist hier nicht das Thema. Es geht um *Maßnahmen zur Bekämpfung der Fleckfieberseuche.* Mediziner der Wehrmacht, Luftwaffe, SS, Reichsbahn und Organisation Todt sind gekommen. Sowie der Kommandeur der Kriegsgefangenenlager. Bernsdorffs Kollegen, Dr. Ferdinand, Amtsarzt, Dr. von Lilienfeld-Toal, Referent für Hygiene, Dr. Hellmann, Referent für Krankenhauswesen, Dr. Wegner, sein Abteilungsleiter. Der Reichskommissar Lohse hat seinen Stellvertreter Fruendt geschickt.[345]

Der Hygieniker der Wehrmacht, Dr. Gattermann, referiert die Erkrankungszahlen der Kriegsgefangenenlager. In Molodetschno 442 Gefangene, 73 Wehrmachtsangehörige.

Man sucht nach Wegen, die Ausbreitung der Seuche auf die Umgebung der Lager zu verhindern. Dr. Wegner *regt an*, ausbrechende Kriegsgefangene zu erschießen. Außerdem *zur Abschreckung eine gewisse Anzahl von Lagerinsassen*. Dr. von Lilienfeld berichtet von seiner Dienstreise im November nach Weißruthenien und Litauen. Er lobt die Zusammenarbeit mit Luftwaffe und Wehrmacht. *Die Wehrmacht hat die schärfsten Maßnahmen zur Unterdrückung der Seuche in ihrem Bereich angeordnet.* Lilienfeld skizziert die Aufgaben der Zivilverwaltung: *Meldewesen, Isolierung und Absperrmaßnahmen. In erster Linie* aber die Entlausung. *Sofort entlaust werden müssen alle Kranken.* Sein Vorschlag: *In Zukunft können russische Dampfbäder mit einer kleinen Entlausungsanstalt für Kleidung versehen werden.*[346]

Einsperren, Absperren, Isolieren. Herbert Bernsdorff, an der Spitze des Gesundheitssystems, setzt die Prinzipien der Seuchenbekämpfung um. Ohne lange Dienstwege: Er kann *in Seuchenfragen unmittelbare Weisungen erteilen.*[347] Er hat die *Vollmacht zur Seuchenbekämpfung.*[348] Er lässt das Lager in Slusk besser bewachen.[349] Das Ghetto in Riga absperren.[350] Die Kranken in *Hilfskrankenhäusern* oder *Reservekrankenhäusern* oder *Seuchenstationen* oder *Quarantänelagern* isolieren.[351] Bernsdorff muss schnelle Entscheidungen treffen.[352] Harte Entscheidungen. Wie einen Soldaten sieht er sich an der *Front der Ärzte*, die den *zweiten Feind aus dem Osten – die Seuchengefahr – täglich bekämpft.*[353]

Bernsdorff reist durch sein Riesenreich. Er packt *zwei Maschinenpistolen* ein, *genügend Munition*. Er steigt in seinen

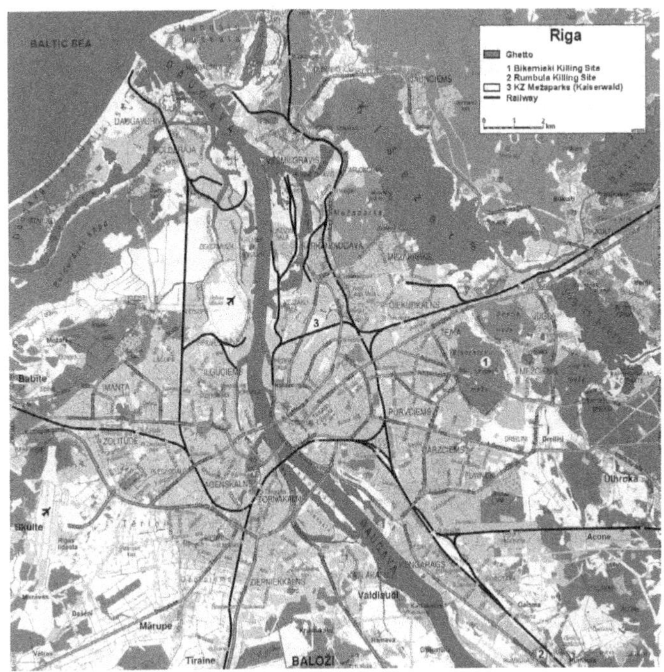

Karte von Riga mit Kleistenhof (lett.: Kleisti) und Flughafen Spilve im Nordwesten, KZ Kaiserwald im Norden, Ghetto im Südosten der Stadt.

Dienstwagen Marke Adler, dessen Fahrer ihn in *polizeilich abgesperrte Seuchengebiete* bringt. Er will sich die Situation dort persönlich ansehen, im Süden in Litauen, im Norden in Estland, wo zur Ölförderung ein Arbeitslager entsteht. Er reist in Begleitung von Steiniger. Aus anderen Orten fordert er Berichte an.[354]

Einst war das Baltikum fast menschenleer. *Menschenverschiebungen* haben Krankheit gebracht.[355] In die Lager, Ghettos und Gefängnisse.[356]

Die deutschen Besatzer inhaftieren Menschen zu Tausenden. Juden, Kriegsgefangene, politisch Missliebige, Zwangsarbeiter, verschleppte Russen. Sie sperren sie in bestehende Gefängnisse. Sie legen Stacheldraht um Stadtviertel und zwingen Menschen in diese Ghettos, in Kauen und Wilna, in Riga und Dünaburg, in Minsk.[357] Sie überziehen die besetzten Länder mit Hauptlagern, Stammlagern, Nebenlagern, Außenlagern, Zweiglagern.[358] Sie bauen Baracken und Wachtürme. Zum Einsperren reicht auch eine Wachpostenkette um ein Gelände im Freien. Oder baufällige Ställe. Zelte gelten als Unterkunft. Elendsgestalten laufen in Kolonnen zur Arbeit. Wer erkrankt, wird in *der Isolierung dienende Gebäude* gesteckt.

Fleckfieber grassiert in allen Arten von Gefängnissen, in den Kriegsgefangenenlagern[359], in den Ghettos, in den Konzentrationslagern und auch in den Haftstätten, in denen von der Wehrmacht aus Dörfern an der Front deportierte russische Frauen und Kinder hausen. Diese Menschen sind zu Hunderttausenden angekommen, in Transportzügen oder zu Fuß, halbtot nach tagelangen Märschen.[360] Kinder sterben gleich nach der Ankunft.[361]

Seuchenbekämpfung heißt für meinen Großvater: Das Fleckfieber darf auf keinen Fall Deutsche oder Deutschland erreichen. Weder Soldaten noch das *deutsche Volk* noch die Zwangsarbeiter, die ins Land kommen. Herbert Bernsdorff schützt *die kämpfende Truppe* und *das Reich*. Er erreicht *tatsächlich das Ziel der Abschirmung* vor Fleckfieber.[362] Seine Aufgabe ist, gesunde, kräftige Menschen für den *Arbeitsein-*

satz im Reich zu besorgen. Fleckfieberfrei. Wenn nötig, auch *neben dem moralischen Faktor.*[363]

Stattdessen sieht er auf seinen Reisen eingesperrte Menschen, die leiden und sterben. Die dreckiges Wasser trinken. Wasser mit Coli-Bakterien und Typhus-Keimen, Wasser mit *Ammoniak, salpetriger Säure* und *Phenolen,* Wasser aus Quellen und Brunnen, in die Abwasser läuft.[364] Menschen, die hungern und abmagern. *Es gibt jeden Tag Suppe*, aber nur einmal täglich. Keine Milch für Säuglinge. *Es fehlen die Vitaminträger.*[365] Die Menschen leben in Baracken, vier Pritschen übereinander, in den Ecken der Räume Exkremente, die Dächer regendurchlässig. Sie sind von Läusen bedeckt. Manche schlafen im Freien.[366]

Viele erkranken. Sie infizieren sich durch das Wasser, die Läuse, den engen Kontakt. Sie bekommen *Typhus, Fleckfieber, Tuberkulose, Diphterie, Durchfall,* Hautkrankheiten durch Parasiten oder Eitererreger wie *außerordentlich schwere Krätzeerkrankungen in sehr großem Umfang, Furunkulose, Ekzeme, Impetigo, Pyodermie. Rachitis* und *Anämie.*[367] In den Krankenstationen fehlen Decken, Wäsche und Waschmittel, Verbandsmittel und Medikamente, es stinkt.[368]

Die Häftlinge sterben. Ein *Arbeitskommando* ist *dauernd mit dem Ausheben von Gräbern auf dem russischen Friedhof beschäftigt.* In der Nähe des Friedhofs liegen schon Juden und Kriegsgefangene begraben. In den Lagern sterben alle Menschen, die den Nationalsozialisten nutzlos erscheinen:[369] Menschen, die man nicht braucht, bekommen weder Essen noch medizinische Versorgung. Sie werden umgebracht.

Herbert Bernsdorff fliegt nach Berlin *in Sachen Seuchenabwehr.*[370]

Die zentrale Steuerung der gesamten Seuchenbekämpfung liegt bei der Abteilung Gesundheit und Volkspflege des Reichskommissariats.[371]

Herbert Bernsdorff richtet sein Augenmerk auf die Vernichtung von Läusen. Diese Schädlinge, die in ihrem Kot Fleckfieber übertragen. Um Läuse zu töten sind besondere Gebäude nötig, Öfen, heiße Luft, Chemie. Im ganzen Ostland werden Entlausungsanstalten errichtet. Bei seinen Reisen besichtigt Bernsdorff den Fortgang der Bauarbeiten.[372] Oder er lässt sich berichten.[373]

Es entstehen *Großentlausungsanstalten* für viele Hundert Menschen.[374] Kleine Anlagen zur Entlausung weniger Menschen.[375] Neubauten oder Umbauten oder Anbauten vorhandener *Badstuben, Badeanstalten, Badehäuser, Saunas.* Mit *Zementfußboden, Abfluss und Lattenrost,* einer *seitlichen Beheizung, doppelwandigen Kammertüren mit Blech beschlagen* und Isolierdichtung, Verschlüssen mit Schraubriegeln, *so dass die Türen dicht abgeschlossen werden können, Blechschutz* am *Saunaöfeneinschütteloch, Drahtgitter* in der *Heißluftkammer, Zentrifugalpumpen, Elektromotoren, Ventilatoren, Rohrsystem, Exhauster-Motoranlage, Ventillüftung, Öfen*, weiß gekalkten Wänden, *Kleiderhaken* und *Tafeln Eingang und Ausgang.*[376]

Bade- und Entlausungseinrichtungen will Bernsdorff auch für Gefängnisse.[377]

Baustoffe sind knapp, vor allem Eisen. Seine Leute kümmern sich um das nötige Material *für Zwecke der Seuchenbekämpfung.*[378] Sie besorgen transportable Technik. Technik, die dorthin fahren kann, wo die Seuche ausbricht. Denn nicht überall steht eine Entlausungsanlage. Oder die Kapazität reicht nicht aus. Fahrzeuge gegen Läuse durchqueren das Ostland.[379] Umgebaute Züge mit Heißluftkammern und Duschen: *Entwesungszüge, Entlausungszüge, Entseuchungszüge.*[380] Umgebaute Lastwagen: *Entlausungswagen, Desinfektionswagen, fahrbare Desinfektionskammern, E-Wagen, E-Maschinen, fahrbare Heißluftkammern, Nissen-Anhänger und ein Vier-Tonnen-Lastkraftwagen mit Anhänger, der in kürzester Frist sowohl Warmwasser für Brausen als auch Heizluft für die mitgeführten Entlausungskammern liefern kann. Gleichzeitige Einwirkung von Dämpfen mit chemischer Wirkung ist möglich.*[381]

Kleistenhof übernimmt die *wissenschaftliche Aufsicht.*[382]

Kleistenhof ist die *Zentralstelle für alle Seuchenbekämpfungsmaßnahmen,* die auf eine *Beseitigung tierischer Seuchenüberträger* ausgerichtet sind.[383]

Steiniger spannt ein Spinnennetz über das gesamte Ostland. Er lässt die Fäden zu den etwa 1000 Desinfektoren[384] nicht abreißen, die er ausgebildet hat, die vor Ort in den 500 Entlausungsanstalten oder in Kleistenhof arbeiten und von dort ausschwärmen, wenn nötig.[385] Steiniger kennt die Dörfer und Städte, die Kapazitäten, die Experten, die Technik, die Chemie, die Firmen, die Läuse vernichten können.[386]

Als Blausäure knapp wird, dient *Schwefeldioxyd* dazu, das *Gepäck der Leute* zu vergasen.[387]

Die *Flüchtlingstransporte* mit Zügen rollen in schneller Folge von der Front ins Baltikum. Die übervollen Lager füllen sich weiter. Allein im Lager Olita leben 18 000 Menschen. *Katastrophale Verhältnisse.* Das Lager ist *restlos verstopft.* Zwei Züge können nicht entladen werden. Sie müssen nach Estland weiterfahren, wo die Flüchtlingslager genauso überfüllt sind.[388] Fleckfieber bricht aus. Für die Gesundheit aller *Flüchtlinge* ist Bernsdorff zuständig.[389] Er schickt seine *Fachleute* in die Lager: Desinfektor Hörster nach Olita, Desinfektor Matthes nach Rositten, Desinfektor Losse nach Sarasei.[390] Er schickt den *Entlausungszug der Waffen-SS* nach Olita.[391]

Die Menschen müssen mindestens drei Wochen im Lager verbringen, denn so lange dauert die Quarantäne. Diese Zeit soll garantieren, dass sie kein Fleckfieber haben, wenn sie zur Zwangsarbeit deportiert werden. Währenddessen kommen aber schon die nächsten Transporte aus dem Osten an. Die Lager werden zu *Seuchenbrutstätten.*[392] Sie bewirken also genau das Gegenteil ihrer geplanten Funktion. Im Sommer 1943 hebt Bernsdorff deshalb die *Quarantänevorschriften in den Flüchtlingslagern* auf.[393] Die Flüchtlinge bleiben nicht mehr für längere Zeit im Lager, damit Platz für die

Nachfolgenden ist. Bernsdorff nennt diesen Schritt eine *einschneidende Maßnahme.* Und drängt darauf, jetzt alle Möglichkeiten der Entlausung rund um die Uhr zu nutzen.

Herbert Bernsdorff verfügt den *Dauerbetrieb* von *Entlausungsanstalten* und *Entlausungsöfen,* mit *fahrbaren Entlausungskammern* und *Entlausungszügen.*[394]

2020

Mein Traum

Es wäre ja möglich, dass es diesen Lastwagen wirklich gegeben hätte, der heißes Wasser bereitet, damit Häftlinge einmal warm duschen können, um sich von Schmutz und Ungeziefer reinzuwaschen und gleichzeitig mit heißer Luft und chemischen Dämpfen Kleidung und Schuhe von krankmachenden Läusen befreit. Es könnte sein, dass mein Großvater einen umgebauten Zug nach Litauen ins Lager geschickt hätte, weil dort ein Bad fehlte. Die Menschen hätten im Zug Seife und ein Handtuch bekommen und sich frischmachen können. Mein Großvater hätte sich für den Bau von Wasserleitungen mit sauberem Wasser eingesetzt und wäre durch das Baltikum gereist, um sich die Fortschritte anzusehen, die sein Wirken auf die Gesundheit der Menschen gehabt hätte. Und darauf geachtet, dass jedes Dorf ein Bad oder eine Sauna mit dichten Türen bekommt, damit kein kostbares Holz verschwendet wird. Man möchte annehmen, dass die Protestbriefe, die Herbert Bernsdorff nach Berlin geschrieben hätte wegen des Mangels an Medikamenten in Ghettos und Gefängnissen bei dem Bombentreffer 1944 auf das imposante Gebäude des Ostministeriums Unter den Linden verbrannt wären, so dass ich sie heute im Archiv nicht finden kann. Oder, wahrscheinlicher, hätte mein Großvater aus Vorsicht keine Briefe geschrieben, sondern wäre bei einem Berlinbesuch mit seinem gleichaltrigen Landsmann Alfred Rosenberg durch den Tiergarten spazieren gegangen, um mit ihm unter vier Augen in ihrem vertrauten Idiom Mittel gegen die Läuseplage in den Lagern zu besprechen. Dass *mein schöner Opa* Hunderten, Tausenden, Hunderttausenden eine tödliche Hölle bereitet haben könnte, halte ich für undenkbar.

III

Nachforschungen 1944–2020

1944

Eddas Traum

So viel Freiheit, so viel Sonne auf der Haut, so viel Platz, dass eine Zehnjährige in Begleitung der älteren Schwester den leichten, zweirädrigen *dogcart* mit der braunen Stute Lotta alleine über die Felder kutschieren kann, zu den Nachbarjungs, mit denen die Mädchen, streng gescheitelt und fest geflochten, Zigaretten rauchen oder einen kurzen Sandweg durch die Feuchtwiesen bis zum Ufer des Goplosees zum Schwimmen gehen.

Bis Lotta in den Krieg muss.

Wenn der Wind vom Ostufer weht, dringt fernes Grollen an Eddas Ohren. Vorsichtshalber lässt sie Silber in Sicherheit bringen.

Eddas Traum ist Wirklichkeit: Das gesunde Leben auf dem Land für ihre fünf Kinder, in Luft und Sonne, wie der Kinderarzt empfiehlt. Für sie selbst das Leben, das ihr zusteht: Sie darf die Äcker und Wiesen, die Schweine und Kühe, das Gutshaus des polnischen Aristokraten *von Pribishewski* jetzt ihr eigen nennen als *Ersatz für das im Baltikum bei der Umsiedlung zurückgelassene Rittergut Kleistenhof.*[395] Dreihundert Hektar. Das Gut Gießbach samt *gutseigener Feldbahn* und *35 fremden Arbeitern.* Sie ist stolz darauf, Land zu besitzen. Endlich. Sie genießt das geadelte Leben, in dem ein polnisches Dienstmädchen in schwarzem Kleid mit weißer

Schürze täglich die rußigen Glaszylinder aller Petroleumlampen putzt und das Tafelsilber poliert, bis es glänzt wie das Fell des Setters im Hundezimmer am Hauseingang. Ein kultiviertes Leben. Eine Tochter singt Schubert-Lieder, Herbert begleitet sie auf dem Flügel, alle lieben seinen weichen Anschlag, die seltenen Male, die Herbert bei Edda und den Kindern weilt, wenn er nicht auf dem Wirtschaftshof mit der Peitsche unterwegs ist. Gelegentlich lädt Herbert Gäste zu Hauskonzerten, auch sein Bruder kommt, ganz in schwarz gekleidet. Eddas jüngstes Kind, zu ihrem Glück ein Junge nach vier Mädchen, schaukelt auf dem Schoß der polnischen Säuglingsschwester. Der kleine Junge, der Gutsherr sein wird auf Gießbach im Warthegau.

Meine Großmutter weckt die Kinder um Mitternacht. Herbert hat telefonisch das Codewort gesagt. Die Mamsell hat Grießbrei gekocht. Es gibt eingeweckte Erdbeeren dazu, im Januar 1945. Draußen wartet die schicke schwarze Kalesche mit Pelzen darin. Der Kutscher fährt über die zugefrorenen Felder, weil die Straßen schon voller Flüchtlinge sind, zum Bahnhof Hohensalza.

Das polnische Mädchen, das Wand an Wand neben den Töchtern im Gutshaus wohnte, haben Männer schon vorher geholt, weil etwas von Eddas Silber fehlte.

2020

Geburtstagskind

Als Kind machten mir Düsenjäger Angst. Dieses drohende Donnern am Horizont, das zu schnell über mir ist, um Deckung zu suchen, Kopf und Körper füllt, Gedanken löscht, vorbeizischt, mich angststarr zurücklässt als das Kriegskind, das ich nie war. Zeitlebens habe ich den Krieg im Kopf. Zeitlebens habe ich diese immer wieder wiederholte Geschichte meiner Mutter im Kopf:

Das Brummen klingt wie ein gemütliches Geräusch. Knapp über den Baumwipfeln tauchen kleine Flugzeuge auf. Das Brummen eilt den Tieffliegern einen Moment lang voraus. Lang genug für die Mädchen, um vom Treckwagen zu springen und in den Wald zu rennen. Lang genug, um den knallblauen Mantel der Kleinsten mit ausgerissenem Heidekraut zu bedecken. Zu kurz für Edda, die im Wagen unter dem Teppichdach bleibt, ihren geliebten Sohn auf dem Arm, der heute zweiten Geburtstag hat. Ein Geschoss jagt zwischen beiden Köpfen hindurch. Zu kurz für ihre Freundin, die im Straßengraben stirbt, ihr jüngstes Kind, in Pelz gewickelt, neben sich. Das Brummen folgt den Fliegern und verklingt.

Die Flugzeuge ziehen Schleifen, bis es dunkel wird. Ihre Gewehrmündungen sind in der Dämmerung noch gut zu sehen.

Wie früher im Spiel finden sich die Kinder mit Indianerrufen wieder. Eddas Kinder und die Kinder der Freundin. Deren tote Mutter wird auf den Wagen gelegt bis zum Friedhof im nächsten Dorf. Meine Großmutter fährt mit zehn Kindern weiter.

Wo ist Herbert?

Auf dem Wagen, apathisch, aber unversehrt.

1944

Ein weißes Pferd

Ein Licht flackert schwach in der Dunkelheit. Eine Zigarette, in zweihundert Metern Entfernung entzündet. Es ist zwei Uhr nachts, die verabredete Zeit, das verabredete Zeichen. Karl Losse, der Wächter, schnarcht nebenan volltrunken mit einer Flasche Schnaps im Bauch. Den Häftlingen bleibt nur wenig Zeit. Die weißen Nächte sind vorbei, aber bald wird es hell werden an diesem 27. Juli 1944. Sie entfernen das Gitter ihres Gefängnisses, das sie vorher gelockert haben, durchschneiden den Stacheldraht, umarmen und küssen sich zum Abschied und eilen in verschiedene Richtungen. David, der fast blond ist und als Lette durchgehen kann, wird in der Morgendämmerung die erste Tram in die Stadt zu seinem Versteck nehmen, Rudolph geht zu Familie Purins in der Nachbarschaft, Percy, Mikhail und Semyon steigen auf den Wagen des Försters, der da rauchend auf sie wartet. Er bringt sie in den Wald. Wenn sie nicht zu Fuß gehen, werden die Spürhunde der SS sie nicht finden.

Es sind noch zehn Wochen, bis ein weißes Pferd aus dem Wald kommen wird. Bis dahin kauern sie in einem Erdloch im Wald, mit Zweigen bedeckt. Liegen hinter der doppelten Wand einer Scheune, bewegungslos, stumm, jeder Laut bedeutet Lebensgefahr. Verstecken sich innerhalb der Holzisolierung des Wassertanks auf dem Flachdach des Seruminstituts. Leben auf dem Dachboden des Laborgebäudes, im Rattenreich, das sie schützt, weil niemand außer den drei Juden sich hierher zwischen die Ratten wagt, die die Wände entlang rennen, fette, große, rotbraune Ratten, die rudelweise herumhuschen, rascheln, nagen, quietschen und pfeifen, auf ihnen herumklettern, wenn sie schlafen, die Mäntel über sich gezogen.

Sie hören das Summen der abziehenden deutschen Autos und Motorräder, das Summen der nahenden sowjetischen Bomber. Sie fühlen sich, als wäre Frühling, sie würden gern singen, tanzen, feiern.

Obwohl die Gefahr nicht vorbei ist. Obwohl deutsche Soldaten ihnen sehr nahekommen. Sie müssen sich immer wieder neue Verstecke suchen, weil die Deutschen auf dem Rückzug Häuser besetzen und Scheunen anzünden. Plötzlich wimmelt der Hof von Soldaten. Die drei Juden geben sich als Landarbeiter aus, mischen sich unter die lettischen Bauern aus der Nachbarschaft, die in die Fluchtpläne eingeweiht sind. Denen sie im letzten Jahr bei der Ernte geholfen haben. Freundliche, mutige Menschen, Maria Kaminski, eine *stille, sanft sprechende ältere Frau,* ihr *gutherziger* Ehemann Janis Kaminski, Peter und Maria Purins und deren Tochter Wilma mit vier Kleinkindern. Menschen, die ihnen Essen an einen verabredeten Ort stellen. Von den Soldaten erkennt sie keiner, denn *unsere Deutschen waren schon weg.*

Am Morgen des 14. Oktober 1944 kommt ein weißes Pferd aus dem Wald. Ein weißes Pferd mit einem Roten Offizier.[396]

2019

Schmuckschatulle

Wiesbaden, Wilhelmstraße. Im Kurhaus wilhelminische Pracht. Am Boulevard stehen die Platanen noch kahl. Tulpen blühen. Wir schlendern an Schaufenstern. Meine Mutter erinnert sich an den Juwelier hier, der ihr so zuvorkommend einen Tee anbot, als sie mit etwa Mitte zwanzig, schick gemacht, zum telefonisch verabredeten Termin erschien, um im Auftrag meiner Großmutter eine Brosche anzubieten, Eddas goldene Brosche mit einem grünen Stein, ein durchsichtig grüner Stein wie ein grüner Diamant, die Brosche konnte auch als Kettenschließe getragen werden, an einer Perlenkette beispielsweise. Das Schmuckstück brachte 1800 Mark ein, weil der Juwelier an der Wilhelmstraße 1000 Mark mehr zahlte als ein von den Schwiegereltern empfohlener Juwelier in schlechterer Lage. Edda hatte damals in Gießbach den Töchtern ihre Schmuckschatulle gern gezeigt, die grüne Brosche, den Brillantring, den sie später gegen ein Schwein tauschte, die Kornblumenkette aus kleinen Blättchen mit blau emaillierten Blumen darauf, die goldenen Ohrringe mit den roten Korallen, die heute eine Enkelin zu einem bunten Blumenkleid trägt, das lila Amethyst-Armband, die goldene Brosche in Kränzchenform. Vor der Flucht band Edda jedem Kind ein Lederbeutelchen mit Schmuckstücken darin um den Hals. Nach dem Krieg verkaufen mehrere Kinder Schmuck in ihrem Auftrag.

1944

Blechkasten

Zeugen sprechen eine andere Sprache. Von Gas ist die Rede, Gas in Zügen, in Autos, in Kammern. Von *Vergasung in Waggons* als Experiment.[397] Von Zügen in einem Hangar, in den Blausäure strömt.[398] Von einem *Entlausungszug.*[399] Von *viereckigen kistenartigen Gasautos*, zur *Vergasung von kleineren Gruppen Juden, welche irgendein Vergehen begangen haben.*[400] Ein *dichter Blechkasten*, mal grau, mal grün, mal blau, auf das *Chassis eines handelsüblichen LKWs aufmontiert.*[401] Auch *Gasautomaschine* genannt.[402]

Zeugen berichten von *Gaskammern in gewöhnlichen Bädern.*[403] Von Menschenvergasung, als *Kleiderdurchgasung* getarnt.[404]

Von Männern, die *zur eigenen Belustigung Gefangene in Desinfektionskammern* töten.[405]

Nach dem Krieg sprechen Zeugen vom Unsäglichen: in Amerika, in Israel, in Nürnberg, in Hamburg, in Riga. Die Kleistenhofer Häftlinge sind unter den Ersten, die erzählen, noch im November 1944. Sie stellen der Tarnsprache der Täter ihre Aussagen gegenüber. Sie schildern, wie das System Kleistenhof funktioniert habe: Meldungen über ansteckende Krankheiten gehen von verschiedenen Orten aus hier ein, das Institut teilt dem Hygiene-Institut eine *bestimmte Menge Blausäure (HCN)* zu, das Hygiene-Institut schickt seine Leute *nach Osten* zur *angeblichen Desinfektion.*[406] Die Häftlinge beschreiben die *Ausbildung der Fachleute für das Bedienen der Gaskammern.*[407] Und den Schritt von der Entfernung von Läusen aus der Kleidung zur Tötung der *verlausten Menschen selbst.*[408]

Hans Bludau, Otto von Lilienfeld-Toal, Harry Marnitz und Herbert Bernsdorff arbeiten nach dem Krieg in ihren Praxen in Westdeutschland.[409]

Herbert Bernsdorff steht am 16.12.1944 auf einer Kriegsverbrecherliste des NKWD[410] in Riga als *Leiter der verbrecherischen Tätigkeit des Instituts für medizinische Zoologie und SS-Hygieneinstituts.*[411] 1946 taucht sein Name beim Nürnberger

Ärzteprozess auf.[412] Gut zwanzig Jahre später legt die Hamburger Staatsanwaltschaft eine Karteikarte mit seinem Namen an.[413] Ermittlungen gegen ihn beginnen 1969 – da lebt er nicht mehr. [414]

Das Verfahren gegen die Abteilungsleiter des *Reichskommissariat Ostland* wird 1971 eingestellt. [415]

Trotz aller Mosaiksteine, die die Justiz aus Zeugenaussagen und Dokumenten zusammensetzt. Trotz der Tötung Kranker *wegen Seuchengefahr.* [416] Bernsdorffs Geheimdokumente sind verschwunden.[417]

So bleibt es mir überlassen, die Splitter noch einmal anzusehen, die Aussagen der Zeugen immer wieder neu in den Kontext einzupassen, den Doppelsinn der Dokumente zu verstehen vor dem Hintergrund von Informationen zu Technik,[418] Chemie[419] und der Logik des Systems.[420] Und daraus ein unvollständiges Bild einer mörderischen Zeit zu entwerfen und der Rolle der Ärzte darin.[421]

2020

Sprengkraft

Ich komme mit Kopfschmerzen aus der Bibliothek. Mein Blut pocht in meinen Schläfen im Rhythmus meines Herzschlags. Ich ertrage die immer neuen Varianten der Grausamkeit nicht mehr. Sie sprengen meinen Schädel. Die Sonne knallt. Ich lebe noch.

1944

Sowjetrepublik

Nach der Eroberung des Baltikums durch die Rote Armee kehrt August Kirchenstein zurück. Er übernimmt die Leitung des Seruminstitutes in Kleistenhof.[422] Und die Leitung der lettischen sozialistischen Sowjetrepublik. Das mikrobiologische Institut der Universität, das heute noch in Kleistenhof angesiedelt ist, trägt bis 2018 seinen Namen.[423]

Ins Gutshaus ziehen Angestellte des Instituts.

1946

Mühlenstübchen

Bernsdorffs kriechen in zwei Abstellkammern für Mehlsäcke unter. Durch die Ritzen im Dielenboden können sie sehen und hören, wie das Mühlrad der Wassermühle morgens unter ihnen anläuft mit einem rhythmischen Platschen, das wie ein Raddampfer klingt. Die Mühle macht viele Geräusche, die die Kinder bald kennen: Das Klackern des Mahlwerks, wenn die Zahnräder, die die Kraft des Wassers übertragen, ineinandergreifen, das Rattern des gerillten Mühlsteins, das Kratzen der Schaufeln auf dem Kornspeicher über ihren Köpfen, wenn der Müller das Getreide zum Trocknen wendet, das Trippeln der Rattenfüßchen. Das Rauschen des Korns durch die Holztrichter klingt wie ein afrikanischer Regenmacher. Besucher denken manchmal, es regne.

Die Familie lebt jetzt beim Müller Bulthaup im niedersächsischen Huntemühlen bei Melle.

In einem der beiden kleinen Räume steht ein langer Eichentisch, zwei Bänke ohne Lehne, zwei Stühle, ein schweres Küchenbuffet, in dem die Gläser im Takt des Mühlrads klirren. Darauf der Volksempfänger, ein eckiger Klotz aus schwarzem Bakelit, den die Kinder nicht benutzen dürfen. Den Herd befeuern sie mit Ästen aus dem nahen Wald. Das Ofenrohr geht zum Fenster hinaus. Wenn der Wind falsch steht, drückt der Rauch in den Raum hinein. Vor dem Fenster liegt das Stauwehr des Mühlenteichs, an dem der Müller durch das Ziehen des Schotts die Durchflussmenge des Wassers regelt.

In der kleineren Kammer schlafen die drei älteren Mädchen in Stockbetten auf Strohsäcken, die sie regelmäßig neu stopfen. Auch den Sägemehlofen füllen sie alle paar Tage. Sie laufen mit dem Einsatz, einem riesigen Eimer, durch die Mehlmühle bis zum Sägewerk, füllen dort frische, feuchte Späne ein, stampfen sie fest, tragen den schweren Eimer zurück und heizen an. Die Späne brennen ein paar Tage und wärmen gut. Um den Einsatz neu füllen zu können, müssen die Kinder warten, bis der Ofen abgekühlt ist. Das Ofenrohr läuft an der Wand nach oben, dann die Decke entlang. Wo die Rohrteile ineinandergesteckt sind, fließt das Kondenswasser der Späne als zähflüssige braune Brühe wie Sirup in darunter gehängte Marmeladengläser, die die Mädchen regelmäßig ausleeren, wollen sie nicht das Zeug in den Haaren haben. Zum Waschen steht eine Metallschüssel im Gestell im Raum, unter den Betten die Nachttöpfe. Ein Plumpsklo gibt es im Schweinestall.

Edda schläft mit den beiden kleineren Kindern im Haus des Müllers unter dem Dach.

Herbert Bernsdorff wohnt anfangs noch auf dem benachbarten Hof des Bauern Bischoff. Er fegt den Hof, mistet den Stall aus, hackt Holz und glättet Maulwurfshügel, alles in der beigefarbenen Uniform der verhassten Besatzungsmacht. Eine Tochter muss jeden Nachmittag dorthin, räumt sein Zimmer auf, macht sein Bett.

Am Familien-Esstisch im Mühlenstübchen erscheint Bernsdorff manierlich gekleidet, im Sommer in hellgrauen Hosen mit langärmligem weißem Hemd und goldenen Manschettenknöpfen mit seinen Initialen, im Winter im dunkelgrauen Anzug. Er trägt schwarze, von seinen Kindern geputzte Halbschuhe, einen exakten Haarschnitt und seinen gepflegten kleinen Oberlippenbart. Ein Grandseigneur von eisiger Höflichkeit, der verheirateten Damen die Hand küsst. Herbert Bernsdorff ist jetzt 54 Jahre alt, ein gutaussehender Mann mit feinen Gesichtszügen, hellen, lebhaften, intelligenten Augen und einem zurückgezogenen, schweigsamen Wesen, konservativ, kultiviert und korrekt, aber auch leicht aufbrausend. Ein Geheimnis umweht ihn. Er lacht nicht, umarmt nicht, ist rigide, diktatorisch, sehr streng, manchmal brutal.

Wenn mein Großvater zum Essen kommt, müssen alle schon hinter ihren immer gleichen Plätzen stehen, Edda vor Kopf, der Platz rechts daneben für ihn frei, danach die Kinder mit sauberen Händen, die Mädchen mit akkurat geflochtenen Zöpfen. Wenn nicht alle da sind, dreht er auf dem Absatz um. Wenn die Türklinke nicht sauber ist, bemerkt er: *Edda, die Klinke klebt!* Seine Frau muss putzen. Er achtet auf die Einhaltung der Tischsitten, Hände auf dem Tisch, Ellbogen in der Luft, Brot essen mit Messer und Gabel, gerade sitzen, Kinder, die er die *Unterirdischen* nennt, sollen schweigen, solange sie niemand gefragt hat. Wer spricht, muss seine Zunge hüten: Die Erwähnung von Krankheiten wird mit Rausschmiss bestraft, dafür reicht schon die Ankündigung eines Zahnarzttermins, oder Wörter wie *toll, irre* und *verrückt.* Ebenso ein Künstlername wie Picasso. Wer nicht aufisst, muss nachsitzen, bis der Teller leer ist. Der Vater wacht über das Kind, das die großen grauen Graupen nicht essen möchte, notfalls bis zum Kaffeetrinken.

Auch meine Großmutter achtet auf gesittetes Benehmen. Edda dirigiert mit den Augen und tadelt in ihrem süßen

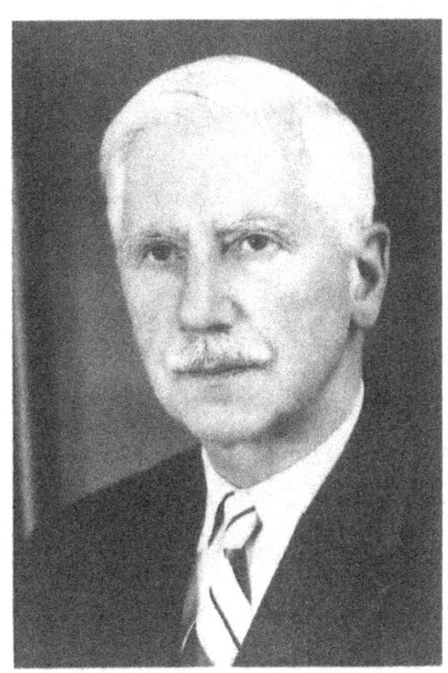

Herbert Bernsdorff (Foto: privat)

baltischen Singsang mit schräg gelegtem Kopf. Ihr schmales Gesicht mit der schmalen, geraden Nase ist auf der Flucht noch zarter geworden, die dünnen Haare grau. Sie trägt wadenlange Kleider, ihr Bruder schickt Stoff mit Blumenmuster. Sie ist immer wie aus dem Ei gepellt. Sie näht aus den weißen Stoffservietten, die sie gerettet hat, eine Tischdecke und streicht die Wände des Mühlenstübchens hellgrün und weiß, mit einem dunkelgrünen Strich auf halber Höhe. Sie kauft von ihrem Gehalt als Englischlehrerin ein verziertes Klavier aus hellem Holz, an dem sie mit den Kindern Lieder singt, bis die Ratten die Filze zerfressen. Edda flieht in eine Märchenwelt, in eine traumhafte Vergangenheit in der baltischen Heimat, die es so nie gegeben hat, und sie trinkt morgens ein paar Schnäpschen zum Aufwärmen. Sie verzweifelt an den Ratten, die in den Vorhängen klettern und an der feuchten Kälte in der Mühle, die sie trotz der beiden Öfen und der vor die Fenster gehängten Wolldecken nicht aus den Räumen bekommt, weil die Kälte durch den undichten Boden von unten an den Beinen hochkriecht.

An den Fenstern glitzern morgens Eisblumen, selbst an den Wänden friert die Feuchtigkeit zu Kristallen. Eddas Gelenke entzünden sich, sie kann kaum noch laufen, eine Schulter schmerzt. An einem Bein hat sie ein offenes Geschwür als Folge einer Thrombose nach der Geburt der jüngsten Tochter. Aber sie muss laufen, sie läuft anfangs von Hof zu Hof mit einem Rucksack auf dem Rücken und dem dreijährigen Sohn auf dem Arm, um Lebensmittel zu besorgen, sie läuft später zur Schule nach Meesdorf, wo sie im Auftrag der britischen Militärregierung Englisch unterrichtet. Sie versucht Fahrradfahren zu lernen, fällt dabei aber in die Hunte, das Flüsschen, das der Mühle den Namen gibt. Also geht sie wieder zu Fuß oder fährt mit dem Milchlaster mit, der täglich von den Höfen der Umgebung die Milch abholt. Eddas Zähne müssen alle gezogen werden, der Hunger hat ihnen zugesetzt.

Die beiden jüngsten Kinder finden Huntemühlen ein herrliches Abenteuer. Das Mädchen melkt Kühe, füttert Schweine und Kaninchen, bekommt einen Zwerghahn namens Fridolin und eine eierlegende Zwerghühnerschar. Zu zweit bauen sie zwischen zwei Holzstapeln eine Tür ein und verlangen Eintritt von Besuchern. Schwimmen lernen sie im Mühlenteich. Der Sohn lernt angeln, Fische mit der Hand fangen und marschiert alleine in den Wald. Der Vater straft den Jungen schon als Vierjährigen, weil er einem Gast nicht die Hand geben will, und findet häufig Gründe für Hausarrest.

Edda sorgt mit den Kindern dafür, dass immer etwas zum Essen da ist, sie gehen über abgeerntete Felder, sammeln übriggebliebene Kornähren, die Müller Bulthaup drischt und mahlt, sammeln Kartoffeln, Falläpfel, ziehen Steckrüben, aus denen sie auf dem *Kochhexe* genannten Herd Kartoffeleintopf mit Rüben kochen oder Rübeneintopf mit Kartoffeln. Sie sammeln Bucheckern im Wald, die Jungs vom Nachbarhof klettern in die Bäume und schütteln, die Mädchen füllen die Säcke, die sie nachts heimlich in die Ölmühle bringen, wo der Müller daraus Öl presst. Pro sieben Kilo Bucheckern bekommen sie einen Liter Öl. Edda tauscht einen Diamantring gegen ein Schwein. Das Schwein wird im Müllerhaus geschlachtet, in großen Kesseln gekocht, alle helfen dabei mit, daraus Wurst zu machen, von der sie lange leben.

Abends streiten Herbert und Edda auf Russisch. Die Kinder sollen nicht verstehen, dass es um Geld geht. Herbert verdient nichts. Die Familie lebt von Eddas Schmuck. Edda verkauft Schmuck in Hannover. Sie möchte, dass ihr Mann sich entnazifizieren lässt, um wieder als Arzt arbeiten zu dürfen, Herbert möchte nicht, er will nicht lügen, er glaubt ungebrochen an das »Dritte Reich«. Herbert besorgt sich weitgehend gleichlautende Bescheinigungen, die ihn als Nazi-Gegner, Judenschützer und Karaimenretter[424] ausweisen. Dazu hat Herbert Bernsdorff über lettische Bekannte

Menschen in Displaced-Persons-Lagern ausfindig gemacht, die diese Bescheinigungen schreiben, so den Konservenfachmann Semjon Sultan aus Wangen im Allgäu, der bestätigt, dass *Herr Dr. Bernsdorff* während der deutschen Besetzung uns *Karaimen – ich bin selbst Karaime – sehr viel geholfen hat, und dass er in der Rassenfrage seinen Einfluss zu unseren Gunsten geltend machte*[425] oder der Kaufmann Michael Maikapar aus Lübeck, der bescheinigt, dass Bernsdorff *vielen das Leben gerettet* habe und *auch sonst vielfach geholfen.*[426]

Selbst der berühmte deutschbaltische Schriftsteller Werner Bergengruen stellt seinem Cousin Herbert Bernsdorff ein erstaunlich enthusiastisches Zeugnis aus: *Es ist mir bekannt, dass Dr. Bernsdorff während des Krieges mit persönlicher Gefahr eine ganze Anzahl von Juden, darunter einige jüdische Ärzte in Riga, vor dem Tod bewahrt hat. Nach meiner genauen Kenntnis seines Charakters und seiner humanen Gesinnung hätte ich auch nie ein anderes Verhalten von ihm erwartet.*[427]

Falls jemand die Kinder fragt: Sie lernen auswendig, was sie sagen müssen.

Ab 1948 darf Herbert Bernsdorff wieder als Arzt arbeiten. Zuerst fährt er mit dem Fahrrad nach Buer, wo er den Hausarzt Dr. Weithöner in dessen Praxis am Kirchplatz vertritt, einem charmanten gepflasterten Platz, in der Mitte die Backsteinkirche, von niedrigen alten Häusern umringt. Bald übernimmt er die Praxis, kauft sich ein Motorrad, auf dem er, in seinen braunen Ledermantel gehüllt, Hausbesuche macht. Im Jahr 1950 kauft er sich das erste Auto, einen gebrauchten DKW-Zweisitzer mit elegant geschwungenen Kotflügeln, lustigen Glubschaugen-Scheinwerfern und Holzkarosserie mit durchgefaultem Boden, wo der Matsch durchspritzt. Auf den ausklappbaren Notsitz passen drei Kinder drauf, die zwar bei Regen nass werden, aber trotzdem jubeln: *Jetzt sind wir endlich keine Flüchtlinge mehr.*

Bernsdorff schläft immer öfter in der Praxis oder macht Hausbesuche bei Patientinnen.

Exkurs

Überleben

Mag Percy Gurwitz als junger Mann am Strand gesessen haben, im pulvrig weißen Ostseesand, den Kopf über ein Buch gebeugt, eine schwarze Haarlocke über einem Auge hängend. Vielleicht hat er seinen Schulfreunden Gedichte vorgelesen. Bergengruen, Rilke, Tucholsky, was gerade en vogue war bei den Studenten Rigas. Oder selbst geschriebene Poesie. Vorgelesen einem *brünetten* Mädchen etwa, einem kleinen Jungen mit *schräggelegtem Kopf,* einem groß gewachsenen Jungen mit schwarzen Augen und dunkelbraunem Haar, *das über der Stirn rechts vom Scheitel eine geschwungene Locke bildete.*[428]

Ein solches Freundes-Trio, mit Namen Karin, Oskar und Jack, erdenkt Gurwitz für den Roman, den er über die Vorkriegszeit und das »Dritte Reich« in Riga schreibt. Wobei die Romanfigur Jack ihrem Autor bis auf die Haarlocke genau gleicht. Jahrzehnte nach dem Krieg, Gurwitz ist Anfang 60, verfasst er diesen Schlüsselroman. Manche Passagen lassen sich autobiographisch lesen. Sie wirken wie die Erinnerungen eines zutiefst gespaltenen Menschen, der unbedingt an das Gute glauben möchte – aber schreckliche Erfahrungen scheinen in kurzen, schwarzen Momenten auf. Auch Herbert Bernsdorff agiert als Protagonist dieser Erzählung – unter dem nur leicht veränderten Namen Holger Bernsdorf.

Die drei Hauptfiguren lernen sich zur Schulzeit kennen und beginnen gemeinsam das Studium. Karin Reimers, ein Mädchen mit *kastanienbraunen Locken,* Tochter eines deutschbaltischen Chefarztes, und die beiden Jungen Oskar Wachroth, der *uneheliche Sohn einer Wäscherin,* und sein Mitschüler Jakob Kahn,[429] genannt Jack, aus wohlhabendem jüdischem Hause. Beide Jungen sind natürlich in das Mädchen verliebt. Jack ist nicht nur fleißig, er lernt *mit Genuss,* wird *ein leidenschaftlicher Sammler von Balladen,* lernt sie auswendig und sagt sie auf, wenn die anderen das wünschen.

Jacks Vater fördert die Leidenschaft seines Sohnes und kauft ihm *nach und nach sämtliche Klassikerausgaben.* Mit dem, was kommen wird, rechnen weder Jacks Eltern, die *die politische Entwicklung in Deutschland für eine betrübliche, aber vorübergehende Umnachtung eines großen Volkes*[430] halten, noch Jack selbst, der am 30. Juni 1941 noch eine *letzte tragikomische Nachtwache* in der Universität hält, bis er um vier Uhr früh, auf dem Heimweg, *strammen Marschtritt und fröhlichen Gesang* hört, *noch dazu in der Muttersprache.*[431] Die Nationalsozialisten sind da.

Und Jack muss ins Ghetto. *An die stete Todesangst* hat er sich bald gewöhnt. Seiner *Wohnstätte* gibt er *einen Anflug von Häuslichkeit, was mit Hilfe von Gardinen, gehäkelten Deckchen, Lampenschirmen und Fotos von nicht mehr existenten Familien auch gelang.*[432] Jack versteckt einen Freund, der beim Ghetto-Aufstand dabei war, wird entdeckt, und landet dafür in der Todeszelle. Seine Geliebte Karin erfährt davon.

In ihrer Verzweiflung wendet sie sich an den Einzigen, dem sie zutraut, Jack retten zu können. *Es ging ja darum, Jack aus dem Todesbunker herauszuholen. Dazu musste man ein großes Tier sein, und das war doch nur einer: Dr. Holger Bernsdorf, Landesverwaltungsdirigent und mein Taufpate.*[433] Karin ruft diesen fiktiven *Doktor Bernsdorf* an, besucht ihn, bittet ihn, Jack vor der Hinrichtung zu bewahren. Bernsdorf verständigt seinen *Kameraden, Standartenführer Dr. Krebsbach*,[434] setzt sich für Jack ein, aber erfolglos. Mit einem Trick kommt Jack dennoch frei, überlebt, und heiratet Jahre nach dem Krieg seine Karin.

Der Ich-Erzähler des Romans, der ebenso wie der Autor Percy Gurwitz das Schicksal der Romanfigur Jack als Ghetto-Insasse teilt, weiß eine ganze Menge über diesen Roman-Bernsdorf. Dinge, die eigentlich nur der reale Gurwitz über den realen Bernsdorff wissen kann: Dass *ihm im Juli 1944 gemeldet wurde, dass aus einem ihm unterstellten Institut die dort kasernierten Juden entflohen wären.* Dass Bernsdorff *das gesamte Gesundheitswesen der drei besetzten Republiken unter sich gehabt und alle Schweinereien geduldet* habe. Dass Bernsdorff in Kontakt war mit Krebsbach, dem Lagerarzt des KZ Kaiserwald. *»Halt«, rief er plötzlich, »jetzt haben wir's«. »Wir rufen gleich mal Doktor Krebsbach an, der ist zwar Doktor des Antisemitismus, aber sonst ein umgänglicher Mann. Ich kenne ihn recht gut von den Empfängen beim Reichskommissar und von den engeren Beratungen«.*[435]

Ja, Percy Gurwitz scheint sogar die Verteidigungsstrategie Bernsdorffs in der Nachkriegszeit zu kennen. Als habe er die

Bescheinigungen gelesen, die Bernsdorff 1946 dem Entnazifizierungs-Ausschuss einreicht, um seine Unschuld zu beweisen. Gurwitz legt dem Roman-Bernsdorf folgenden Satz in den Mund: *Hab selber den alten Doktor Idelsohn zwei Tage vor der Aktion aus dem Ghetto geschleust, er hatte nämlich ein schwedisches Einreisevisum, jetzt ist er dort.*[436]

Gurwitz bezieht sich damit auf das Schicksal des berühmten Nervenarztes Hermann Idelsohn.[437]

In den nahezu gleichlautenden Bescheinigungen und Briefen, die verschiedene Menschen für Bernsdorff in den Jahren 1946 und 1947 schreiben, heißt es: *Bei dieser Gelegenheit erzählte mir Dr. med. Idelson, einer der führenden jüdischen Ärzte, dass er nur dank Dr. Bernsdorff aus dem Ghetto herausgekommen ist.*[438] In einer anderen: *So hat er* (Bernsdorff, *Anm. d. A.) die Flucht von Juden nach Schweden vorbereitet.* [439] Sowie: ... *ich weiß aber nach Aussage meiner Verwandten ... dass er den jüdischen Nerven-Spezialisten Dr. Idelson aus dem Rigaer Ghetto rettete.* [440] Und: *Ihnen haben eine Reihe jüdischer Ärzte in Riga, wie Dr. Idelson ... die Errettung Ihres Lebens zu verdanken.*[441]

Doch Hermann Idelsohn überlebt nicht. Er flieht auch nicht nach Schweden. Die Realität sieht anders aus: er wird kurz vor dem Einmarsch der Russen nach Riga, am 1. Oktober 1944, *aus dem Centralgefängnis entführt,* mit dem Schiff nach Danzig gebracht, trifft am 6. Oktober im KZ Stutthof ein und stirbt am 1. November an *Altersschwäche*[442] – eine der vielen verschleiernden Bezeichnungen zur Art des Todes in den Konzentrationslagern. Im Rigaer Ghetto war er nie.[443]

Gurwitz lässt seine Protagonistin Karin im Roman über Bernsdorff sagen: *Der Einzige aber, der wirklich etwas getan hat, war mein Taufpate Dr. Bernsdorf … wir wollen auf Onkel Bernsdorfs Wohl anstoßen.*[444]

Warum tut er das? Warum beschreibt Gurwitz meinen Großvater, der für sein Leiden in Kleistenhof mit verantwortlich war, als netten Onkel?

Percy Gurwitz wächst in einer *deutschen Kinderstube* auf mit einem *deutschen Kinderfräulein.* Dass seine Eltern ihn deutsch erziehen lassen ist eine *Selbstverständlichkeit für die jüdische Intelligenz Rigas.* Er ist wissbegierig und schlau, so dass er schon mit *neun Jahren zu einer wandelnden Enzyklopädie deutscher Kinderbücher und Juxpoesie wird.* Er besucht das klassische Gymnasium Riga, die Deutsche Schule. Die deutsche Kultur prägt ihn so stark, dass er nur sie als *seine eigene empfinden kann.* Unter deutscher Kultur versteht er die *linksliberale humanistische Szene dieser Republik, die wir uns zum Tummel- und Übungsplatz unseres Intellekts ausersehen hatten.*[445] Ein Widerspruch prägt seine Jugend: *Vielen jüdischen Schülern jedoch war es mit ihrem Deutschtum blutig ernst. Begierig sogen sie es in sich auf, freuten sich an der Schönheit der deutschen Literatur, gewöhnten sich daran, Deutschland als ihre geistige Heimat anzusehen, in der sie nun Wurzeln schlugen. Und weder sie noch ihre Eltern merkten, dass sie die falsche Fährte genommen hatten und dass hier als einmali-*

ges Kuriosum eine Deutschengattung zustande gekommen war, von der die Deutschen nichts wissen wollten und vor der sie sich hermetisch abschlossen. [446]

Deutsch wird für Percy Gurwitz immer die *Sprache des Heimwehs nach der Jugendzeit* bleiben, trotz Haft und Ermordung seiner Familie können die Nationalsozialisten ihm sein *Deutschtum nicht rauben.*[447] Deutsch ist seine Muttersprache, von seiner Kindheit an, in der ihm das Kindermädchen[448] Gedichte ans Herz legt, über die Romane, Geschichten und historischen Aufsätze,[449] die er später schreibt, bis zu seiner Professur für die Pädagogik der deutschen Sprache in der russischen Stadt Wladimir. Gurwitz' Texte, die lange nach dem Krieg entstehen, klingen wie eine hymnische Liebeserklärung an alles Deutsche und die Deutschen. Wie eine Liebeserklärung an eine Geliebte, die einen einmaligen Fehltritt getan hat, den man erklären und entschuldigen kann, ja, als habe sie mit dem Fehltritt nichts zu tun.

Warum schildert er nicht nur *Onkel Bernsdorf* wider besseres Wissen als Inbegriff der Hilfsbereitschaft, sondern auch andere Nationalsozialisten, die mutmaßlich in Verbrechen verwickelt waren wie *Fritz Steiniger,*[450] *Desinfektor Karl Losse,*[451] *Desinfektor Buchholz,*[452] Leiter der *Desinfektionsanstalt Lutzener Straße?*

Percy Gurwitz ist 22 Jahre alt, als die Deutschen im Sommer 1941 in Riga einmarschieren. Ein auffallend hübscher, großer schlanker junger Mann,[453] gerade hat er ein Studium der klassischen Philologie abgeschlossen, gerade geheiratet. Im Herbst zieht er zwangsweise ins Rigaer Ghetto. Percy Gurwitz lebt jetzt mit seinen Eltern Betty und Boris, seiner Ehefrau Sonja und seinem vierzehnjährigen Bruder Alexander auf engstem Raum. Im frühen Morgengrauen des 8. Dezember beginnt die Fortsetzung des Mords an den Rigaer Juden. *Meine letzte Nacht mit meiner jungen Frau* sagt der Ich-Erzähler im Roman, *am nächsten Morgen sollte sie abgeholt werden mit allen anderen für immer und alle Ewigkeit, weggerissen von mir und aus dieser Welt, und da war nichts zu machen, rein gar nichts. Wenn irgendwer wusste, wie so eine letzte verzweifelte Umarmung schmeckt in einem unaufhaltsam herankriechenden verfluchten Morgen …*[454]

Gurwitz' Bruder Alexander entkommt zunächst der Mordaktion, weil er im letzten Moment als arbeitsfähig eingestuft wird. Am nächsten Tag aber hat er Fieber, Percy Gurwitz, der an *seinem Brüderchen Vaterstelle vertritt,*[455] geht ohne ihn zur Arbeit, lässt den Bruder im Ghetto zurück. Die SS erschießt alle, die sie dort noch findet. Gurwitz' gesamte Familie lebt jetzt nicht mehr.

Der 13-jährige Mikhail Peyros, den sein Vater Semyon trotz Krankheit zur Arbeit mitgenommen hatte, überlebt. Percy Gurwitz wird sich später für den Jungen verantwortlich fühlen.[456] Er hilft Vater und Sohn.[457]

Als junger, arbeitsfähiger Mann gilt Gurwitz den Nationalsozialisten als nützlich und entgeht der Vernichtung. Erst ist er Zwangsarbeiter bei der Reichsbahn, am 3. Januar 1943[458] wird er nach Kleistenhof gebracht, Semyon und Mikhail Peyros sechs Wochen später.[459] Das Institut für medizinische Zoologie hatte *drei Juden angefordert* als *ausgewählte Blutspender für die Läusefütterung* in dem Läuselabor.[460]

In einer ausweglosen Situation sichern seine Fähigkeiten Percy Gurwitz das Überleben: Mit seinen Kenntnissen von Lettisch, Jiddisch, Hebräisch, Latein, Russisch, Schwedisch, Englisch und seinem guten Deutsch, einem phänomenalen Gedächtnis und seinem kommunikativen Wesen[461] fallen dem Häftling Percy Gurwitz viele Aufgaben zu, denn die Reichsdeutschen, die im Institut arbeiten, beherrschen die meisten dieser Sprachen nicht.

Er macht Botengänge zwischen den beiden benachbarten Instituten, wenn im Labor etwas fehlt[462], kümmert sich um die zentrale Aufgabe, die Temperatur in den Läusekäfigen, die mit Thermostaten ausgestattet sind, konstant zu halten.[463] Schwankt die Temperatur und die empfindlichen Läuse sterben, wird Gurwitz bestraft.[464] Er ist verantwortlich für das Labor.[465] Er übersetzt Steinigers Vorlesungen für die Desinfektoren-Lehrgänge ins Lettische, beobachtet verschiedene Insektenarten unter dem Mikroskop,[466] zeichnet *Illustrationen zu Dr. Steinigers Buch Die Entlausung und sonstige Entwesung,* ein Lehrbuch für Schädlingsbekämpfer.[467]

Gurwitz entwirft eine niedliche, grinsende Waldmaus mit langen Barthaaren, er skizziert finster blickende, plumpe Ratten, und immer wieder Ungeziefer, das aussieht wie

Krieger in martialischen Rüstungen, Läuse, Wanzen, Schaben in hartem Schwarz-Weiß. Der Kleiderlaus schraffiert er ihre Körperformen so sorgfältig, dass sie fast dreidimensional aus dem Buch herauskrabbelt, mit ihren gefährlich wirkenden Haken am Ende der Beine, Haaren wie Stacheln, unheimlichen Augen. Durch die exakt ausgearbeiteten Details sind die verschiedenen Läusearten voneinander unterscheidbar. Gurwitz zeichnet das Schema eines Insektenrüssels, der sich durch die Hautoberfläche bohrt, damit verständlich wird, wie eine Laus durch einen Kanal Blut einsaugt – die Pfeile zeigen Richtung Speiseröhre – und durch den anderen Kanal Gift aus ihren Speicheldrüsen in den Wirt hineinspritzt, um die Blutgerinnung zu hemmen. Er bildet Gegenstände aus dem Alltag der angehenden Desinfektoren ab: Einen Läusekäfig, *der mit der Unterseite auf die Haut des Unterschenkels und Unterarms aufgeschnallt* werden kann, ein *Mundstückgerät zum Schutz gegen giftige Gase* mit *Filtereinsatz*, *Nasenklemme* und *Trageband* sowie eine *Entlausungshaube aus starkem Packpapier* zum Einsatz gegen Kopflausbefall.[468]

Im Juni 1944 schmieden die Kleistenhofer Häftlinge Fluchtpläne. Sie wissen, dass die Rote Armee näher rückt und die SS bei ihrem Abzug Juden liquidiert, um keine Zeugen zu hinterlassen. Aber sie wollen Kleistenhof nicht ohne Dank verlassen. So berichtet es zumindest der Ich-Erzähler in Gurwitz Roman *Tugenden.* Sie wollen sich ihrem Chef gegenüber erkenntlich zeigen, sie möchten Fritz Steiniger etwas für seine Zukunft mitgeben: *Am 21. Juni habe ich … gegen acht Uhr abends meine Kameraden zusammengerufen.*

Einstimmig wurde beschlossen, den übriggebliebenen Teil des Abends zu verwenden, um ein Dokument in drei Sprachen, Deutsch, Russisch und Englisch, aufzusetzen, gerichtet an ›sämtliche Behörden eines neuen demokratischen Deutschlands‹, ›to all Military and Civil Authorities of the Allied Forces‹ und an alle militärischen und zivilen Sowjetbehörden, in dem die nazifeindliche Gesinnung Dr. Fritz Steinigers und seine Verdienste den Karaimen und den jüdischen Häftlingen gegenüber von uns eidesstattlich bezeugt werden. Um 23 Uhr war dieses dreisprachige politische Leumundszeugnis ins Reine geschrieben, von uns sechs unterzeichnet, und ich beschloss, es ungeachtet der späten Stunde noch am selben Abend Dr. Steiniger zu überbringen …

Der Chef, der zum Glück noch nicht schlafengegangen war, las den deutschen und den englischen Text aufmerksam durch und sagte dann: … »Dieses Schriftstück kann für mich – bei einem Neuanfang, und der steht mir wie den meisten Deutschen ja bevor, im besten Falle natürlich, von größtem Nutzen sein …«

Hier hielt der Chef inne, vertiefte sich wieder in das Dokument und sagte dann – es klang ein wenig verlegen: – »Eidesstattlich, steht hier … So ist das nun … ein Notar … oder der Amtsstempel des Reichskommissars lässt sich wohl kaum …« und er lachte kurz auf …

Ich muss gestehen, dieser plötzliche Zweifel an der Wirksamkeit des Dokuments schien mir … wie sag ichs wohl am besten, kurzum er schien mir irgendwie zu berechnend und passte nicht zu meiner bisherigen Vorstellung von Dr. Steiniger. Doch im selben Augenblick kam mir, nein, nicht das, was er für uns getan hat kam mir in den Sinn, – die 11 000 Karaimen stellen sich ein, 11 000 auf einen Schlag, und zugleich die Idee, wie das

Fehlen von Amtsstempel und Notar wettzumachen war …
»Wenn Sie nichts dagegen haben, Herr Doktor Steiniger, dann schreibe ich rasch die Übersetzung ins Jiddische hinzu, in hebräischen Schriftzeichen, so wie sichs gehört, und am Ende noch ein paar Worte darüber, dass wir Kleistenhöfer Juden keinen anderen Weg sehen, unser Zeugnis authentisch zu machen …«
Solches ist dann auch erfolgt.[469]

Die Häftlinge fliehen aus Kleistenhof. Im Oktober 1944 zieht die Rote Armee in Riga ein. Eine sowjetische Kommission sammelt Zeugenaussagen und Dokumente über die Kriegsverbrechen der Nationalsozialisten.[470] Schon im November berichten Percy Gurwitz, Rudolph Michelson und Semyon Peyros der Kommission von ihrem Leben und Überleben in den Instituten in Kleistenhof. Ihre Aussagen werden zum *Fall Nr. 13* zusammengefasst und die Namen, die sie nennen, zu einer Liste mutmaßlicher Täter, in der auch Bernsdorff vorkommt, Dr. Herbert Bernsdorff, Nr. 29.[471]

Percy Gurwitz erzählt den neuen Machthabern als *Zeuge und Leidtragender*[472] von den Verbrechen der Deutschen. Und die Liebeserklärung an alles Deutsche bekommt hässliche Flecken. Als sei sie ein Gespenst der Vergangenheit, das seinen Liebhaber Zeit seines Lebens fest im Griff haben wird.

Mit seinen detaillierten Kenntnissen verfasst Gurwitz für die Kommission eine Aufstellung von Steinigers Aktivitäten als *Referent in Rassentheorie-Fragen.* So habe es zu Steinigers Aufgaben gehört, die *Rassenangehörigkeit von Personen* zu bestimmen, die *der jüdischen Abstammung verdächtig* waren.[473] Gurwitz schreibt eine sehr präzise, umfassende Liste zu allen Aufgaben des Instituts für medizinische Zoologie.[474] Seine Aussagen aus dem Jahr 1944 lassen sich heute zum größten Teil anhand der Korrespondenz deutscher Behörden der NS-Zeit als richtig nachvollziehen.

Unter anderem schildert Gurwitz die Ansteckung bisher gesunder Läuse mit Fleckfieber-Erregern: wie Rickettsien mittels in den winzigen Anus eingeführter Mikropipetten *durch Injektion in das Läuseinnere* gelangen. Für die Kommission zeichnet er diesen Vorgang[475] und schreibt: *Die Juden wurden zur* Fütterung der Läuse *gezwungen.*[476] *Für die Vermehrung der Läuse brachte man ins Institut für deren Fütterung fünf Juden, welche speziell für diesen Zweck vom Obersturmführer Krause aus dem Rigaer Ghetto herbestellt wurden. Diese Juden mussten drei Mal täglich 15 000 Läuse (die mit dem Flecktyphus angesteckten und nicht angesteckten) füttern.*[477]

Nach dem Krieg kehrt Gurwitz an die Universität zurück, wo er Geschichte der Antike unterrichtet,[478] promoviert, Dozent am Lehrerinstitut in Wenden wird. Er kümmert sich um Studenten, ist herzlich, an jedem Menschen interessiert, *ein großer Damenfreund, der immer Geld nötig hat,*[479] heiratet Valentina Löwenstein, die ihn später eine *widersprüchliche Figur* nennen wird.[480] Gurwitz stürzt sich in das *flotte Leben*[481] der Nachkriegszeit.

Ende 1950 wird Percy Gurwitz festgenommen. Er sitzt für fast zwei Jahre im lettischen Staatssicherheits-Gefängnis, wird verhört als Beschuldigter: wegen seiner Tätigkeit im Institut für medizinische Zoologie und wegen seiner Tätigkeit für die Sowjets nach dem Krieg – weil er seinen Agentenauftrag ausgeplaudert haben soll.[482]

Stalins paranoide Angst vor Verschwörungen, seine erneute mörderische *Säuberungswelle* trifft diesmal vor allem Juden.

Unter den Haftbedingungen der überhitzten Gefängniszelle, der endlosen Verhöre und wahrscheinlich auch Folter, sagt Percy Gurwitz über frühere Freunde, Bekannte und Mithäftlinge aus. Semyon Peyros und David Dolgizer, und andere, deren Namen er nennt, werden verhört, Dolgizer verurteilt.[483] Gurwitz entgeht der Todeszelle im Keller des berüchtigten Jugendstil-Eckhauses.[484] Aber die Staatssicherheit der lettischen Sowjetrepublik beschließt, ihn aus dem Gefängnis in Riga in das Staatssicherheits-Gefängnis in Moskau zu überstellen.[485] Dieses Gefängnis für politische Gefangene, auch Lubjanka genannt, ist bekannt für Folter und Mord. Hier schreibt Gurwitz am 27. Dezember 1952 neue Details zu seiner Haftzeit in Kleistenhof auf – die er wenige Monate später wieder dementiert. Sein als *eigenhändige Bekanntmachung* tituliertes Papier ist mit Vorsicht zu lesen, denn unklar bleibt, ob in diesem wahrscheinlich ihm abgepressten Schriftstück auch nur ein Körnchen Wahrheit ist. Ob er sagt, was von ihm erwartet wird, um am Leben zu bleiben, obwohl nichts davon stimmt. Oder ob manche Details seiner Aussage den historischen Geschehnissen entsprechen – da es die entsetzliche Praxis der Nationalsozialisten war, aus Menschen durch Todesangst oder Versprechen Geheimnisse herauszubekommen.[486]

In seiner *Bekanntmachung* beschreibt Gurwitz, wie Fritz Steiniger die Todesangst seines Häftlings gezielt nutzt, um an Informationen zu gelangen. Steiniger ist nicht nur Institutsleiter, sondern auch Rassereferent beim Reichskommissar. Er braucht Kenntnisse über Häftlinge und Mitarbeiter, aber auch über Juden in Riga und in den Lagern. Nur wenn Gurwitz diese liefert, dürfen er und seine Mithäftlinge in Kleistenhof bleiben. Nur dann müssen sie nicht ins Konzentrationslager, wo Vernichtungsaktionen Alltag sind. Gurwitz soll über *Beziehungen zu Ariern berichten*, über die *jüdische Abstammung in Zweifelsfällen.* Gurwitz erzählt Steiniger über den Kommandanten des Lagers Spilve, der daraufhin verhaftet wird. Gurwitz ist auch als Steinigers Bote tätig. Er sucht in dessen Auftrag die Ehefrau des Deutschbalten Sturlo im Ghetto auf, um ihr auszurichten, sie solle behaupten, nicht jüdisch zu sein.[487]

Am 14. April 1953, kurz nach Stalins Tod und dem Ende der Verfolgungen, nimmt Gurwitz seine Aussage vom Dezember 1952 zurück. Er habe in Kleistenhof nur im Labor gearbeitet und Räume geputzt. [488]

Percy Gurwitz überlebt als junger Mann zwei Terror-Regime.

Viele Fragen bleiben offen.

In den sechziger Jahren korrespondiert Gurwitz mit seinem ehemaligen Bewacher Karl Losse und seinem ehemaligen Chef Fritz Steiniger.[489] Warum nehmen sie mit ihm Kontakt auf? Hat er wirklich Steiniger ein gutes Zeugnis ausgestellt oder ist die Passage aus seinem Roman reine Fiktion? Wie gut kennt er Herbert Bernsdorff? Wechselt er mit meinem Großvater nach dem Krieg Briefe? Woher weiß er vom Inhalt von Bernsdorffs Bescheinigungen? Bleibt er in das System seiner Peiniger verstrickt? Wenn ja, warum?

Wie viel Nähe zu den Mächtigen in Kleistenhof muss Gurwitz zulassen oder sogar suchen, weil er keine Wahl hat, weil es keinen anderen Ausweg gibt in seiner ausweglosen Situation außer dem Tod? Merken und schätzen die Nationalsozialisten seine geistige Überlegenheit? Wie sehr hat seine gleichzeitige existentielle Abhängigkeit und *stete Todesangst* seine Persönlichkeit geprägt und verändert? Gurwitz erscheint in seinen Schriften und Aussagen als vieldeutiger Mensch, der Mitgefühl und Mutmaßungen herausfordert.

Anders als Herbert Bernsdorff, der seine Machtposition freiwillig erstrebt hat und mit Härte nutzt.

Als alter Mann sitzt Percy Gurwitz am Schreibtisch und bringt grausame Bilder zu Papier. Als müsse er die Höllenhunde aus seinem Kopf herausjagen auf die literarische Bühne, um sie loszuwerden. Er schreibt furchtbar komische Szenen aus einer wahnwitzigen Welt. Nebenfiguren irrlichtern immer wieder durch seine Texte wie der Unterhaltungs-Schriftsteller Heinz Proskauer, *ein sehr schmächtiges*

Männchen von etwa 45 Jahren, der im KZ Spilve am Strang stirbt[490], der Wiener Arzt Erwin Seidemann, der in Kleistenhof *seine Handuhr zurückfordert*[491], aber eigentlich ein verkleideter Rigenser Jude ist und jetzt *Rattenkäfige herumträgt*[492] und die deutsche Krankenschwester Hildegard Lehmann, die sich gerne Läuse aus dem Ausschnitt fischen lässt[493] sowie der lettische Jude Jakob Mogilnikov, der sich auf der Flucht vor den Deutschen auf einer Jauchegrube versteckt und *wohl jetzt noch dort auf der Plattform* haust.[494]

Bösewichte tauchen auf, wie der filmtaugliche Parade-Nazi Konrad Abshagen, groß, schlank, blond, blauäugig, brutal,[495] und der verkniffene Knittel,[496] werden aber ihrer gerechten Strafe zugeführt und müssen die Bühne verlassen, damit die Lichtgestalten umso heller strahlen können: Der gütige Onkel Bernsdorf[497] und, im Zentrum, Fritz Steiniger, Menschenfreund und Menschenretter,[498] flankiert von ein paar beherzten deutschen Desinfektoren.[499]

In seinen Romanen und historischen Aufsätzen lässt Percy Gurwitz diese Figuren agieren, schreibt, sie hätten in Lettland wirklich gelebt und legt ihnen wahre Begebenheiten und komplett erdichtete Märchen in den Mund, Fakten und Fiktion. Er legt falsche Fährten und gibt versteckte Hinweise, als habe er aus all seinem Leid einen Spaß machen wollen.

Die Rollen sind klar verteilt.

Da sind die Mächte der Finsternis, eher harmlose, komische Teufel: Der Desinfektor Johannes Knittel, Bewacher und Begleiter der Kleistenhofer Juden, über 50, hatte ein *Runzelgesicht wie ein gebackener Apfel, zusammengekniffene Lippen und Schlitzaugen, glaubte weder an Gott, noch an den Teufel oder die Nazis.*[500] Knittel ist ein *gewöhnlicher Hühnerdieb* und klaut auch Seidemanns Uhr, unterstützt durch den Übeltäter Konrad Abshagen, der als Stellvertreter des Institutschefs dessen Abwesenheit immer zu Gemeinheiten nutzt, wenn Steiniger nichtsahnend im fernen Greifswald Vorlesungen an der Uni hält.[501] So *steigt Abshagen auch Schwester Hildegard nach*, und *als da nichts zustande kommt*, versucht er *zusammen mit Herrn Knittel die Schwester der Fahrlässigkeit und dann sogar der Sabotage an Versuchsläusen bei Testproben zu überführen.*[502] Ein hübscher Teufel *mit hoher Stirn unter einer blonden schöngescheitelten Frisur,* aber Choleriker: Er brüllt *verfluchter Jude* und verhängt Schikanen wie *Staubwischproben und sonstige Schmutzkontrollen in Winkeln, unter Schränken und Kleintierkäfigen.*[503] Dieser Tyrann im Taschenformat hat aber auch seine netten Seiten, denn er *unternimmt nichts gegen unser freies Herumstreifen*[504] *in der Gegend und unsere Tauschgeschäfte in den umliegenden Bauernhöfen vor seinen Augen ...*

Zum trio infernale, das den Juden zusetzt, gehört auch noch einer der Ihrigen: *Der herrschaftliche Koch* und *Judenälteste* oder *Oberjude* Rudi Michelson, der den Ich-Erzähler bei Abshagen verpfeift, weil der sich *vor dem Kartoffelschälen gedrückt* habe.[505]

Die Damen dann fürs Himmlische: ein gutes Herz, Mitleid, einen Hauch Erotik, Mut und Tapferkeit. Sie halten Hand, pflegen Erkrankte, schimpfen *offen auf die Parteibonzen* oder schnallen sich selbst *einen von den vier Käfigen um den Oberarm* wie Helke Fritsch, die *knapp Zwanzigjährige mit großen intelligenten tiefbraunen Augen*, die *auch weiter mit offensichtlichem Vergnügen beim Füttern mitmacht.*[506]

Über allem schwebt messianisch Fritz Steiniger, *sein Gesicht ein einziges großes Strahlen*, weil er *ganz allein, einzig er allein und sonst niemand*, ohne Hilfe, den Volksstamm der Karaimen vor dem Tod gerettet hat. *Er hatte es mit der ganzen Vernichtungsmaschine aufgenommen.*[507] Ein ritterlicher Mann, der auf die *Freitreppe* von *Schloss Kleistenhof*, wie das Gutshaus von den Häftlingen auch genannt wird, hinaus tritt, hochgewachsen, *nach deutscher Art kerzengerade* und mit einer *Art des Umgangs, die vermuten ließ, dass er es gewohnt war, mit Hoch und Niedrig auf die gleiche höfliche Weise zu verkehren.*[508]

Er lügt sogar für die Kleistenhöfer Juden, weil er für die *Genehmigung der Sonderkasernierung* bei der SS schreibt, *das Institut benötige Juden zwecks Fütterung von infizierten Versuchsläusen, aus denen Fleckfieberserum hergestellt werden solle, wozu nur Juden herangezogen werden dürften.* Nichts davon trifft zu: Die Juden arbeiten dort als *Hausdiener, Köche und Gärtner*,[509] Steiniger sichert ihnen ein *sanatoriumsähnliches Dasein*,[510] denn sie dürfen in *unbewachten Unterkünften* wohnen und *freunden sich mit den Bauern der umliegenden Gehöfte an, wo auch die DRK-Deutschen zu allen Familienfestlichkeiten gern gesehene Gäste* sind.[511]

Ihm zur Seite steht *Onkel Bernsdorf,* der ritterlich die glücklose Schwester Hildegard gegen den *Schweinehund* Abshagen verteidigt, indem er erklärt, es fehle noch, *dass man einem Christenmenschen einer Handvoll Läuse wegen den Prozess* mache![512]

Einige kleine Lichter unterstützen diese beiden Herren tatkräftig in untergeordneten Rollen, wie Glühwürmchen winzig, aber zahlreich und immer da, wenn sie gebraucht werden: Die Desinfektoren, ein wenig einfältige, aber lustige Männer mit dem Herzen auf dem rechten Fleck und immer zur rechten Zeit am rechten Ort. Sie singen gern schlichtes Liedgut, wie Desinfektor Sauer *mit hoher brüchiger Stimme: Ertön, mein Lied, zu Ehr den Herrn Baronen*[513] oder Desinfektor Bauer, der morgens, wenn er sich die Schaftstiefel anzieht, immer das Gleiche singt: *Das sind die Arbeitsmänner, das Proletariat.*[514] Manchmal sind sie gut für tragikomische Gesten, wie Desinfektor Mohr, der einen toten russischen Kriegsgefangenen *mit der Hand am Offizierskäppi* salutiert[515] oder sich an die Stirn tippt und öffentlich lauthals ruft *bei Ihnen piepts wohl, der Krieg ist verloren.*[516] Desinfektor Knittel kommandiert die Häftlinge *munter* entgegen den Judenbestimmungen: *Ruff auf den Bürgersteig, ihr seid doch keine Pferde und ich bin kein Fuhrmann,*[517] und Desinfektor Schäler läuft ins Polizeirevier, wenn einer *hopsgenommen* wurde und erhält *den Kleistenhöfer Juden heil und ganz ausgeliefert.*[518] Mit *schallendem Gezeter* fischt Desinfektor Losse den Häftling Dolgizer, der nur beim Zahnarzt war, aus dem *Häufchen Todeskandidaten* am Tor des Kleinen Ghettos.[519]

Percy Gurwitz stirbt im Jahr 2011 über neunzigjährig in der russischen Stadt Wladimir. Er wird hoch geehrt und geliebt als Universalgelehrter, als Unterhalter, der immer interessant, immer aufregend ist, immer mit einem Spaß auf der Zunge und dem Schalk im Nacken, mit einem endlosen Schatz an Witzen und Anekdoten und literarischen Zitaten aus den goldenen Zwanzigern. Ein Kavalier alter Schule, der keiner Frau den Handkuss versagt. Aber auch ein genialer Aufschneider, der sensationelle Selbstverherrlichungsgeschichten erzählt und blendende Vorträge und Vorlesungen hält. Ein Mensch, der immer für andere da ist mit Herzensgüte, Verständnisbereitschaft und feinfühliger Aufmerksamkeit. Er bekommt in Erlangen die Willy-Brandt-Medaille verliehen und im Jahr 2006 die deutsche Staatsbürgerschaft, was sein *Herzenswunsch* gewesen war.[520]

Epilog

2020

Archiv

Zwischen zwei fast leeren Pappdeckeln ist Raum für Vorstellungskraft. Nur ein einziger Zettel liegt darin. Ein Hinweis zu der gesuchten Karte. Die Karte ist verschwunden. Die Karte, die den Schlüssel enthielte zu etwas Wertvollem: den Schlüssel zur Lücke, zum Geheimnis, zum Schweigen.[521]

Man muss sie nur suchen.

Der Schlüssel zur Wirklichkeit liegt in der Fiktion.

In Percy Gurwitz' Roman:
Schon am Montag, dem ersten Tag nach meiner Rückkehr, hat mir der Chef aufgetragen, eine Karte des Ostlands zu zeichnen mit allen Entlausungsanstalten (EA) drauf. Bei der Ausführung dieses für den weiteren Kriegsverlauf wohl entscheidenden kartographischen Opus habe ich mich mehrfach verhauen, d.h. die EAs – Miniaturzeichnungen eines Häuschens mit hohem Schornstein, in solche Ortschaften verlegt, wo den Läusen bis heute noch niemand nach dem Leben trachtet…

Man konnte Dr. Steiniger ansehen, wie wild es in ihm kochte, und dann setzte er auch – im Umgang mit mir wohl zum ersten Mal – zu einem regelrechten Gezeter an. Doch mehr als ein »Das Verzeichnis existiert wohl nicht für

Sie, was?« kam dabei nicht heraus, – schon hatte er sich wieder in der Hand und sagte: »Andererseits: welch ein Interesse können Sie daran haben, die Arbeit gut zu machen? Nicht das geringste. Ich an Ihrer Stelle würde die EAs sogar absichtlich falsch eintragen. Verbessern Sie alles irgendwie.«[522]

Wirklichkeit ist eine Fiktion.

1999

Mein verschwiegener Onkel

Im Eingangsbereich des Adendorfer Altersheims steht ein Aquarium. Bunte Fische ziehen unablässig ihre Bahnen. Das Deckenlicht, das durch das Wasser fällt, färbt den Fußboden gespenstisch grün. Ich gehe in diesem grünen Licht den Flur hinab bis zur Tür Nummer 256. Ein uralter Mann steckt seinen Schlüssel in das Schloss.

Herberts Bruder, 98 Jahre alt.

Der Onkel, den meine Mutter nie erwähnt hat. Er hebt den Kopf ein wenig von der Brust, hält mir die Tür auf. In seinem Zimmer abgeschabte Stühle, Riga-Fotos und ein Farbendeckel seiner Studentenverbindung an der Wand. Er nimmt mir den Mantel ab. Holt zwei kleine Gläser für uns aus dem Schrank, gießt mir ein, erkundigt sich, ob ich fröre, legt mir eine wärmende Decke um. Freut sich, mich kennenzulernen. Freut sich, dass ich gekommen bin, wer weiß, wie lange er noch lebt.

Zeigt mir Fotos aus Riga, *als der Zar in der Stadt war und ich ihm zugejubelt habe, ganz von nahem, als er in einer offenen Kutsche fuhr. Die Straßen voller Menschen, alle freuten sich, und überall Pferde und bunte Uniformen und Musik. Weißt Du, wie es früher war, das können nur Menschen aus dem Osten verstehen.*

Da fehlt was, sage ich.
Da ist eine Lücke, sage ich.
Da war was, sage ich.
Was war da? frage ich.

Ich war Obersturmführer bei der Waffen-SS. Die Front war in Russland, wir immer dahinter. Was ich gemacht habe? Das kann man nicht so genau sagen.

1968

Mein schöner Opa

Ich war vier, als er starb. Mein schöner Opa, mit seiner dichten weißen Mähne, schlohweiß, ohne ein dunkles Haar, mit seinem weißen Schnauzbart, immer sauber, gekämmt, frisiert, gepflegt. Manierlich.

Wenn ich meine Großmutter, die ihr weißes Haar in Wellen legte und den Kopf schief, später besuchte, schlief ich manchmal in seinem früheren Sprechzimmer. Darin stand eine Untersuchungsliege und sein ehrfurchtgebietender Eichenschreibtisch, darauf das Bild eines Mannes, der Arzt gewesen sein mochte.

Dank

Ich danke allen voran Sabine Schleiermacher, die mich mit ihrem Interesse an meiner Recherche und ihren fachlichen Hinweisen über manchen Zweifel getragen hat. Außerdem Karin Lindemann, die meine Großmutter Edda noch erlebte. Sie hat mein Projekt über Jahre mit vielen Gesprächen und tatkräftiger Hilfe begleitet. Ohne sie hätte ich es nicht geschafft.

Historikern verdanke ich Informationen zu Quellen, manche haben mich mit Gesprächen oder Dokumenten unterstützt, wie Franziska Jahn zu Versuchen im KZ Kaiserwald, Uwe Danker zu Sinti und Roma, Karlis Kangeris zu Fleckfieberversuchen, Udo Bongartz zu einer Patientin auf dem Schiffstransport, Edvīns Evarts zu Fleckfieber in Dünaburg. Ich danke außerdem Lisa Hauff, Ingo Loose, Matthias Barelkowski, Robert Parzer, Andrea Genest, Michael Adam, Katrin Reichelt, Chris Kraus und der immer vor Kontakten und Kenntnissen übersprudelnden Deutschbaltin Anita Kugler. Ich danke auch den hilfreichen Mitarbeitern des Bundesarchivs Berlin-Lichterfelde und des Lettischen Historischen Staatsarchivs.

Zu großem Dank verpflichtet bin ich Agnese Luse, Riga, die jeden Winkel der lettischen Archive zu kennen scheint und Handschriften mit großem eigenem Interesse etnziffert. Und dem ehemaligen Leiter des jüdischen Museums in Riga, Margers Vestermanis, der sich in seinem hohen Alter Zeit für ein langes Gespräch nahm und mich auch danach immer wieder mit seinen Kenntnissen und persönlichen Schilderungen bereicherte.

Ich danke auch Ivar Brod und David Silberman in den USA, die mir die Erinnerungen von Semyon Peyros zukommen ließen. Und meiner detailgenauen Übersetzerin aus dem Russischen, Irena Akopjan. Maxim Edwards übersetzte die russischsprachigen Videos. Agnese Luse und Udo Bongartz übersetzten lettische, Agnese auch russische Texte.

Alla Sklitzkowa und Jan Kruppik danke ich für die Einblicke in ihre Familiengeschichte sowie Peter Steger für seine persönliche Beschreibung seines langjährigen Freundes Percy Gurwitz.

Außerdem danke ich Jan Hegemann, Christian Schröder, Andreas Schäfer und Christiane Landgrebe für ihre Unterstützung. Schließlich gebührt meiner Agentin Frauke Jung-Lindemann und meiner Lektorin Nina Krause ein besonderer Dank, ohne die dieses Buch nie zustande gekommen wäre.

Meinen Interviewpartnern aus der Familie bin ich dankbar, allen voran meiner Mutter, die ich immer und immer wieder gefragt habe, für ihre lebhaften Erzählungen, außerdem meinen Onkeln und Tanten, meinem Paten Matthias Kroeger. Sie gaben mir ein umfassendes Bild der Persönlichkeit meiner Großeltern und eines Teils ihrer eigenen Geschichte mit guten und schwierigen Seiten. Besonders hervorheben möchte ich die vielen offenen Gespräche mit meinem Onkel Walter Bernsdorff, der sich intensiv mit der Geschichte seines Vaters, Herberts Bruder, beschäftigt hat.

Ich danke meinen beiden Kindern, die mich in den letzten Jahren manchmal mit einer anderen Welt teilen mussten und mich in Gedanken abschweifend fanden, für ihr Verständnis.

Institute und Behörden

Seruminstitut Kleistenhof
August Kirchenstein, lettischer Leiter bis 1939 und ab 1944
Egon Darzins, lettischer Leiter ab 1939 bis 1944
Otto von Lilienfeld-Toal, deutscher Leiter ab 1941

Institut für medizinische Zoologie Riga-Kleistenhof
Fritz Steiniger, Leiter
Konrad Abshagen, Stellvertreter
Olga Trauberg, lettische Wissenschaftlerin
Annemarie Schlote, deutsche Wissenschaftlerin
Hildegard Lehmann, Laborantin
Helke Fritsch, Sekretärin
Frau Struckmeier, Sekretärin
Karl Losse, Desinfektor
Johannes Knittel, Desinfektor
(u. a. Desinfektoren: Mohr, Bauer, Schäler)

Jüdische Zwangsarbeiter in beiden Instituten:
Percy Gurwitz/ Persi Borisowitch Gurevic
Mikhail Peyros
Semyon Peyros
David Dolgizer
Rudolph Michelson

Reichskommissariat Ostland (RKO), Riga (deutsche Verwaltung besetzte Gebiete)
Reichskommissar: Hinrich Lohse
Hauptabteilungen (HA) I bis V
HA II: Theodor Fründt, Leiter bis März 1942, Wilhelm Burmeister, Leiter ab 1942, auch Leiter Abt. I, Verwaltung. (Die Zuschnitte der

Abteilungen verändern sich)
Zur Hauptabteilung II gehören u. a.
Abt. II Politik, Leiter Friedrich Karl Trampedach
Abt. II Finanzen, Leiter Friedrich Karl Vialon
Abt. II Kultur, Wissenschaftlicher Beirat, Leiter Kurt von Stegmann

Abt II Gesundheit und Volkspflege (II Gesund):
Wegner, Abteilungsleiter bis April 1942
Herbert Bernsdorff, Stellvertreter, ab April 1942 Leiter
Fritz Steiniger Referent für Schädlingsbekämpfung und Rassenhygiene
Otto Anatol von Lilienfeld-Toal, Wissenschaft und Schädlingsbekämpfung
Ernst Hellmann, Krankenhäuser, Psychiatrien, Heime
Wheeler-Hill, Hygieniker
Ferdinand, Amtsarzt (später Neumann-Overholthaus)
Amtmann Schulz
Hans-Jürgen Bewersdorff, Zahnärzteführer
Kurt Gigger, Zahntechniker
Werner Hentzelt, Apotheker
Liselotte Leder, Stenotypistin
Klara Lindner, Stenotypistin
Helga Riesel, Stenotypistin
Marga Schneider, Kontoristin

Hans Bludau, »SS-Hygieniker beim Reichskommissariat Ostland«, nicht der Abt. Gesundheit unterstellt

Generalkommissariat Riga (deutsche Verwaltung besetztes Lettland)
(unterstellte Behörde, auch Generalkommissariate in Reval, Kauen, Minsk)
Abteilung II Gesundheit und Volkspflege (Abt. II Gesund):

Harry Marnitz, Leiter (Nachfolger Hugo Carlile)
Hans-Jürgen Bosse, Referent für »Seuchenbekämpfung« und »Rassenpolitik«

Reichsministerium für die besetzten Ostgebiete (RMfdbO), Berlin
(vorgesetzte Behörde)
Alfred Rosenberg, Leiter
Joachim Mrugowsky, »Hygieniker«, »medizinischer Berater«, »Seuchenkommissar«
Leo von zur Mühlen, Leiter »Zentrale für Ostforschung«
Ludwig Runte, Leiter Hauptabteilung II
Karl von Rumohr, stellv. Leiter Hauptabteilung II,
Abteilung II Gesundheit und Volkspflege (u. a.):
Harald Waegner, Leiter
Walter Buchmann, Fachreferent für Schädlingsbekämpfung
Kurt von Lampe, Medizinal- und Anstaltswesen
Bruno Wand, Hygieniker

Hygiene-Institut der Waffen-SS, Berlin
Joachim Mrugowsky, Leiter
Kurt Gerstein, Leiter Abt. Gesundheitstechnik
Zweigstellen (u. a.):
Hygiene-Institut der Waffen-SS, Riga, Leiter Hans Bludau
Hygiene-Institut der Waffen-SS, Kohtla-Järwe, Leiter Otto von Lilienfeld (ab Nov. 1943)
Hygiene-Institut der Waffen-SS, Buchenwald, Leiter Erwin Ding-Schuler

Literaturverzeichnis

Aly, Götz: Endlösung. Völkerverschiebung und der Mord an den europäischen Juden, Frankfurt 1999.

Angrick, Andrej, Peter Klein: Die »Endlösung« in Riga: Ausbeutung und Vernichtung 1941-1944, Darmstadt 2006.

Bayle, François: Croix gammée contre caducée. Les experiences humaines en allemagne pendant la deuxième guerre mondiale, François Bayle 1950.

Beddies, Thomas: Die pommersche Landesheilanstalt Obrawalde im brandenburgischen Kreis Meseritz 1939-1945. http://www.deathcamps.org/euthanasia/obrawalde_de.html, Zugriff 22.5.2021.

Beer, Matthias: Die Entwicklung der Gaswagen beim Mord an den Juden, in: Vierteljahreshefte für Zeitgeschichte Jg 35 (1987) Heft 3, www.ifz-muenchen.de/heftarchiv.

Beer, Matthias: Gaswagen. Von der Euthanasie zum Genozid, in: Günter Morsch (Hg.): Neue Studien zu nationalsozialistischen Massentötungen durch Giftgas, Berlin 2011, S.153-168.

Bericht der Amerikaner über die Fleckfieber-Impfstoffproduktion in den Behringwerken Marburg, 7.4.1945, CIOS EM 24, www.collections.nlm.nih.gov.

Bernsdorff, Herbert: Gesundheitsdienst und Fürsorge während der deutschbaltischen Umsiedlung, in: Baltische Hefte 16 (1970) S. 221-223.

Bernsdorff, Herbert: Bilder aus baltischer Landwehr-Zeit 1918-1920, in: Baltische Hefte 12 (1966).

Bewersdorff, Hans-Jürgen: Das Goldbuch des Zahnarztes. Buchführung über Erwerb u. Verbleib von Alt- u. Bruchgold gemäß den Vorschriften d. Überwachungsstelle f. Edelmetalle, Berlin 1938.

Breitman, Richard: Staatsgeheimnisse. Die Verbrechen der Nazis – von den Aliierten toleriert, München 1999.

Danker, Uwe: Der gescheiterte Versuch, die Legende von der sauberen Zivilverwaltung zu entzaubern. Staatsanwaltschaftliche Komplexermittlungen zum Holocaust im »Reichskommissariat Ostland« bis 1971, in: Bohn, Robert (Hg.), Die deutsche Herrschaft in den »germanischen« Ländern 1940-1945, Stuttgart 1997, S. 159-186.

Der Philisterverband der Fraternitas Rigensis, i. A. Dr. Erich von Wichert, Osterholz-Scharmbeck (Hg.), Album Fratrum Rigensium, bearbeitet von Robert Gross und Heinz Meyer-Eltz, Privatdruck 1981.

Dieckmann, Christoph: Deutsche Besatzungspolitik in Litauen 1941-1944, Göttingen 2011.

Festschrift zum 25jährigen Jubiläum des Directors Dr. Th. Tiling, von den Ärzten

der Irrenheilanstalt Rothenberg, Riga 1909.
Fiebrandt, Maria: Auslese für die Siedlergesellschaft. Die Einbeziehung Volksdeutscher in die NS-Erbgesundheitspolitik im Kontext der Umsiedlungen 1939-1945, Göttingen 2014.
Filaretow, Bastian: Die Baltische Brüderschaft, in: Michael Garleff (Hg.), Deutschbalten, Weimarer Republik und Drittes Reich, Böhlau Köln 2007, S. 11.-50.
Gerlach, Christian: Kalkulierte Morde. Die deutsche Wirtschafts- und Vernichtungspolitik in Weißrussland 1941-1944, Hamburg 1999.
Gildemeister und Haagen: Über die Züchtung der Rickettsia prowazeki im Dottersack des Hühnereies und die Herstellung von Kulturimpfstoff, in: Zentralblatt für Bakteriologie, Parasitenkunde und Infektionskrankheiten, Heft 6, 16.2.1942.
Gurwitz, Percy: Die Schuld am Holocaust, Erlangen 2010.
Gurwitz, Percy: Von den Tugenden der Letten und der Deutschen (Roman), Wladimir 2001.
Gurwitz, Percy: Zweimal Deutsches Rotes Kreuz (DRK), https://erlangenwladimir.files.wordpress.com/2010/12/die-schuld-am-holocaust-percy-gurwitz.pdf. Zugriff 2.4.2019.
Gurwitz, Percy. Zähl nicht nur, was bitter war (Roman), Berlin 1991,
https://roteskreuzerh.files.wordpress.com/2010/05/zweimal-deutsches-rotes-kreuz1.pdf. Zugriff 2.4.2019.
Jahn, Franziska: Das KZ Riga-Kaiserwald und seine Außenlager 1943-1944, Struktur und Entwicklungen, Berlin 2018.
Jüngerkes, Sven: Besatzungsverwaltung in Lettland 1941-1945, Konstanz 2010.
Kalthoff, Jürgen, Martin Werner: Die Händler des Zyklon B. Tesch und Stabenow, Eine Firmengeschichte zwischen Hamburg und Auschwitz, Hamburg 1998.
Kangeris, Karlis, Uldis Neiburgs, Rudite Viksne: Aiz šiem vārtiem vaid zeme. Salaspils nometne 1941–1944 (Hinter diesem Tor stöhnt die Erde. Lager Salaspils. Ü: Agnese Luse), Riga 2016.
Kantor, Julia: Pribaltika. Vojna bez pravil (1939-1945)[Baltische Staaten. Krieg ohne Regeln 1939-1945], Petersburg 2011.
Klee, Ernst: Auschwitz, die NS-Medizin und ihre Opfer, Frankfurt 1997.
Kogon, Eugen, Hermann Langbein, Adalbert Rückerl u.a. (Hg.): Nationalsozialistische Massentötungen durch Giftgas. Eine Dokumentation, Frankfurt 1983.
Marnitz, Harry: Nordlicht über der Düna. Kritische Betrachtungen und Erinnerungen an die deutsche Besatzungszeit in Lettland 1941-1943, 1958 in Schweden erschienen, auf Deutsch: Michelstadt 1991.
Michele Frucht Levy: »The Last Bullet for the Last Serb. – The Ustaša Genocide against Serbs 1941-1945«, in: Harris Mylonas (Hg.), »Nationalities Papers«,

George Washington University 2009, 37:6, S. 807-837, hier S. 824, published online by Cambridge University Press 20.11.2018.
Much, Hans: Die pathologische Biologie: Immunitätswissenschaft: eine kurz gefasste Übersicht über die biologischen Heil- und Erkenntnisverfahren, Leipzig 1922, S. 46-48.
Orski, Marek Jozef: Die Vernichtung von Häftlingen des Konzentrationslagers Stutthof durch das Giftgas Zyklon B, in: Morsch, Günter (Hg.): Neue Studien zu nationalsozialistischen Massentötungen durch Giftgas, Berlin 2011, S. 294-303.
Peyros, Semyon: Human Guinea Pigs, in: Gertrude Schneider (Hg.): Muted Voices. Jewish Survivors of Latvia Remember, New York 1987, S.56-77.
Peyros, Semyon: Jenseits des Lebens. Erinnerungen von Semyon Peyros, in: David Silberman (Hg.): I Ty Eto Videl (Und Du hast es gesehen), Riga 2006.
Peyros, Semyon: On the Other Side of Life: The Reminiscences of Simeon Ylyich Peyros, in: Silberman, David (Hg.): And You Saw It, S. 253-308.
Piper, Ernst: Alfred Rosenberg. Hitlers Chefideologe, München 2005.
Pressac, Jean-Claude: Die Krematorien von Auschwitz. Die Technik des Massenmords, München 1994.
Queisner, R.: Erfahrungen mit Blausäure bei Großraumentwesungen, in: Zeitschrift für hygienische Zoologie und Schädlingsbekämpfung, 35. Jg, 1943;
Reichelt, Katrin: Profit and Loss, the Economic Dimensions of the Riga Ghetto (1941-1943), in: The Issues of the Holocaust Research in Latvia. Reports of an International Conference 16.-17. 10.2000, Riga.
Rousset, David: Le pitre ne rit pas, Paris 1948.
Schleiermacher, Sabine: Der Öffentliche Gesundheitsdienst in der Zeit des Nationalsozialismus. http://bvoegd.de/wp-content/uploads/2018/04/Charite_Flyer_OeGD_im_NS.pdf Zugriff 23.11. 2020.
Schlote, Annemarie: Die Einwirkung von Schwefeldioxyd auf Fleckfiebererreger, in: Zeitschrift für hygienische Zoologie und Schädlingsbekämpfung, 36. Jg, Heft 1 (Januar 1944), S. 74-76.
Schlote, Annemarie: Verbrennungsfördernde Zusätze zur Erzeugung rationeller Schwefelpräparate, in: Desinfektion und Schädlingsbekämpfung. 35. Jg. Heft 11 (Nov 1943), S.93-95.
Schmaltz, Florian: Kampfstoffforschung im Nationalsozialismus: Zur Kooperation von Kaiser-Wilhelm-Instituten, Militär und Industrie, Göttingen 2017.
Steiniger, Fritz: Die Entlausung und sonstige Entwesung. Ein Lehrgang für Desinfektoren und Schädlingsbekämpfer, Riga 1944.
Steiniger, Fritz: Einiges über bisherige Erfahrungen mit der Kälteentlausung, Aufsatz 10.8.1943, BArch R 90/455.
Steiniger, Fritz: Erfahrungs- und Forschungsbericht des Institutes für medizinische Zoologie, Berlin 1944.
Vestermanis, Margers: Die nationalsozialistischen Haftstätten und Todeslager im

okkupierten Lettland 1941-45, in: Ulrich Herbert, Karin Orth, Christoph Dieckmann (Hg): Die nationalsozialistischen Konzentrationslager. Entwicklung und Struktur. Bd I, Göttingen 1998, S472-492.
Vīksne, Rudīte (2003): Garīgi slimo iznīcināšana Latvijā nacistiskās okupācijas laikā. [Die Tötung der Geisteskranken in Lettland in der Zeit der NS-Besatzung. Ü: Udo Bongartz], in: The Issues of the Holocaust Research in Latvia, Reports of an International Seminar, 29 November 2001, Riga and the Holocaust Studies in Latvia in 2001-2002. Riga: Latvijas vēstures institūta apgāds, S. 324–347.
(= Symposium of the Commission of the Historians of Latvia (Volume 8)
von Brackel, Friedrich: Erinnerungen. Baltische Monatshefte, Nr. 0106 vom 1.1.1903.
Von Kursell, Claus: Wie es geschah. Zur Vorgeschichte der Umsiedlung, in: von Wistinghausen, Henning (Hg.), Zwischen Reval und St. Petersburg. Erinnerungen von Estländern aus zwei Jahrhunderten, Weissenhorn 1993.
Weindling, Paul Julian: Epidemics and Genocide in Eastern Europe 1890-1945, New York 1999.
Weiss-Wendt, Anton: Murder without Hatred. Estonians and the Holocaust, Syracuse 2009.
Werther, Thomas: Fleckfieberforschung im Deutschen Reich 1914-1945, Dissertation, Philips-Universität Marburg, 2004.
Werther, Thomas: Menschenversuche in der Fleckfieberforschung, in: Angelika Ebbinghaus, Klaus Dörner (Hg.): Vernichten und Heilen, Der Nürnberger Ärzteprozess und seine Folgen, Berlin 2001, S. 152-169.
Zeire, Elsa: Dzivibas sardze, latvijas serumu stacija. [Lebensretter. Die lettische Serumstation. Ü: Agnese Luse], Riga 1937, S. 85-87. http://gramatas.lndb.lv.
Zimmermann, Michael: Die nationalsozialistische Verfolgung der Juden und »Zigeuner«. Ein Vergleich, in: Zeitschrift für Geschichtswissenschaft 52. Jg (2004), Heft I, S. 57.
Zimmermann, Michael: The Soviet Union and the Baltic States 1941-1944: the massacre of the Gypsies, in: Donald Kenrick (Hg.): In the shadow of the Swastika, Hartfordshire 1999, S. 144.

Blogeintrag des Städtepartnerschaftsblogs Erlangen-Wladimir, https://erlangenwladimir.wordpress.com. Zugriff 11.9.2019.

https://ns-reichsministerien.de.

www.lu.lv/mib.

http://periodika.lv. Von dieser Webseite alle historischen Zeitschriften und Zeitungsartikel (außer wissenschaftliche Aufsätze)

www.ieverojamiemediki.lv/d/darzins-egons.

http://gramatas.lndb.lv.

www.spilve.org.

https://bbld.de.

Archivquellen und Quelleneditionen

Bundesarchiv:
Bundesarchiv Berlin-Lichterfelde (BArch):
Bestand Reichskommissariat Ostland R 90.
Bestand Generalkommissariat Lettland R 92 (u. a.).
Bundesarchiv Außenstelle Ludwigsburg: B 162/7921.
Bundesarchiv Zentrales Lastenausgleichsarchiv Bayreuth (ZLA).

Landesarchiv Schleswig-Holstein (LASH):
Ermittlungen gegen Mitarbeiter des Reichskommissariat Ostland: Abt. 352.

Staatsarchiv Hamburg:
Ermittlungen gegen Maywald, Gerhard Kurt u. a.
213-12 (Nationalsozialistische Gewaltverbrechen NSG) 0041

Staatsarchiv Osnabrück:
Entnazifizierung Hauptausschuss: Rep. 980, Nr. 4326.

Dokumentensammlung Herder-Institut (DSHI):
DSHI 120 Baltische Brüderschaft.
DSHI 190 Baltische Landeswehr.

Archiwum Panstwowe w Poznaniu (APP) (Polen)
Volksdeutsche Mittelstelle (VoMi) 123, 129.

Lettisches Historisches Staatsarchiv (LVVA):
P 69 Generalkommissariat Lettland
P 70 Reichskommissariat Ostland
P 132 Die Außerordentliche Staatliche Kommission für die Feststellung und Untersuchung der Gräueltaten der deutsch-faschistischen Aggressoren und ihrer Komplizen

Lettisches Staatsarchiv LVA:
1986 fonds.

Klaus Dörner, Angelika Ebbinghaus, Karsten Linne (Hg.): *Der Nürnberger Ärzteprozess 1946/47. Wortprotokolle, Anklage- und Verteidigungsmaterial, Quellen zum Umfeld.* Hrsg. im Auftrag der Hamburger Stiftung Sozialgeschichte des 20. Jahrhunderts. Deutsche Ausgabe, Mikrofiche-Edition. München 1999. 381 Fiches mit Erschließungsband, Erstveröffentlichung der vollständigen Akten.

Videos des Visual History Archive, USC Shoah Foundation:
(Interviews mit Überlebenden des Holocaust in Riga)

Valentina Freiman, Interview Code Nr. 33116. 1997. Ü: Maxim Edwards. Zugriff 6.9.2019

Dr. David Klebanow, Interview Code Nr. 10644. 1996. Zugriff: 20.3.2019.

Percy Gurwitz, Interview Code Nr. 27309. 1997. Zugriff: 6.9.2019. Ü: Maxim Edwards.

Mikhail Peyros: Interview Code Nr. 16811. 1996. Zugriff: 20.3.2019.

Anmerkungen

1 Werst ist ein altes Längenmaß des russischen Zarenreichs und entspricht etwa 1,0668 Kilometern.
2 Gesinde: Wohnhaus der landwirtschaftlichen Bediensteten des Gutsherrn.
3 Erinnerungen von Friedrich von Brackel, »Baltische Monatshefte«, Nr. 0106 vom 1.1.1903, http://periodika.lv. Alle Angaben zum historischen Gutshof aus diesem Text. Auch alle folgenden Zeitungs- und Zeitschriftentexte von dieser Webseite – außer die wissenschaftlichen Studien.
4 *Spilwe:* deutsch für Spilve
5 *Bullu iela:* lettisch für Bullensche Straße.
6 Schreiben der Deutschen Umsiedlungs-Treuhand-Gesellschaft vom 24.11.1942 über die endgültige Vermögensfeststellung für Edda und Herbert Bernsdorff, ZLA1_1405936 (Bundesarchiv Zentrales Lastenausgleichsarchiv).
7 »Libausche Zeitung«, Nr. 272, 29.11.1902.
8 Baltische Revolutionschronik, in: »Baltische Monatsschrift«, Nr. 07, 1.7.1906.
9 »Rigasche Zeitung«, Nr. 71, 27.3.1907.
10 »Baltische Post«, Nr. 93, 24.4.1907.
11 Erste russische Revolution 1905-1907. Russische Oktoberrevolution 7.11.1917. Ermordung des Zaren Nikolai II am 17.7. 1918. Gründung der Republik Lettland am 18.11.1918.
12 Bericht des Landvermessers A. Vibs vom 4.4.1921 über die geplante Landaufteilung. Es soll 24 neue Bauernhöfe geben, 11 Rentehäuser, 4 Zuschnitte für Kleinbauern, 1 Stück für den Staat, 1 Stück für das Restgut, 5 Stücke bleiben in dem Bodenfonds. LVVA 1679 f. 172 apr. 1366 l. (Lettisches Historisches Staatsarchiv).
13 »Gesellschaft der Musse«: Herrenclub, traditioneller Treffpunkt der Deutschbalten in Riga und Veranstaltungsort rauschender Bälle.
14 Antrag auf Lastenausgleich, Herbert Bernsdorff, Erklärung vom 31.5.1961, BArch ZLA1_14509941 (Bundesarchiv Zentrales Lastenausgleichsarchiv Bayreuth); Bescheinigung Dr. med. Otto von Schroeder vom 19.12.1962, ebd.
15 Deckel, auch Farbendeckel genannt, ist die Kappe der Verbindungsstudenten mit den Farben ihres Corps.
16 Baltische Landeswehr: Militärischer Verband, vor allem aus deutschbaltischen Freiwilligen.
17 Stabsarzt Baltische Landeswehr 1918 bis 1920. Bernsdorff, Nr. 1124, in: Der Philisterverband der Fraternitas Rigensis, i. A. Dr. Erich von Wichert, Osterholz-Scharmbeck (Hg.), »Album Fratrum Rigensium«, bearbeitet

von Robert Gross und Heinz Meyer-Eltz, Privatdruck 1981; Bernsdorff schreibt: »Die Ordonnanz, der 16 Jahre alte Freiwillige Mickwitz, war beim Sturm auf Schrunden am 29. Januar durch einen Kopfschuss tödlich getroffen worden.« Herbert Bernsdorff: »Bilder aus baltischer Landwehr-Zeit 1918-1920«, in: »Baltische Hefte«, 12 (1966). S. 121 und S. 126.

18 Zeugnis vom 10.1.1924, Kuranstalt Neuwittelsbach, unterzeichnet Hößlin. Privat.

19 Geheimbund X, im Jahr 1920 gegründet und ab 1929 öffentlich gemacht unter dem Namen Baltische Brüderschaft ist eine Selbsthilfeorganisation der deklassierten Deutschbalten mit Mitgliedern im gesamten Reich und im Baltikum. Der Bund wird am 10.10.1920 in Berlin gegründet. (zur Vereinfachung hier Geheimbund X und Baltische Brüderschaft unter dem Namen Brüderschaft subsummiert, Anm. d. A.) Bernsdorff ist schon in der Anfangszeit dabei und bleibt auch bei seinem Weggang aus München in der Vorläufigen Führung. DSHI (Dokumenten-Sammlung Herder-Institut), 120 002 1; Richtlinien der Brüderschaft, DSHI 120 002 3a. Ziel ist u. a. die »Unterwanderung der in Deutschland wirkenden baltischen Organisationen zur Durchsetzung eigener Zielvorstellungen«. Bastian Filaretow, »Die Baltische Brüderschaft«, in: Michael Garleff (Hg.), »Deutschbalten, Weimarer Republik und Drittes Reich«, Böhlau Köln 2007; vgl. Ernst Piper, »Alfred Rosenberg. Hitlers Chefideologe«, München 2005, S. 59f. Bernsdorff leitet die Brüderschaft von Juni 1923 bis August 1923, Vorläufige Führungen, DSHI 120 002 V; Die Brüderschaft wird 1936 von den Nationalsozialisten verboten, aber die Kontakte bleiben bestehen; Bernsdorff leitet den Baltenverband München im Jahr 1922.

20 Referat Pastor von Baer »Kirche und Volkstum« vom 26.10.1932: »schwächliche humane Gefühlsduselei [...] leistet Vorschub der Hochzucht der Minderwertigkeit [...] wo Schwachsinnigen, Verbrechern und Säufern ihr Menschenrecht gepredigt wird, da findet diese Hochzucht der Minderwertigkeit statt [...] rassefremdes Blut löst die Familie von deutscher Volksart [...] es ist doch bekannt, dass der Jude, der sich hat taufen lassen, an sich schon für unser Volkstum gefährlicher ist, als der mosaische Jude.«, DSHI 120 004 10, S. 243f.

21 Otto von Kursell (1884-1967) war seit 1922 Mitglied der NSDAP, seit 1923 in der SA und Teilnehmer am Hitler-Putsch am 9.11.1923. Kursell war Corpsbruder Rosenbergs in der Studentenverbindung Rubonia.

22 Alfred Rosenberg (1893-1946), Verfasser antisemitischer Schriften, einer der Hauptorganisatoren des Kunstraubs und der Vernichtung der Juden in den besetzen Ostgebieten, wird 1946 hingerichtet.

23 Die Baltische Brüderschaft war schon früh im Kontakt mit Alfred Rosenberg, DSHI 120 003 07 und 120 004 10; Entschließung des 4. Konvents der Brüderschaft vom 28.4.1935: »Die Grundsätze der Baltischen Brüder-

schaft decken sich mit den anerkannten und gültigen Grundsätzen des Nationalsozialismus und des nationalsozialistischen Staates.« DSHI 120 004 12; Herbert Bernsdorff wird Rosenberg und wahrscheinlich auch Hitler im Umfeld des Baltenverbands oder von Kursells begegnet sein. Zu Hitlers Umfeld gehört auch der Balte Max Erwin von Scheubner-Richter aus Riga, der beim Putsch direkt neben ihm erschossen und fortan als Märtyrer gefeiert wird.

24 Edda studiert 1925-1927 in München Germanistik und Nationalökonomie und arbeitet für den Professor für »Rassenhygiene« Fritz Lenz. Sie ist mit den Töchtern von Walter Buch befreundet, der für sie Vaterersatz wird. Buch ist später oberster Parteirichter der NSDAP. Er wird Taufpate von Eddas vierter Tochter. Gerda Buch, eine von Eddas Freundinnen, heiratet Martin Bormann, den zweitmächtigsten Mann in der NSDAP.

25 Lastenausgleich Herbert Bernsdorff, Anlage 11. Landhaus 1932 instandgesetzt, Garage eingebaut. »Zu diesem Zweck lieh ich der Besitzerin Frl. Ellen von Schultz, Lats 11 500.- im Zusammenhang mit der bereits damals erfolgten Willensäußerung von Frl von Schultz, dass das genannte Landhaus in unseren Besitz übergehen solle.« ZLA1_14509941 (Bundesarchiv Zentrales Lastenausgleichsarchiv Bayreuth).

26 Am Abend des 7.11.1933 wird Bernsdorff bei einer Versammlung der Baltischen Brüderschaft verhaftet. Auskunft Nr. 155 vom 11.11.1933 an Staatsanwalt Rigaer Kreisgericht, LVVA, Kartei der politischen Verwaltung, S.2-3.

27 August Kirchenstein (lett.: Augusts Kirhenšteins 1872-1963) studiert Veterinärmedizin in Dorpat, arbeitet als Tierarzt. Nach der Revolution im Jahr 1905, an der er als Sozialdemokrat teilnimmt, muss er das Zarenreich verlassen. Er lebt in der Schweiz, erst in Zürich, ab 1911 arbeitet er im Tuberkuloseforschungsinstitut in Davos. 1917 kehrt er nach Lettland zurück und kämpft für die Demokratie.

28 »Rigasche Rundschau«, Nr. 74, 18.10.1919.

29 »Rigasche Nachrichten«, Nr. 101, 15.5.1923.

30 »Rigasche Nachrichten«, Nr. 202, 14.9.1923; »Libausche Zeitung«, Nr. 207, 14.9.1923.

31 »Rigasche Nachrichten«, Nr. 55, 6.3.1924.

32 »Rigasche Rundschau«, Nr. 117, 28.5.1932.

33 »Rigasche Rundschau«, Nr. 120, 1.6.1932.

34 Elsa Zeire: »Dzivibas sardze, latvijas serumu stacija« [Lebensretter. Die lettische Serumstation, Ü: Agnese Luse], Riga 1937, S. 85. http://gramatas.lndb.lv. Universität Lettland, Mikrobiologisches Institut, www.lu.lv/mib; Latvijas architekturas izstade 1934 (Lettische Architekturausstellung 1934), S. 13.

35 »Rigasche Rundschau«, Nr. 120, 1.6.1932.

36 »Rigasche Rundschau«, Nr. 117, 28.5.1932.

37 »Libausche Zeitung«, Nr. 118, 30.5.1932; 1 Lat entsprach etwa 0,80 Goldmark.

38 Zusätzlicher Landverteilungsplan vom 26. 3. 1936, LVVA 1679 f. 172 apr. 1366 l.

39 Die Interessengemeinschaft Farbenindustrie, kurz IG Farben, ein Zusammenschluss von acht deutschen Unternehmen, war zeitweilig das größte Chemie- und Pharmaunternehmen der Welt.

40 Egon Darzins, »Das Seruminstitut der Universität Lettland«, Bericht vom 17.09.1941. Die Zahl der Mitarbeiter gibt Darzins letztmalig für das Jahr 1939 an, für die Jahre danach nennt er keine Zahlen, so dass anzunehmen ist, dass die Zahl konstant blieb. BArch R 90/362; »Rigasche Rundschau«, Nr. 120, 1.6.1932.

41 u.a. Familie von Schroeder, Emilija Carlile, Herrmann und Auguste zur Mühlen. Pächter Janis Kaminski, Hausbuch Kleisti, LVVA 2942 f. 1 apr. 7043 l., S.9.

42 »Baltische Korrespondenz – Politisch-kulturelle Nachrichten«, Nr. 35, 25.6.1940.

43 Im geheimen Zusatzprotokoll des Hitler-Stalin-Pakts vom 24.8.1939 war Lettland Stalins Einflussgebiet zugeschlagen worden. Im August 1940 wird Lettland – offiziell auf die Bitte Kirchensteins hin – in die UdSSR aufgenommen und als Lettische Sozialistische Sowjet-Republik (LSSR) Teil der Sowjetunion. Also annektiert. Kirchenstein leitet die LSSR bis 1952, er ist Vorsitzender des Präsidiums des Obersten Sowjets unter der Kontrolle Moskaus. Am 20. Juni 1940 ist er Ministerpräsident Lettlands geworden, am 21. Juli Staatspräsident. Die Deutschbalten haben zu diesem Zeitpunkt Lettland schon zum größten Teil verlassen – obwohl sie offiziell nichts vom Zusatzprotokoll wissen dürfen.

44 Schreiben Bernsdorff an Generalkommissare vom 26.3.1943: Institut hat Tätigkeit aufgenommen am 2.11.1942, BArch R 90/360.

45 Auf Bernsdorffs Briefkopf steht erst nur »Kreisleitung NSDAP Usedom«, später noch der Zusatz »Baltendeutscher Dienst«.

46 Schreiben Bernsdorff, Abt. II Gesund RKO an Waegner, Abt. Gesund RMfdbO vom 26.9.1941 zu seiner früheren Funktion. BArch R 90/271.

47 Nach dem Krieg hört sich seine Rolle ein wenig anders an: Bernsdorff schreibt, es sei in Lettland »eine Kommission aus Vertretern der Sozialfürsorge« gebildet worden. Daran habe er »im Auftrag der Deutschen Gesandtschaft« teilgenommen. Er beschreibt auch, wie er sich das Schiff vor dem Umbau im Hafen ansieht. Herbert Bernsdorff, »Gesundheitsdienst und Fürsorge während der deutschbaltischen Umsiedlung«, in: »Baltische Hefte«, 16 (1970), S. 221-223.

48 Bericht über den Transport der deutsch-baltischen Geisteskranken aus Sar-

kankaln Riga nach Arnsdorf in Sachsen vom 14.2.1940, Schwester Marie Kelm an Meta Ritter, Kladde 213/8, R-9919, Archiv Medizinhistorisches Museum Riga, Ü: Udo Bongartz; Bericht Oberarzt Schneider, Wittenau vom 21.12.1939 über den Transport von »Geisteskranken« mit dem Dampfer »Bremerhaven«, APP VoMi 123. (Archiwum Panstwowe w Poznaniu [Staatsarchiv Posen], Bestand Volksdeutsche Mittelstelle).

49 In der »Landesheilanstalt Obrawalde«, die zwei Kilometer von Meseritz entfernt lag, wurden zwischen Oktober 1939 bis Januar 1940 Kranke durch Gaswagen ermordet oder erschossen, wahrscheinlich vor dem Eintreffen der Deutschbalten. Später war die Anstalt in die zentral von der Berliner Tiergartenstr. 4 gesteuerte Ermordung psychisch Kranker und Behinderter »T4« einbezogen. Thomas Beddies, »Die pommersche Landesheilanstalt Obrawalde im brandenburgischen Kreise Meseritz 1939-1945«, http://www.deathcamps.org/euthanasia/obrawalde de.html; Die deutschbaltischen Patienten, die zwischenzeitlich in den Anstalten Obrawalde-Meseritz und Arnsdorf untergekommen waren, wurden am 17.5.1940 mit einem Transport in die »Gauheilanstalt« Tiegenhof bei Gnesen gebracht. Dort arbeiteten u.a. die deutschbaltischen Nervenärzte Wladimir Nikolajew (1903-1975) – vgl. Götz Aly, »Endlösung. Völkerverschiebung und der Mord an den europäischen Juden«, Frankfurt 1999, S. 120f. – und Ernst von Hollander (1871-1945), vgl. v. Wichert, »Album Fratrum Rigensium«, Nr.989; Von den im Mai dort angekommenen 386 Deutschbalten starben bis zum Ende des Jahres 105 – wahrscheinlich an Unterernährung. Vgl. Maria Fiebrandt, »Auslese für die Siedlergesellschaft. Die Einbeziehung Volksdeutscher in die NS-Erbgesundheitspolitik im Kontext der Umsiedlungen 1939-1945«, Göttingen 2014, S. 333; Liste Baltendeutsche Frauen und Männer mit Namen und Diagnosen vom 17.5.1940, BArch R 69/1015.

50 Schreiben Bernsdorff, Kreisleitung NSDAP Swinemünde Baltendeutscher Dienst an Herrmann Schlau, Volksdeutsche Mittelstelle Posen, Abt. Ärzteeinsatz vom 16.1.1940, APP VoMi 123.

51 Zum schlechten Allgemeinzustand und der schlechten Bekleidung der Kranken bei der Ankunft in Arnsdorf: vgl. Fiebrandt, »Auslese für die Siedlergesellschaft«, S. 278; Bericht Oberarzt Schneider, Wittenau vom 21.12.1939 über den Transport von »Geisteskranken« mit dem Dampfer »Bremerhaven«, APP VoMi 123; Es gab zwei »Geisteskrankentransporte« über Swinemünde, am 16.12.1939 in die »Heilanstalt« Arnsdorf und am 16.1.1940 in die »Heilanstalt« Meseritz-Obrawalde. Außerdem mehrere andere Krankentransporte auf anderen Schiffen mit insgesamt 2959 Kranken. Schreiben des Leiters Baltendeutscher Dienst (ohne Namen, wahrscheinlich Bernsdorff), vom 23.2.1940 an VoMi (Volksdeutsche Mittelstelle) Posen. APP VoMi 123; Herbert Bernsdorff, Gesundheitsdienst, S. 250; Schneiders Bericht bezieht sich auf den Transport nach Arnsdorf, Bernsdorffs Schreiben

auf den Transport nach Meseritz. Das Schiff war dasselbe, die Umstände dürften ähnlich gewesen sein; Bericht über den Transport der deutsch-baltischen Geisteskranken aus Sarkankaln Riga nach Arnsdorf in Sachsen vom 14.2.1940, Schwester Marie Kelm an Meta Ritter, Kladde 213/8, R-9919, Archiv Medizinhistorisches Museum Riga. Ü: Udo Bongartz.

52 Schreiben Bernsdorff, Swinemünde an »lieber Hermann« (Hermann Schlau, Baltische Brüderschaft, DSHI 120 004 11) vom 1.3.1940, APP VoMi 129; Von den Deutschbalten, die zunächst in Heimen in Usedom untergebracht waren, wurden einige in die Heilanstalt Obrawalde-Meseritz verlegt, vgl. Fiebrandt, »Auslese für die Siedlergesellschaft«, S.282.

53 Schreiben Bernsdorff, Swinemünde an Hermann Schlau vom 1.3.1940, APP VoMi 129.

54 Egon Darzins, »Serumproduktion und Handel in Lettland«, Latvias Arstu Zurnals Nr. 8, 1.8.1932.

55 Die Labore und Ställe in Kleistenhof werden zu Beginn Serumstation genannt, später Seruminstitut. Die Begriffe werden aber auch synonym verwendet, www.ieverojamiemediki.lv/d/darzins-egons.

56 Elsa Zeire, »Dzivibas sardze. latvijas serumu stacija« (Lebensretter. Die lettische Serumstation), Ü: Agnese Luse, S. 85-87; Ausstellung im Medizinhistorisches Museum, Riga.

57 Egon Darzins, »Serumproduktion und Handel in Lettland«, in: Latvias Arstu Zurnals Nr. 8, 1.8.1932.

58 Ebd.

59 Lebenslauf Egon Darzins vom 15.3.1943, der einem Antrag auf 9200 RM Forschungsmittel zur Erforschung der Tbc in Lettland beiliegt, BArch R 90/370.

60 Unterschrift Darzins vom 31.12.1943, LVVA, P 1105 f. 1 apr. 1 l.

61 Hans Much, »Die pathologische Biologie: Immunitätswissenschaft – eine kurz gefasste Übersicht über die biologischen Heil- und Erkenntnisverfahren«, Leipzig 1922, S. 46-48.

62 Zeire, »Dzivibas sardze, latvijas serumu stacija« (Lebensretter. Lettische Serumstation), S. 85-87.

63 Laborbuch der Serumstation der lettischen Universität 1941-1946, LVVA P 1105 f. 1 apr. 4 l.

64 »Deutsche Zeitung im Ostland«, Nr. 36; »Heilende Gifte«, Bericht aus dem Serum-Institut der Universität Riga über die Herstellung von Diphterie-Antitoxin vom 6.2.1944; Much, »Die pathologische Biologie. Immunitätswissenschaft«, S. 46-48.

65 Schreiben Karl von Rumohr, Reichsministerium für die besetzten Ostgebiete, (kurz RMfdbO oder Ostministerium) an von Lilienfeld vom 21.10.1941: Otto von Lilienfeld wird »Leiter des staatlichen ehemals lettischen serologischen Institutes zu Riga«. BArch Berlin R 92/502.

66 Bericht des Arztes Dr. Ding-Schuler, Hygiene-Institut der Waffen-SS, Abt. für Fleckfieber- und Virusforschung Weimar-Buchenwald, über seinen Besuch im Seruminstitut in Kleistenhof vom 1.-7.11.1943, vom 16.11.1943. Nach Angaben der jüdischen Häftlinge leitet Fritz Steiniger die Fleckfieberabteilung. Aus den Dokumenten der Institute geht dies allerdings nicht hervor. BArch R 90/361.

67 Mit »Reichskommissar Ostland« (RKO) ist nicht die Person des Reichskommissars Hinrich Lohse gemeint, der an der Spitze der deutschen Besatzungsverwaltung in Riga steht, sondern die Behörde selbst, bzw. die jeweilige Abteilung, die einen Vorgang bearbeitet. Synonym ist auch von »Reichskommissariat Ostland« die Rede. Damit kann sowohl die oberste Behörde gemeint sein, als auch das besetzte Gebiet.

68 Schreiben Alfred Meyer, RMfdbO, an die Reichskommissare Ostland und Ukraine, vom 23.11.1942. BArch R 90/362.

69 Laborbuch der Serumstation der lettischen Universität 1941-46, LVVA P 1105 f. 1 apr. 8 l. S.11 rev.

70 Egon Darzins (1894-1966) geht von Marburg aus 1948 nach Brasilien, 1950 in die USA. www.ieverojamiemediki.lv/d/darzins-egons;

71 RMfdbO an Herrn Reichkommissar für das Ostland. Uniformierung der männlichen Gefolgschaftsmitglieder bei den Dienststellen in den besetzten Ostgebieten, 2.9.1941, BArch R 90/272.

72 *Brivibas Bulvaris:* lettisch für Freiheits-Boulevard. In dieser Straße steht auch das Freiheitsdenkmal für die Unabhängkeit des Staates Lettland, nicht weit entfernt vom Gebäude des Reichskommissars.

73 Vermerk Wegner, Abt. II Gesund RKO vom 19.11.1941, BArch R 90/278; Schreiben Der Reichskommissar vom 30. Mai 1942 zur Benutzung von Farbstiften beim Abzeichen von Eingängen: Reichskommissar rot, Hauptabteilungsleiter blau, Abteilungsleiter grün: »Die Verwendung dieser drei Farbstifte ist anderen Behördenangehörigen verboten«. ebd.; Bernsdorff an Abt. II Verwaltung RKO im Haus vom 20.12.1943, BArch R 90/273; Umbenennung der Straßen ohne Datum, BArch R 90/278; »Beschaffung« von Wohnungen am Strand, ebd; Schreiben Bernsdorff an Abt. I Personal mit Adresse am Strand vom 28. Juli 1942, BArch R 90/326; Bescheinigung, dass Bernsdorff sich selbst verpflegt vom 28.5.1942, ebd. Reichsbahnlinie Riga-Riga-Strand, BArch R 90/276. Schreiben Abt. II Gesund an Arbeitsamt, Abt. Judeneinsatz vom 12.11.1942: »zwecks eintägigem Arbeitseinsatz von zwei jüdischen Arbeitskräften wird ersucht, dieselben unserem Pförtner, Herrn Hasenfuss, zur Verfügung zu stellen, der gehalten ist, sie zu unserer Dienststelle zu bringen«. Ohne Unterschrift, abgezeichnet Bff, BArch R 90/272; Schreiben Burmeister, Leiter Hauptabteilung II RKO, vom 19.6.1942: »Es ist nichts dagegen einzuwenden, dass die […] zugeteilten Juden […] privat zum Möbeltransport, zur Holzanfuhr, zum Holzzer-

kleinern usw. verwendet werden«. ebd; Schreiben Gebietskommissar Riga (ohne Datum/Namen), »es stehen dann 4200 männliche und 500 weibliche Juden für den alltäglichen Einsatz zur Verfügung«, LVVA P 69 f.1a apr.17 l.

74 Der besetzte Teil Weißrusslands wurde Generalkommissariat Weißruthenien oder Generalbezirk Weißruthenien genannt.

75 Herbert Bernsdorff ist erst stellvertretender, ab 29.4.1942 kommissarischer und ab 11.1.1943 offizieller Leiter der Abteilung »Gesundheit und Volkspflege« beim Reichskommissar Ostland: »Bis zur endgültigen Besetzung der Stelle des Leiters der Abt. II Gesundheit und Volkspflege beauftrage ich Sie mit der vertretungsweisen Leitung dieser Abt.« Schreiben Burmeister, Leiter der Hauptabteilung II RKO an Bernsdorff vom 20.5.1942. Bernsdorffs Chef Wegner, dessen Stellvertreter er bereits war, wird zum 29.4.1942 einberufen. Schreiben Bernsdorff an Abt. Personal des RKO vom 20.5.1942. Bernsdorff wird also bis zum Ende des Jahres die Abteilung de facto leiten, bis er offiziell die vakante Stelle bekommt. BArch R 90/326; Schon zuvor war Wegner »meist von Riga abwesend. In seiner Abwesenheit führte ein Dr. Bernsdorff, ebenfalls ein Baltendeutscher wie [...] Dr. Wegner, die Abteilung«. Aussage Liselotte Boiesen, geb. Leder, Sekretärin der Abteilung, am 5.3.1970, Landesarchiv Schleswig-Holstein (LASH), Abt. 352 Kiel 2270; Schreiben vom 29.4.1942 und 15.1.1943, BArch R 90/326; Schreiben Jennes, (RMfdbO) an Herbert Bernsdorff, RKO, vom 15.1.1943: Ernennung zum Landesdirigenten und offiziellen Abteilungsleiter der Abt. Gesund. BArch R90/326.

76 Diverse Listen zu Schmuck, Pelzen, Bruchgold in BArch R 92, Generalkommissar in Riga, Abteilung Finanzen, z. B. R 92/10314: »Banknoten und Geldmünzen aus jüdischem Vermögen stammend aus Ghetto«; vgl. Katrin Reichelt, »Profit and Loss, the Economic Dimensions of the Riga Ghetto (1941-1943)«, in: »The Issues of the Holocaust Research in Latvia«, Reports of an International Conference 16.-17.10.2000, Riga, S. 173-175; Aussage Friedrich Jahnke 1967 zur Exekution der Juden in Riga: »war die Zivilverwaltung von Anfang an über diese Aktion informiert und an ihr beteiligt.« LASH Abt. 352.3 Kiel 2273. Mehrere Zeugenaussagen zum Ablauf der Erschießungen und Anwesenheit von Wehrmacht, Polizei und Zivilverwaltung. Ebd.

77 Aktenplan Abt. II Gesund RKO vom 7.1.1942 BArch R 90/271; Aktenplan Abt. II Gesund RKO 1941 BArch R 90/272; Aktenplan Abt. II Gesund RKO vom 4.2.1942, BArch R 90/278; Als gesetzliche Grundlage gilt das Gesetz zur Vereinheitlichung des Gesundheitswesens (GVG) vom 3.7.1934, Gesetz zur Verhütung erbkranken Nachwuchses (Sterilisierungsgesetz), 14.7.1933, Reichsgesetz, betr. die Bekämpfung gemeingefährlicher Krankheiten vom 30. Juni 1900, für die eingegliederten Ostgebiete durch Verordnung vom 28.7.1940, RGBl. I, S. 1056.

78 Verkündungsblatt RKO vom 31.10.1941, BArch R 90/278.

79 Schreiben Ludwig Runte, RMfdbO an den Reichskommissar in Riga zu Aufgaben der deutschen Ärzte innerhalb der Zivilverwaltung in den besetzen Ostgebieten. BArch R 90/328; Auflistung Aufgaben Abt. II Gesund vom 4.2.1942. BArch R 90/278.

80 Schreiben Bernsdorff an RMfdbO vom 11.5.1942, BArch R 90/324. Diverse Briefe zum Thema Ersatz der jüdischen Ärzte in Weißrussland, von Bernsdorff entweder unterzeichnet oder abgezeichnet. ebd.

81 Schreiben Weber, Abt. II Gesund Generalkommissar Weißruthenien an RKO vom 30.11.1942, BArch R 90/310.

82 Als Nachumsiedler wurden Deutschbalten bezeichnet, die nicht im Herbst 1939 dem Ruf des Führers »Heim ins Reich« gefolgt, sondern in Lettland geblieben waren und erst später, unter den zunehmend schwierigen Lebensbedingungen der sowjetischen Besatzung nach Deutschland umzogen. Sie galten als »politisch verdächtig«; Schreiben Bernsdorff an Abt. II Verwaltung RKO vom 28.4.1943 zu Domyslawski, BArch R 90/326; Schreiben Bernsdorff an Abt. I Personal, Dienstbesprechung zur Seuchenbekämpfung, »Dr. Gerhard Anderson ist unfähig zur Seuchenbekämpfung in Litauen [...] Dr. Anderson war Nachumsiedler 1941, spricht Russisch mit Einheimischen, auch innerhalb der Familie«. ebd; Schreiben Abt. II Gesund RKO Dr. Neumann-Overholthaus an Generalkommissar Riga, Abt. Gesund vom 22.7.1943 zu Rubenis, Zusatz Bff »Ich bitte die Ärzte zur Verantwortung zu ziehen«. BArch R 90/ 284. Schreiben Bernsdorff an RMfdbO vom 5.5.1944 zu Augevicius, BArch R 90/281; Vermerk Bernsdorff vom 13.5.1943 zum Arzt Penter, BArch R 90/324. Zum Nachumsiedler Zahnarzt Eylandt: BArch R 90/331.

83 Schreiben Generalkommissariat Kauen an RKO vom 27.9.1943 zum Einsatz von Nonnen zur Krankenpflege. »Arbeitsamt Wilna hat 59 Nonnen aus Polen. Wo sollen sie arbeiten? Politisch nicht unbedenklich.« Bernsdorff notiert handschriftlich: »Die Nonnen sind keine Krankenschwestern, sie sind zu Torfarbeiten eingesetzt.« BArch R90/284.

84 Einbürgerungsantrag Einwandererzentralstelle Stettin vom 4.12.1939. Bernsdorff war vom 18.2. bis 2.3. 1939 in der »Führerschule der Deutschen Ärzteschaft« Alt-Rehse. BArch R 9361-IV/314085.

85 Schreiben Bernsdorff an alle Generalkommissare vom 16.9.1941. BArch R 90/272.

86 Schreiben Burmeister, Abt. I Org RKO, Änderung des Geschäftszeichens von II Med zu II Gesund auf Wunsch des Abteilungsleiters der Abteilung »Gesundheit und Volkspflege« vom 29.9.1942. ebd.

87 Rosenberg weist darauf hin, dass die Verwaltung der neu besetzen Ostgebiete ihm vom Führer unterstellt seien, außer Wirtschaft und Polizei. Schreiben RMfdbO, Rosenberg (ohne Unterschrift) an Oberste Reichsbehörden

vom 22.9.1941, BArch R 90/271.

88 Schreiben Waegner an Bernsdorff am 3.4.1943, unterschrieben mit »Dein Harald«. BArch R 90/259; Harald Waegner (1884 -1967), Leiter Abteilung »Gesundheit und Volkspflege« im RMfdbO, Angehöriger der »Dienststelle Reichsarzt SS«. Ernst Klee, »Auschwitz, die NS-Medizin und ihre Opfer«, Frankfurt 1997, S. 141. Paul Julian Weindling, »Epidemics and Genocide in Eastern Europe 1890-1945«, New York 1999, S. 243; Nach dem Krieg ist Waegner Schönheitschirurg unter dem Namen Eduard Wegener.

89 Schreiben Dr. K.von Lampe, RMfdbO, an Bernsdorff, vom 2.2.1943: »Lieber Bernsdorff! [...] Tarifordnung werde ich Dir übersenden. Dein Lampe«. BArch R 90/281; Kurt von Lampe (1904-1966), Baltische Brüderschaft, DSHI 120 004 11.

90 Harry Marnitz (1894-1984), Arzt, Studentenverbindung Fraternitas Rigensis, 1919-1920 Landeswehr, vgl. Wichert, »Album Fratrum Rigensium«, Nr. 1153; Hans-Jürgen Bosse (1909-1945), Arzt, Studentenverbindung Fraternitas Rigensis, vgl. Wichert, »Album Fratrum Rigensium«, Nr. 1238; Bernsdorff nachgeordnet waren auch die Gesundheitsabteilungen bei den Generalkommissaren Kauen, Reval, Minsk.

91 Otto Anatole von Lilienfeld-Toal, geb. 29.6.1902, Baltische Brüderschaft DSHI 120 004 11.

92 Ernst Hellmann (1882-1971), Studentenverbindung Fraternitas Rigensis, vgl. Wichert, »Album Fratrum Rigensium«, Nr. 1063; Baltische Brüderschaft, Liste der Teilnehmer III. Convent, DSHI 120 004 11.

93 Leo von zur Mühlen (1888-1953), Geologe, Spezialist für die Bodenschätze Russlands; Die Zentrale für Ostforschung, mit Sitz im Ostministerium in Berlin, ist politikberatend tätig und »erforscht« Rassenlehre, Volkstumskampf, Sozialdarwinismus, die Höherstellung der deutschen Kultur.

94 Vermerk Bernsdorff: »dass laut Erlass des RMfdbO eine Zentrale für Ostforschung beim Reichsminister Ost errichtet worden ist unter der Leitung von Prof. von zur Mühlen«, BArch R 90/358; Programm der Eröffnungstagung der Zentrale für Ostforschung in Dresden am 14./15.10.1943, BArch R 90/259; Mitgliederliste Baltische Brüderschaft 1931: (u.a.) Andreas von Antropoff, Alexander von Engelhardt, Herbert Bernsdorff. DSHI 120 005 03; Reinhard Wittram DSHI 120 008; Heinrich von Stackelberg in Filaretow, Baltische Brüderschaft, S. 39; Auch andere Deutschbalten übernehmen Führungspositionen in der Zentrale für Ostforschung, Theodor Bersin für physiologische Chemie, Rudolf Werner Hippius für »Völkerpsychologie«, der »Turkologe« Gerhard von Mende für »Volkstumsfragen« (er war bei der Wannsee-Nachfolgekonferenz am 29.1.42 dabei), Edmund Karl Spohr für »Botanik«, Klaus von Rosenstiel für Landwirtschaft, Schreiben Stegmann, Wissenschaftlicher Beirat RKO an Bernsdorff, Namen der Fachgruppenleiter Ostforschung, 27.9.1943. BArch R 90/358; Kurt Stegmann

von Pritzwald, Sprachwissenschaftler (1901-1962).

95 Sitzungsprotokoll vom 5.2.1943, BArch R 90/358. Bernsdorff wird vertretungsweise mit der Medizinforschung beauftragt, auf seinen Vorschlag hin wird ihm SA-Oberführer Dr. Franz Pütz vorgesetzt, der wiederum Bernsdorff als Vertreter beruft, aber auch die Arbeit an ihn delegiert. Schreiben vom 14.7. und 14.9.1943 und 24.2.1944, ebd.

96 Alexander von Engelhardt (1885-1960), arbeitet in der Leverkusener Zentrale der Behringwerke.

97 Walter Kikuth (1896-1968), Studentenverbindung Fraternitas Rigensis, vgl. Wichert, »Album Fratrum Rigensium«, Nr. 1178. Er entwickelt bei den IG Farben Elberfeld das Fleckfieber-Präparat Methylenblau. Es wird im KZ Buchenwald getestet. Klee, »Auschwitz, die NS-Medizin und ihre Opfer«, S.327; Nach dem Krieg ist Kikuth Professor für Hygiene in Düsseldorf und stellt Bernsdorff am 26.8.1947 eine Bescheinigung für den Lastenausgleich aus, ZLA1/14509941.

98 Theodor Bersin (1902-1967), Chemiker aus Riga, Leiter des physiologisch-chemischen Instituts in Marburg. Forscht an Kampfstoffen, u.a. Senfgas (Lost), vgl. Florian Schmaltz, »Kampfstoff-Forschung im Nationalsozialismus: Zur Kooperation von Kaiser-Wilhelm-Instituten, Militär und Industrie«, Göttingen 2017, S. 375.

99 Dr. Pütz, Abt. Gesund beim Generalkommissar in Reval, Besuch Bernsdorff im Ölschiefergebiet, Lagebericht Estland vom 11.6.1943, BArch R 90/352; Sonderausweis für Bernsdorff, »darf in abgesperrte Gebiete reisen«, vom 26.1.1942; Schreiben Waegner, RMfdbO an RKO vom 29.5.1943, diverse weitere Schreiben, in denen Waegner Bernsdorff nach Berlin zitiert, BArch R 90/280.

100 Informationsschreiben Abt. I Z (Zentralabteilung) RKO, Septemberflugplan Lufthansa vom 27.8.1942, BArch R 90/278; Aushang Abt. I Z RKO Flugverkehr Riga-Minsk vom 23.8.1943, BArch R 90/276; Schreiben RKO Abt. I an alle Abteilungsleiter vom 30. Mai 1942 über Kurierdienst mit Polizeiflugzeugen durch HSSPF (Höheren SS- und Polizeiführer), BArch R 90/272.

101 Schreiben Bernsdorff an Zentralabteilung vom 14.6.1944, BArch R 90/273.

102 BArch R 90/272; Schreiben KV Reichsführung an Wegner, RKO vom 23.10.1941, BArch R 90/271, Bescheinigung für Fahrer Peteris Liberts vom 23.10.1941 ebd.; Schreiben Abt. II Gesund RKO an Heereskraftfahrpark Königsberg vom 15.10.1941, ebd.

103 Ebd.; Organigramm Reichskommissar für das Ostland, Landesforschungszentrale, BArch R 90/162. Um die Stellung des »Deutschen Hygiene-Instituts der Waffen-SS« in Riga wird es immer wieder Auseinandersetzungen geben. Bernsdorff beklagt sich, dass das Hygiene-Institut eine »getrennte Institution« sei, dem HSSPF (Höheren SS- und Polizeiführer)

unterstellt und fordert in einem Schreiben vom 15.7.1943 an das Ostministerium, mit seiner Abteilung »eine geschlossene Einheit in dienstlicher Hinsicht« entstehen zu lassen, BArch R 90/360. Das Ostministerium ist der Ansicht, dass der »HSSPF Bestandteil der Behörde des Reichskommissars ist«, so Ludwig Runte an RKO am 6.1.1943, BArch R 90/350. Hans Bludau, Leiter des Hygiene-Instituts der Waffen-SS, ist »SS-Hygieniker beim Reichskommissariat Ostland«, schreibt Bernsdorff am 7.11.1941 ans Ostministerium und bittet um Abgrenzung von Bludaus Aufgabengebiet zu Otto von Lilienfeld-Toal, Hygieniker der Abteilung II Gesund RKO. BArch R 90/271; Nicht zu Unrecht wird die »außerordentliche staatliche Kommission« der Sowjets am 16.12.1944 das »Hygiene-Institut« und die beiden Institute in Kleistenhof unter »Fall Nr. 13 über die Errichtung der speziellen Institute in Riga« subsummieren, LVVA, P 132 f. 30 apr. 26 l.

104 Schreiben Abt. II Finanzen RKO an Generalkommissar Reval vom 11.4.1944, BArch R 90/318.

105 Schreiben Bernsdorff an alle Generalkommissare vom 17.12.1942, BArch R 90/309 und vom 27.12.1943 an Generalkommissar Riga, R 90/311.

106 Amtsarzt Vernehmung Käte Gumlich, »bin ich von Dr. Bernsdorff, dem Leiter der Deutschen Klinik, untersucht worden«, vom 1.6.1942, BArch R 90/347.

107 Liste Abteilungen Deutsche Klinik Riga vom Juni 1943, BArch R 90/318.

108 Schreiben Marnitz, Abt. Gesund beim Generalkommissar Riga an Abt. II Gesund RKO vom 17.2.1942. Marnitz hatte das Krankenhaus im Oktober 1941 besichtigt und mit dem Gebietskommissar vereinbart, dass die Einrichtung an seine Abteilung gehen soll. Handschriftlicher Zusatz Bernsdorff: »Linas Hazedek ist der Name des jüdischen Krankenhauses«, BArch R 90/322; Schreiben Andersohn, beim Gebietskommissar Riga an Abt. Gesund beim Generalkommissar Riga vom 21.2.1942, ebd.

109 Schreiben Bernsdorff an den Reichskommissar, zu Hdn. Herrn Ministerialrat Burmeister vom 27.4.1942, Ebd. Und weitere Schreiben an die Abteilungen Verwaltung, Treuhand und Finanzen im RKO.

110 Um den Besitz der ermordeten Juden streiten sich verschiedene Abteilungen der Zivilverwaltung, SS und Polizei. Eigentlich ist die Treuhandverwaltung des Generalkommissars zuständig, es scheint aber auch eine Treuhandverwaltung des RKO zu geben, BArch R 90/322; Reichelt, »Profit and Loss: The Economic Dimensions oft the Riga Ghetto«, S. 174.

111 Schreiben Bernsdorff an den Reichskommissar, zu Hdn Herrn Ministerialrat Burmeister vom 27.4.1942, BArch R 90/322. Beim letzten Teil des Satzes zitiert Bernsdorff Marnitz; Schreiben Abt. Treuhand, RKO an Abt. II Gesund RKO: »Im übrigen sind von den erfassten 500 – 600 Trauringen 300 Stück zur Bereitung von Zahngold zur Verfügung gestellt worden.«, 6.5.1942, ebd.

112 Entwurf, Betr: Errichtung der Zahnstation des RKO. »Leiter der Zahnstation des RKO ist der Leiter des Referates Zahnärztlicher Gesundheitsdienst in der Abt. II Gesund beim RKO«, 9.9.1942; Schreiben Runte, Ostministerium an RKO vom 9.7.1942, BArch R 90/328.

113 Hans-Jürgen Bewersdorff, geb. 19.9.1911 in Berlin, SS-Anwärter seit 1933. BArch R/9361/III 250985. Schreibt das Goldbuch des Zahnarztes. Buchführung über Erwerb und Verbleib von Alt- und Bruchgold gemäß den Vorschriften der Überwachungsstelle für Edelmetalle. Berlin 1938.

114 Anlage 8, Aktenvermerk vom 24.4.1942, BArch R 90/328; Anlage 4, 5 und 6 eines Schreibens von Hans-Jürgen Bewersdorff an Bernsdorff vom 26.5.1942. Betr: Zahnärztliche Praxis für reichsdeutsche Zivilpersonen in Riga. »Zur Übersicht darüber, woher die einzelnen Einrichtungsgegenstände mit denen ich die Praxis ausübe stammen, gebe ich zunächst folgende Aufstellung: [...] Sie wurden aus dem Gesundheitsdepot entnommen, wo das gesamte zahnärztliche Material aus jüdischem Besitz zusammengetragen worden ist«, ebd; Vermerk Vialon, Abt.II Finanzen RKO vom 18.1.1943, ebd.; Schreiben Bewersdorff an Pharm-Ost, Berlin, vom 27.1.1943: »Im Zuge der Überführung sämtlicher jüdischer Facharbeiter in Sammellager war es erforderlich, das Laboratorium der Deutschen Zahnstation in eines dieser Lager außerhalb der Stadt zu verlegen«, ebd; Bescheinigung Bewersdorff, Abt. II Gesund RKO vom 23.6.1943, ebd.

115 Theodor Oskar Feldweg, geb. 17.4.1902, Baltische Landeswehr, Studentenverbindung Fraternitas Rigensis, vgl. v. Wichert, »Album Fratrum Rigensium«, Nr. 1210.

116 Schreiben Bernsdorff an Abt. I Personal RKO, »wird gebeten, Dr. Feldweg in möglichst kurzer Zeit zur Dienstleistung in Reval einzuweisen«, 5.2.1942 und 25.2.1942, BArch R 90/326; Schreiben Bernsdorff an Abt. II Finanzen RKO vom 27. 1.1943, »Dr. Feldweg war am 21.1. in Riga zur dienstlichen Rücksprache« und vom 4.5.1943. BArch R 90/285.

117 Bericht Oberin Christeinicke über die Reise nach Reval vom 29.5. bis 9.7.1942, BArch R 90/339.

118 Schreiben Bernsdorff an Generalkommissar Reval vom 29.4.1943; Schreiben Feldweg, Deutsche Klinik Reval an Bernsdorff vom 24.5.1943; Schreiben Hille, Abt. Gesund Generalkommissar Reval an RKO, »in Vereinbarung mit dem stellvertretenden Leiter der Abt. Gesund beim Generalkommissar Reval wird die früher Greiffenhagensche Klinik zum 1.6.1943 von der estnischen Verwaltung, die in diesem Haus die Revaler Nervenklinik untergebracht hatte, geräumt«. 25.5.1943, BArch R 90/318. Ein Gebäude zu »räumen« kann in der Tarnsprache der Nationalsozialisten die Ermordung der Bewohner bedeuten.

119 »Revaler Zeitung«, 3.11.43, BArch R 90/318; Bericht Oberin Christeinicke von einer Dienstfahrt nach Reval vom 6.3.1944, BArch R 90/339.

120 Statistik über Tbc in Litauen in »Bolschewistenzeit«, BArch R 90/370; »Kauener Zeitung«, 7.3.1943, BArch R 90/318. Litzmannstadt war das umbenannte Lodz im besetzten Polen. Auch dort mussten Juden im Ghetto leben und sterben.

121 Schreiben Bernsdorff an Abt. II Personal RKO vom 9.4.1943, BArch R 90/318.

122 Bernsdorff an Abt.I RKO, Schreiben vom 24.10.1941 und vom 21.10.1941, BArch R 90/271; Vermerk Bff ohne Datum, BArch R 90/272. Schreiben Bernsdorff an alle Generalkommissare vom 25.9.1942, BArch R 90/381.

123 Mehrere Schreiben Bernsdorff an Pressechef RKO, in denen er Veröffentlichungen von Artikeln empfiehlt: so unter der Überschrift: »Gesundes Baden«: »Nach einem schnellen Lauf, nach einem langen Spaziergang oder andauerndem Sonnenbad muss der Körper zuerst etwas abkühlen. Also: nie erhitzt ins Wasser gehen«. BArch R 90/351; Schreiben Bernsdorff an Pressechef vom 26.6.1943 zur Wanzenbekämpfung, BArch R 90/290.

124 BArch R 90/351; Der Artikel erscheint am 15.5.1943 in der Zeitung »Tevija«: »Beim Abschied sprach Dr. Bernsdorff [...]: »Alles, was ich hier gesehen habe, hat mir wirkliche Freude bereitet. Alles, was hier die Volkshilfe mit wenigen Mitteln aufgebaut hat, dient großen Aufgaben«, BArch R 90/290.

125 Schreiben Bernsdorff an Abt. I Z vom 11.2.1943, BArch R 90/273; Korrespondenz zur Entbindung der Ehefrau von Wilhelm Kube, Generalkommissar in Minsk. BArch R 90/274; Schreiben Amtsarzt Dr. Ferdinand, Abt. II Gesund RKO an Ostministerium vom 28.4.1942, BArch R 90/320; Als Kurheim in Kemmern überlegt man das Haus des berühmten jüdischen Psychiaters Idelsohn einzurichten wegen seines »villenartigen Charakters«, Aktenvermerk Dr. N-O, Abt. II Gesund RKO, vom 1.4.1943, ebd.

126 Die Organisation Todt (OT) wurde nach ihrem Leiter Fritz Todt benannt. Sie errichtete in den besetzten Gebieten oft militärische Bauwerke mit Zwangsarbeitern: Verschleppte, Kriegsgefangene, KZ-Häftlinge.

127 Schreiben Abt. I Z (Zentralabteilung der Verwaltung) RKO an RMfdbO Abt. Gesund vom 27.8.1942: »Verteiler Friedrich«: leitender Sanitäts-Offizier beim Wehrmachtsbefehlshaber Ostland, leitender Sanitäts-Offizier Luftflotte 1, leitender Pol.San.Offizier beim Befehlshaber der Ordnungspolizei für das Ostland, leitender Sanitätsoffizier beim Versorgungsbezirk Nord, SS-Sturmbannführer Dr. Bludau beim HSSPF, Stabsarzt Dr. Krebs, Flughafen-Bereichsarzt, Oberbahnarzt Dr. Rammelt, Haupteisenbahndirektion Nord, Einsatzarzt der O.T. beim Linienchef Herrn Dr. Weiß, Arbeitsarzt Dr. Mundt, Stab des Verbindungsführers RAD (Reichsarbeitsdienst) beim RKO, BArch R 90/278; Bernsdorff ist zu diesem Zeitpunkt noch Leiter der Unterabteilung 1 seiner Abteilung, zu seinen Aufgaben gehören: Organisation Gesundheitswesen, Anfragen Wehrmacht, Partei, SA, SS, DRK, Presse und Propaganda, Personal Aufsicht Ärzteschaft in der

Gesundheitskammer. Schreiben vom 8.12.1941 und 4.2.1942, ebd.

128 Gesetz zur Vereinheitlichung des Gesundheitswesens (GVG) vom 3.7.1934, Gesetz zur Verhütung erbkranken Nachwuchses (Sterilisierungsgesetz), 14.7.1933, Reichsgesetz, betr. die Bekämpfung gemeingefährlicher Krankheiten vom 30. Juni 1900, für die eingegliederten Ostgebiete durch Verordnung vom 28.7.1940, RGBl. I, S. 1056. Nicht mehr das Wohlergehen des Einzelnen, sondern des »deutschen Volkskörpers« war das Ziel des Gesundheitssystems und dieses Ziel sollte »mit der Aussonderung der ›Minderwertigen‹ und der Förderung der ›Leistungsfähigen‹« erreicht werden. Sabine Schleiermacher, »Der Öffentliche Gesundheitsdienst in der Zeit des Nationalsozialismus«, bvoegd.de, Zugriff 23.11.2020. Laut Schleiermacher, Institut für Geschichte der Medizin der Charité, hatten die Akteure im Gesundheitswesen einen breiten Handlungsspielraum. Wie Bernsdorff diesen nutzt, wird im Folgenden beschrieben.

129 Schreiben Bernsdorff an RMfdbO vom 15.7.1943, BArch R 90/360; Schreiben Bludau, Leiter Deutsches Hygiene-Institut an Abt. II Gesund RKO vom 9.1.1943 zu den Aufgaben des Instituts, ebd.

130 Schreiben Bernsdorffs an Generalkommissare Riga, Reval, Kauen, Minsk vom 3.12.1942. Er gibt das Fernschreiben des Chefs des Wehrmachtssanitätswesens weiter, »Sanitätseinrichtungen« sollen auf ihre »Eignung zur Einrichtung von Lazaretten« geprüft werden. BArch R 90/350; Schreiben Hugo Carlile, Leiter Abt. Gesund beim Generalkommissar (Nachfolger von Marnitz) an Simm, Leiter Hauptabteilung II, Generalkommissar Riga, über die Besichtigung der Heil- und Pflegeanstalt Günthershof: »Von 220 Insassen [...] 60 leichte Fälle in häusliche Pflege, 80 Insassen verbleiben in der früheren Anstalt Tabor, etwa 80 hoffnungslose Kranke werden sofort nach Litauen evakuiert, mit welcher Aufgabe der SD beauftragt werden soll«, LVVA P 69 f.1a apr. 20 l.; Der Ausdruck »evakuiert« konnte in der Tarnsprache der Nationalsozialisten ebenso wie »geräumt« die Ermordung der Menschen bedeuten. In Lettland wurden während der deutschen Besatzung etwa 2350 psychisch Kranke getötet. In der Rigaer psychiatrischen Klinik Rothenberg werden bereits am 1.9.1941 133 jüdische Patienten erschossen, am 29.1.1942 368 Patienten getötet. Rudite Viksne, »Garigi slimo iznicinasana Latvija nacistiskas okupacijas laika« (Die Tötung der Geisteskranken in Lettland in der Zeit der NS-Besatzung), in: »The Issues of the Holocaust Research in Latvia«, Reports of an International Seminar, 29.11.2001, Ü: Udo Bongartz, S. 334; Bernsdorff hatte in der Klinik Rothenberg im Jahr 1918 eine Zeit lang gearbeitet, sein Vater Julius Bernsdorff vor der Jahrhundertwende, vgl. Festschrift zum 25jährigen Jubiläum des Directors Dr. Th. Tiling, von den Ärzten der Irrenheilanstalt Rothenberg, Riga 1909.

131 Schreiben Vialons, Abt. II Finanzen RKO an Abt. II Gesund RKO vom 31.3.1943, BArch R 90/285; Schreiben Bernsdorff an Abt. II Finanzen

im Hause vom 23.6.1943 zum Haushaltsplan Estland, ebd. Was in der Folge mit den Kindern dieser Einrichtungen geschah, ist unklar, allerdings gibt es mehrere Berichte über die Ermordung von Heimkindern während der deutschen Besatzung, so 250 Kinder unter 12 Jahren aus einem Dünaburger Kinderheim im Sommer 1941 im Wald bei Aglona und mehr als 20 Kinder aus dem Kinderheim von Griva. Vgl. Viksne, »Die Tötung der Geisteskranken in Lettland in der Zeit der NS-Besatzung«, S. 329 und 326. Schreiben Abt. II Finanzen RKO an II Gesund RKO vom 29.1.1942, in Litauen soll »ein großer Teil der Anstalten der Gesundheitsverwaltung mangels vorhandener Mittel aus dem Staatshaushalt geschlossen werden.« BArch R 90/310.

132 Brief der Sinti und Roma von Frauenburg vom 13.3.1942. BArch R 90/147.

133 Schreiben Abt. II Gesund RKO an Höheren SS- und Polizeiführer (HSS-PF) vom 24.12.1941 (geheim): »Ich bestimme daher, dass sie (Sinti und Roma, Anm. d. A.) in der Behandlung den Juden gleichgestellt werden«. Ohne Unterschrift, maschinengeschrieben gez. Lohse. Bernsdorff ist zum Zeitpunkt der Erstellung des Schreibens in der Abt. Gesund zuständig für Anfragen von SS und Polizei und beschäftigt sich mit der Fleckfieberepidemie. Dieses Schreiben stamme »fraglos aus der Feder von Bernsdorff«, so Uwe Danker, Flensburg, Institut für schleswig-holsteinische Zeit- und Regionalgeschichte (IZRG); Der Befehlshaber der Ordnungspolizei, Jedicke, gibt den leicht gekürzten Wortlaut am 12. Januar 1942 an untergeordnete Polizeidienststellen weiter: »Auf meine Anregung hat der Herr Reichskommissar entschieden«, mit dem Zusatz, »das Erforderliche zu veranlassen«, der als Aufforderung zum Mord an Sinti und Roma zu verstehen war. Zitiert nach: Michael Zimmermann, »The Soviet Union and the Baltic States 1941-1944. The Massacre of the Gypsies«, in: Donald Kenrick (Hg.), »In the Shadow of the Swastika. Hartfordshire 1999«, S. 144; Monate später, am 2.5.1942 erkundigt sich die Abteilung Politik RKO bei Bernsdorff, welche Vereinbarung zwischen Verwaltung und Polizei getroffen worden sei zum Umgang mit den »Zigeunern«. Carl Friedrich Trampedach, Leiter Abt. II Politik RKO, kannte offenbar das entscheidende Schreiben vom 24.12.1941 nicht. Herbert Bernsdorff schickt eine Abschrift davon am 7.7.1942 an Trampedach »zur Kenntnis«. BArch R 90/147.

134 Schreiben Abt. II Politik RKO, unterzeichnet Bernsdorff an RMfdbO betr. Zigeuner im Ostland vom 2.7.1942. Er scheint also darüber informiert zu sein, was mit den »Zigeunern« geschehen ist. BArch R 90/147. Von den 3800 lettischen »Zigeunern« wurden zwischen 1941 und 1943 mindestens 1500 getötet. Michael Zimmermann, »Die nationalsozialistische Verfolgung der Juden und ›Zigeuner‹. Ein Vergleich«, in: »Zeitschrift für Geschichtswissenschaft«, 52. Jg (2004), Heft I, S. 57.

135 Lagebericht Abt. II Gesund Generalkommissar Reval Oktober/November 1942, BArch R 90/381; Lagebericht Abt. II Gesund, Generalkommissar Kauen April/Mai 1943, ebd; Hille, Abt. II Gesund, Generalkommissar Reval an RMfdbO, »Säuglingssterblichkeit 9 Prozent, keine Vitamine« vom 21.5.1943. Diese Berichte beziehen sich auf die einheimische Bevölkerung, ebd. Als Flüchtlinge werden euphemistisch die Menschen bezeichnet, die aus den Dörfern der Frontgebiete verschleppt werden.

136 Anton Weiss-Wendt, »Murder without Hatred. Estonians and the Holocaust«, Syracuse 2009, S. 254.

137 Baltische Öl GmbH (kurz: Baltöl), Tochter der Kontinentale Öl AG, zur Ausbeutung der Ölvorkommen in der Sowjetunion gegründet.

138 Leiter der Baltischen Öl-Gesellschaft war Claus von Kursell (1898-1990), Baltische Brüderschaft DSHI 120 004 11. Kursell wandert 1947 nach Peru aus. Vgl. von Kursell, Claus, »Wie es geschah. Zur Vorgeschichte der Umsiedlung«, Weißenhorn 1993; Direktor des Werkes ist Adolf von Pistohlkors (1900-1944), Chemiker in Reval (fehlerhaft geschrieben »von Pistolkoss«, siehe unten), BArch R 90/352; Prokurist H. von Dehn, Telefonbuch Reval 1942; Baltische Öl-Gesellschaft an RKO Abt. II Gesund, z Hdn Dr. Bernsdorff, unterschrieben wahrscheinlich Friese und Kursell (schlecht lesbar): »auf Ihre Nachricht hin, dass ggf über Herrn Dr. von zur Mühlen, RMfdbO, es möglich sei, zwei reichsdeutsche Ärzte für Zwecke der Baltöl zu gewinnen«, BArch R 90/311; Schreiben Bernsdorff an Hauptabteilungsleiter II im Hause zu geplanter Dienstreise zu den Baltöl-Werken, ebd; Abteilung II Gesund, RMfdbO, Bericht Dienstreise 17.-20.12.1942 vom 6.1.1943 nach Kohtla-Järve und Kiviöli, SS-Sturmbannführer Friese von Balt-Öl, Dr. Hille und Dr. von Lilienfeld. Im Krankenhaus in Kohtla befindet sich ein »berühmtes Bad mit Abtritt, das von Typhuskranken, Personal und Fleckfieberkranken benutzt wird […] Unterredung mit dem Direktor des Werkes, Herrn von Pistotlkoss (sic!) durchgeführt, der sich für die Notwendigkeiten der Hygiene völlig uneinsichtig zeigte […] Unterredung mit dem Leiter der Baltischen Öl-Gesellschaft Herrn von Kursell […] versprach, die sanitären Zustände zu verbessern». ebd; Bericht Dienstfahrt Abt. II Gesund RKO vom 10.4.1943, Besprechung mit dem kaufmännischen Direktor von Kursell von Baltisch-Öl in Reval: »Dr. Bernsdorff stellt eingangs fest, dass die Planungen im Gebiet des Schieferöls nach gesundheitlichen Gesichtspunkten eingerichtet werden müssen. Er schildert die Gefahren der Seuchenlage durch Flüchtlinge, besonders den Einbruch von Typhus und anderen Infektionskrankheiten.« […] »Dr. Hille […] kann den großen Anfall des Schriftverkehrs mit den Seuchenmeldungen nicht bewältigen. Herr Dr. Bernsdorff weist darauf hin […]« BArch R 90/352;

139 Tabelle Rationssätze im Generalbezirk Lettland (Wochensatz pro Kopf) vom 23.3.1943. Es ist nicht ganz klar, in welcher Abteilung die Tabellen

entstanden, sie sind oft von Bernsdorff abgezeichnet. Abteilung Gesund und Abteilung Ernährung beim RKO korrespondieren und kooperieren beim Thema Ernährung. BArch R 90/381.

140 Man rechnete also schon damit, dass die jüdischen Zwangsarbeiter sich Essen eintauschten oder geschenkt bekamen – obwohl darauf harte Strafen standen; Diverse Tabellen zur Ernährung Deutsche, Einheimische, Strafgefangene, Juden, Kriegsgefangene, BArch R 90/381. Vermerk Trampedach, Abt. I RKO im Umlauf an Abt. II Gesund RKO vom 14.1.1944, »die Arbeitskraft [...] so stark zurückging, dass die Sicherheitspolizei sich veranlasst fühlte, beim Sicherheitshauptamt anzufragen, inwieweit sie die Lebensmittelsätze erhöhen dürfe«, ebd. Trampedach schreibt Anfang 1944, bis dahin scheint sich also an der Situation nichts verbessert zu haben.

141 Tabelle Rationssätze im Generalbezirk Lettland bis 15.11. Abgezeichnet Bernsdorff 16.11.1943. Darauf die »geltenden Sätze« für landeseigene Bevölkerung, Juden im Arbeitseinsatz und Kriegsgefangene, sowie Vorschläge für Verpflegung der KL-Insassen des Reichskommissars und des SS-Truppenwirtschafters (die Vorschläge der SS sind immer noch etwas höher als die des RKO). BArch R 90/381. Die geradezu üppig lautende Festlegung schickt Abt. III Ernährung RKO an die Generalkommissare Riga Reval Kauen: »Verpflegungssätze für Insassen der Gefangenenanstalten und Konzentrationslager je Kopf und Woche: Brot 2750 g, Fleisch 200 g, Fett 130 g Nährmittel 150 g, Zucker 75 g, Kaffee-Ersatz 50 g, Kartoffeln 7000 g, Quark 100 g, Marmelade 50 g«. Und einen Durchschlag an die Abt. II Gesund »z.Hdn Herrn Dr. Bernsdorff im Hause mit der Bitte um Kenntnis unter Bezugnahme auf die Besprechung und Besichtigung von Konzentrationslagern, am 15.11. überreicht.« ebd; Lageberichte, BArch R 90/352.

142 Schreiben Bernsdorff an Leitenden Sanitätsoffizier beim Wehrmachtsbefehlshaber Ostland (WBO) vom 21.3.1944, BArch R 90/304. Es geht in diesem Brief um die Verpflegung von Tuberkulosekranken, aber Bernsdorffs Begründung gilt vermutlich für alle Hungernden.

143 »Hilfswillige« wurden sowjetische Kriegsgefangene genannt, die, um zu überleben, für die deutschen Besatzer arbeiteten, als LKW-Fahrer oder Transportarbeiter. Manche beteiligten sich auch an der Ermordung der Juden.

144 Leitender Sanitätsoffizier beim WBO (Wehrmachts-Befehlshaber Ostland) an Abt. II Gesund RKO vom 10.1.1944: »Die nicht ausreichende Verpflegung kann auch propagandistisch außerordentlich schädlich wirken.«; Schreiben Bernsdorff an Abt. II Gesund beim Generalkommissar Kauen, 21.1.1944: »Ich bitte [...] mitzuteilen [...] zu welchem Volkstum die Insassen dieser Tuberkuloseheilstätte gehören«; Dr. Obst, Abt. Gesund, Generalkommissariat Kauen an RKO, Februar 1944 (ohne Datum). 48 Tuberkulosekranke. »Mit der Wiederherstellung der Diensttauglichkeit ist nicht zu

rechnen«; Schreiben Bernsdorff an Leitenden Sanitätsoffizier beim WBO vom 21.3.1944: »Tuberkulosekranke [...] dauernd dienstuntauglich [...] Belieferung mit den zustehenden Lebensmitteln nicht erfolgen kann, weil sie entweder nicht zur Verfügung stehen oder die Transporte, infolge Partisaneneinwirkung, ihr Ziel nicht rechtzeitig erreichen«. ebd.

145 Der »deutsche Volkskörper« ist ein Konstrukt der NS-Ideologen, das die Umverteilung von Ressourcen rechtfertigen sollte – und die Rechtlosigkeit des einzelnen Patienten. Die Ergebnisse von Forschung, aber auch Nahrung und Raum sollten nur dem »gesunden« Teil des »deutschen Volks« zur Verfügung stehen, Gesetze siehe Anm. 128.

146 Schreiben Bernsdorff an Abt. Kultur und Wissenschaft RKO im Hause vom 14.10.1942, BArch R 90/358; Schreiben Stegmann, Abt. Kultur an Abt. II Gesund RKO: »Wissenschaftsbeauftragter soll benannt werden« vom 30.10.1942. ebd; Vermerk Bernsdorff, »die laufende wissenschaftliche Arbeit im Ostland zu lenken«, 8.2.1943. Ebd. Kategorie A ist kriegswichtig.

147 Mehrere Listen mit Forschungsvorhaben aus Litauen, Estland und Lettland aus den Jahren 1943 und 1944, BArch R 90/358.

148 Liste mit Forschungsvorhaben aus Dorpat vom 1.6.1943. ebd.

149 Mehrere Listen mit Forschungsvorhaben aus Litauen, Estland und Lettland aus den Jahren 1943 und 1944, BArch R 90/358; Schreiben Otto von Lilienfeld, Abt. II Gesund RKO, an Prof. Vonkennel Uni-Hautklinik Kiel. Möchte eine Sendung des Sulfonamids »Glubocid«, um es zur Behandlung des Trachoms zu erproben. BArch R 90/310.

150 Schreiben Stegmann, Wissenschaftlicher Beirat RKO an RMfdbO vom 8.4.1943: Liste Dienststellen, die Forschungsaufträge an einheimische Wissenschaftler vergeben haben: Sanitätsoffizier, Wehrmachtsbefehlshaber Ostland, Organisation Todt, Abt. II Gesund RKO. BArch R 90/358.

151 Die Fleckfieber-Erreger wurden benannt nach ihren Entdeckern, dem Amerikaner Howard T. Ricketts und dem Deutschen Stanislaus von Prowazeck. Diese Keime, »Rickettsien« genannt, wurden lange Zeit für Viren gehalten, heute ist aber klar, dass kokkenförmige Bakterien das Fleckfieber hervorrufen. Im englischen Sprachgebrauch wird die Krankheit »Typhus« genannt, während im Deutschen mit »Typhus« eine hoch fieberhafte Durchfallerkrankung gemeint ist. Heute gibt es Fleckfieber nur noch vereinzelt in Südamerika in sehr armen Gegenden der Anden. Es ist antibiotisch gut behandelbar.

152 Organisation des Gesundheitswesens im Ostland. »Als eine der wichtigsten Aufgaben des Gesundheitswesens im Reichskommissariat Ostland ist die Seuchensteuerung zu nennen«. Ohne Datum und Unterschrift, BArch R 90/351.

153 Mehrere Listen mit Forschungsvorhaben aus Litauen, Estland und Lettland aus den Jahren 1943 und 1944, BArch R 90/358.

154 Schreiben Bernsdorff an Generalkommissar Riga vom 12.2.1942 betr. Fleckfieberbehandlung mit Rekonvaleszentenharn: »Anliegend Abschrift Mitteilung Oberstabsarzt Dr. Krebs zur Kenntnisnahme«. Der Gedanke hinter diesem Versuch scheint gewesen zu sein, Antikörper gegen die durchgemachte Krankheit könnten bei Genesenen im Urin vorhanden sein und den Krankheitsverlauf von Fleckfieber-Kranken beeinflussen. Ein Erfolg dieser Methode ist weder überliefert noch plausibel. BArch R 92/565; In einem Bericht der sowjetischen »Außerordentlichen Staatlichen Kommission« heißt es zu diesem Versuch: »In dem Konzentrationslager Salaspils wurden Kinder als Labortiere benutzt [...] für die wissenschaftliche Prüfung medizinischer Annahmen.«, »Deutsche Ärzte [...] gaben Urin direkt in den Darm ein [...]«, »Gleichzeitig waren Haare und Lumpen, die die Kinder trugen, von Parasiten bedeckt«. Ü: Agnese Luse. LVVA P 132 f. 30 apr. 5 l., S. 28 und S.10;

155 Schreiben Bernsdorff an Stegmann, Wissenschaftlicher Beirat RKO vom 24.3.1944 und Stegmann, Wissenschaftlicher Beirat RKO an Bernsdorff vom 7.7.1943. BArch R 90/358.

156 Akten R 92/10223 und R 92/10226 könnten im Magazin an der falschen Stelle eingeordnet oder während der letzten Benutzung verschwunden sein. Eine Auskunft über den letzten Benutzer wird nicht erteilt.

157 Mitarbeiter der deutschen Verwaltung mussten von ihnen genutzte Möbel, Haushaltsgeräte und Wertgegenstände, die den ermordeten Juden gehört hatten, bis zum 30.1.1943 auf Fragebögen notieren. Auch wer nichts genommen hatte, musste einen Fragebogen ausfüllen. Bundesarchiv Berlin.

158 Ebd.

159 Ebd.

160 Friedrich Karl Vialon (1905-1990), nach dem Krieg Staatssekretär im Bundesministerium für wirtschaftliche Zusammenarbeit.

161 Fragebogen Dr. Vialon, Friedrich Karl, Blaumannstr. 12a, Abteilungsleiter II Finanzen RKO vom 6.12.1942: Schrank, Bettgestell, Matratze, Nachttisch, Tisch, Bettvorleger 2, Spiegel, Notenständer 1, Tisch, 2 Stühle, Hängelampe, Teppich, Kissen 5, Bilder 6, Sofa 1, Klavierflügel 1, Plattenspieler 1, Hocker, Stutzflügel, Rundfunkgerät 1, Sessel, Kissen, Couch, Küchengeräte, Löffel, Kannen, Wertsachen Ölgemälde 70/40 cm Federbetten 2, Kopfkissen 2, Laken 8, Kopfkissenbezüge 8, Servietten 18, BArch R 92/10229.

162 Fragebogen Trampedach, Friedrich Karl, Abteilungsleiter II Politik vom 30.11.1942: Wäschepuff 1, 1 Gewürzschränkchen, Mehl und Salz Gestell, Kissen-Samt 1, Gäbelchen 1, Holzbrett grün, Schneeschläger 2, Streichholzbehälter 1, Säckchen für Bindfaden, Springform, Blechform, Kastenkuchenform. ebd.

163 Siehe Fragebogen Vialon.

164 Fragebogen Helmuth Unger, Direktor der Reichsbank, Laudonstr.1/3, Wohnung 3 vom 9.12.1942: 12 Kakteen, Kristallschalen 3, Kristallkaraffen 3, silberne Schale, Porzellankörbchen, Porzellanfigur Fuchs. Versilberte Löffel 3, Obstteller, Flügel, Flügeldecke und Noten, Schuhabstreifer, Personenwaage, Likörgläser 20, Tee-Ei, Haarsieb, Seifenbehälter, Fleischhackmaschine, Plättbrett, Ärmelplättbrett, Chaiselonguedecke. (Er scheint eine komplette Wohnung übernommen zu haben: »verschiedene Betttücher, völlig unbrauchbar«), BArch R 92/10229.

165 Siehe Fragebogen Trampedach.

166 Fragebogen Liselotte Leder, Stenotypistin bei Abt. II Gesund RKO vom 23.12.1942: 1 Kopfkissen, 2 Kissen, Geschirr, Küchengeräte; Fragebogen Klara Lindner, Stenotypistin, Abt. II Gesund RKO: »Die von mir benutzten Gebrauchsgüter sind in folgendem ausgefüllten Fragebogen enthalten: Liselotte Leder«. BArch R 92/10224.

167 Fragebogen Dr. von Lilienfeld-Toal, Otto, II Med. RKO vom 31.12.1942: Schrank 1, Kommode 1, Couch 1, Schreibtischlampe 1 Klavier 1, Kinderzimmer Bettgestelle 5, Matratzen 3, Stühle 2, Tisch 1 Spiegel 1, Küchentisch 1 Flurspiegel kleiner, 1, Bad Spiegel kleiner 1, Steppdecken 5, Kopfkissen 6, Laken 18, Kopfkissenbezüge 18, Tischdecken 2, Kaffeedecken gestickt 1, Frottiertücher 10, Handtücher 18, Küchentücher 8, Kinderbezüge 10, Kopfkissenbezüge zerschlissene 2, Tischdecke kaputt 1, Teller 20, Schüsseln 5, Milchkannen 3, Kochtöpfe 2, Zuckerdosen 2, Butterdosen 1, Pfannen 1, Schüsseln 5, Waschtopf 1, Kochtopf 2, kl Wanne 1, »Sämtliche angeführten Gegenstände wurden mir durch die Dienststelle zugeteilt.«, ebd.

168 Siehe Fragebögen Leder und Lindner.

169 Siehe Fragebogen von Lilienfeld.

170 Fragebogen Helga Riesel, Zaubesstr. 5, Stenotypistin Abt. II Gesund RKO vom 2.1.1943: Federbetten 1x, Kopfkissen 1x, Laken 1, Tischdecken 1, Servietten 4, Kissenbezug 1, Überlaken 1 »erhalten durch das Reichskommissariat aus jüdischem Besitz. Die anmeldepflichtigen Vermögenswerte, die sich in meiner Wohnung befinden, sind bereits von Fräulein Gertrud Embele gemeldet worden.« BArch R 92/10227.

171 Fragebogen Marga Schneider, Kr. Baronstr. Nr. 60. Kontoristin, Abt. II Gesundheit RKO vom 30.11.1942: 2 Schlafzimmer mit Schrank 2, Bettgestelle 2, Matratzen 2, Nachttisch2, Kommode 2, Frisiertoilette 2, Stühle 6, Tisch 2, Sofa 1, Hängelampe 2, Nachttischlampe 2, Gardinen 2, Speisezimmer Buffet 1, Tisch 1, Stühle 6, Couch 1, Gardinen 3, Küche Anrichte 1, Tisch, Stühle 1, Lampen 1 Regale 1, Geschirr, Federbetten 2, Kopfkissen 4, Laken 11, Kopfkissenbezüge 5, Servietten 13, Messer, Gabel, Löffel, Reibe, Schopflöffel, Kuchenform, Holzbrett, Holzlöffel, Tonschüssel, BArch R 92/10228.

172 Fragebogen Fritz Steiniger, Riga, Karl-Schirnstr. 18, Referent und Institutsdirektor Abt. II Gesund, Abt. II Politik RKO vom 4.2.1942: Schrank 1, Bettgestelle 1, Matratzen 1, Nachttisch 1, Stühle 3, Tisch 1, Couch 1, Hängelampe 1, Federbetten 1, Kopfkissen 1, Laken 1, Kopfkissenbezüge 1, Handtücher 6. Die angegebenen Gegenstände und Gebrauchsgüter befinden sich in meinem Zimmer in der Gemeinschaftswohnung Karl-Schirn-Str. 18, 4 Tr. Rechts. »Die von mir im Institut für medizinische Zoologie benutzten Gegenstände werden von mir für die Liste des Instituts angegeben.«, ebd.

173 Fragebogen Max Bernsdorff, Bauausführungen, Riga vom 26.11.1942: Einrichtungsgegenstände und Gebrauchsgüter in Büros: Tische div 3, Schreibtische Eiche 3, Schreibtischsessel 2, Stühle 6, Geldschränke auf Holzfuß 1, schmales kleines Tischchen 2, kl. rundes Tischchen 1, BArch R 92/10421.

174 Der Reichsstatthalter für das Wartheland, Quittung für Edda Bernsdorff über Barverkauf vom 12.4.1943: »Ich habe durch den SS-Ansiedlungsstab in Posen nachstehende Möbel erhalten: 1 Schlafzimmer 380.- RM 2 Stahleinlagen 25.- RM«, BArch R 9361-IV/31-4085.

175 Bericht Harry Marnitz, Leiter der Abteilung II Gesundheit beim Generalkommissar in Riga über seine Besichtigungsfahrt am 24.11.1941, BArch R 92/539.

176 Ebd.

177 Marnitz zitiert in einem Schreiben vom 22.1.1943 die Meldung des Beamten: »Ich ließ mir von dem Diensthabenden die K. aushändigen.« Marnitz bezweifelt dessen Darstellung der angeblichen »Flucht« und kommentiert sie in einem Brief an den Generalkommissar: »Vom tatsächlichen Sachverhalt des Abschlusses der Angelegenheit Kirchenstein habe ich Kenntnis nehmen müssen. Es bleibt mir nur übrig, folgendes zu bewundern:
1. Die Fähigkeit der Ärztin, welche eine kleine, zarte Person war, im Laufen.
2. Die Schießfertigkeit des Beamten.« LVVA, P 69 f.1a apr. 28 l.

178 Harry Marnitz, »Nordlicht über der Düna. Kritische Betrachtungen und Erinnerungen an die deutsche Besatzungszeit in Lettland 1941-1943«, 1958 in Schweden erschienen, auf Deutsch: Michelstadt 1991, S. 28 und S.70. In seinen apologetischen Nachkriegs-Erinnerungen beschuldigt Marnitz mehrfach »Dr. B«, eindeutig identifizierbar als seinen früheren Vorgesetzten und langjährigen Freund Herbert Bernsdorff, die Letten unter Druck zu setzen, damit sie sich schneller eindeutschen (S. 65), nicht, wie zuerst abgesprochen, gegen die Ermordung des jüdischen Arztes Schönfeld protestiert zu haben, den beide kannten (S. 73f), und einer generell antilettischen Haltung (S. 58 und 66).

179 S. 70, ebd.

180 Brief Generalkommissar, Abt. II Gesund Marnitz an den Generalkommissar vom 4.11.1942, LVVA P 69 f.1a apr. 28 l.

181 Schreiben Kommandeur Sicherheitspolizei und SD vom 27.11.1942, LVVA P 69 f. 1a apr. 28 l.

182 Auflistung der Lydia Kirchenstein vorgeworfenen Vergehen, ohne Kopf und Datum, LVVA P 69 f. 1a apr. 28 l.

183 Schreiben Bernsdorffs an Ministerialdirigent Fründt (Hauptabteilungsleiter Abt. II) im Hause, vom 7.2.1942: »Das Ghetto wird mit sofortiger Wirkung [...] für die Entnahme von Möbeln und Waren gesperrt [...] allen Personen [...] der Eintritt zu verwehren«, BArch R 90/446.

184 Thomas Werther, »Menschenversuche in der Fleckfieberforschung«, in: Angelika Ebbinghaus, Klaus Dörner (Hg.), »Vernichten und Heilen. Der Nürnberger Ärzteprozess und seine Folge«, Berlin 2001, S. 169; Am Fleckfieber forschten unter anderem Herrmann Eyer in Krakau, Rudolf Wohlrab und Ernst-Georg Nauck in Warschau, Eugen Gildemeister in Berlin, Richard Otto in Frankfurt, Richard Haas in Lemberg, Eugen Haagen in Straßburg. Neue Herstellungsmethoden für Impfstoffe und neue Medikamente werden entwickelt und zum Teil an Menschen getestet. Eyer und Gildemeister haben sich die Impfstoffversuche im KZ Buchenwald persönlich angesehen.

185 Ellen von Schultz, letzte Besitzerin von Kleistenhof, überträgt am 17.1.1941 das Gut ihrer Nichte Edda und deren Ehemann Herbert Bernsdorff, obwohl bei der Umsiedlung der Deutschbalten »Heim ins Reich« aus dem Baltikum in das besetzte Polen eigentlich deren zurückgelassenes Eigentum in den Besitz des lettischen Staates übergegangen war. Schreiben der Deutschen Umsiedlungs-Treuhand-Gesellschaft vom 24.11.1942 über die endgültige Vermögensfeststellung für Edda und Herbert Bernsdorff, ZLA1_1405936. Im Ostministerium, wo viele Deutschbalten arbeiten, gibt es nach der Besetzung der baltischen Staaten Pläne, diesen Besitz den ins Baltikum zurückgekehrten ehemaligen Eigentümern zurückzugeben: Schreiben vom 28.2.42 Abt. I Politik RMfdbO Dr. Bräutigam an Dr. Kleist RMfdbO, Entwurf zur Wiederherstellung Privateigentum in baltischen Staaten: »Vermögenswerte, die dem Berechtigten durch die in Art 1 bezeichneten Maßnahmen entzogen worden sind, können für den Berechtigten treuhänderisch verwaltet werden, soweit dies zur Vorbereitung der Rückgabe an den Berechtigten, aus Gründen des Aufbaus der deutschen Verwaltung oder der Kriegswirtschaft erforderlich ist.«, »Enteignungen aus vorsowjetischer Zeit rückgängig machen.«, BArch R 6/88. Zu den Eigentumsverhältnissen des Gutes Kleistenhof in den Kriegsjahren gibt es keine Dokumente. Das Hausbuch endet im Jahr 1940. Hausbuch Kleisti, LVVA 2942 f. 1 apr. 7043 l.

186 Steiniger, »Erfahrungs- und Forschungsbericht des Institutes für medizinische Zoologie«, S. 3.

187 Dass Bernsdorff das Seruminstitut von innen kannte ist wahrscheinlich, aber nicht belegt. Auf jeden Fall wusste er durch die örtliche Presse von der

langjährigen Impfstoffproduktion dort.

188 www.spilve.org

189 Aussage Jakob Neu vom 27.6.1967, Staatsarchiv Hamburg, 213-12 0041 Bd. 84.

190 Schreiben Bernsdorff an Generalkommissare vom 26.3.1943, Institut habe Tätigkeit aufgenommen am 2.11.1942, BArch R 90/360; Bericht des Arztes Dr. Ding-Schuler, Hygiene-Institut der Waffen-SS, Abt. für Fleckfieber- und Virusforschung Weimar-Buchenwald, über seinen Besuch im Seruminstitut in Kleistenhof 1.-7.11.1943, vom 16.11.1943; Nach Angaben der ehemaligen jüdischen Häftlinge leitet Fritz Steiniger die Fleckfieberabteilung. Aus den Dokumenten der Institute geht dies allerdings nicht hervor. BArch R 90/361.

191 Otto von Lilienfeld wird »Leiter des staatlichen ehemals lettischen serologischen Institutes zu Riga«. Brief von Rumohr, RMfdbO, an von Lilienfeld, 21.10.1941, BArch Berlin, R 92/502.

192 Schreiben Alfred Meyer, RMfdbO an die Reichskommissare Ostland und Ukraine, vom 23.11.1942. »Die Herstellung und der Vertrieb der Erzeugnisse, damit auch die Betreuung und Lenkung der Impfstoff- und Seruminstitute, gehören zum Aufgabenkreis der zuständigen Fachabteilung der Reichskommissare, also der Gesundheitsabteilungen. Alle Fachkräfte arbeiten nach den Weisungen der zuständigen Fachabteilungen der Reichskommissare.«, BArch R 90/362.

193 Robert Koch hat das Institut im Jahr 1891 gegründet. Am Robert-Koch-Institut entwickeln die beiden Professoren Eugen Gildemeister und Eugen Haagen den Gildemeister/Haagen-Impfstoff und veröffentlichen ihre Herstellungsmethode: »Über die Züchtung der Rickettsia prowazekii im Dottersack des Hühnereies und die Herstellung von Kulturimpfstoff«, in: »Zentralblatt für Bakteriologie, Parasitenkunde und Infektionskrankheiten«, Heft 6 (1942), S. 258-264. In den Behringwerken wird ein ähnlicher, leicht modifizierter Impfstoff produziert, bei dem die Embryonen mitverarbeitet werden.

194 Der Pole Rudolf Weigl (1883-1957) entwickelt in Lemberg nach dem Ersten Weltkrieg zusammen mit der Deutschen Hilde Sikora den ersten Fleckfieberimpfstoff aus den Därmen infizierter Läuse. Für eine Impfstoffdosis werden 100 Läuse benötigt. Weigl bleibt auch nach dem Einmarsch der Deutschen am Lemberger Institut und produziert den »Läuse-Impfstoff« mit Hilfe von Hunderten Läusefütterern.

195 Schreiben Bernsdorff vom 14.5. und 22.5.1942, BArch R 90/361. Fernschreiben Joachim Mrugowsky, RMfdbO vom 16.5.1942 an Abt. II Gesund RKO: Joachim Mrugowsky möchte »Fleckfieberimpfstoff von hier beschaffen«. Und hält Bernsdorffs Produktionspläne für »überflüssig«.

196 Mehrere Schreiben Bernsdorff vom 22.5. und Schreiben aus dem Dezember

1942, ebd.

197 Schreiben Bernsdorff vom 6.7., 29.7. und 17.8.1942. Bernsdorff schreibt am 17.8.: »Sofortige Übersendung Fleckfieberstamm Prof. Gildemeister durch Luftpost an Prof. Darzins veranlassen.«, ebd.

198 Läuse können nur von menschlichem Blut leben, nicht von Tieren.

199 Vernehmung David Dolgizers am 29.-30.11.1951 und 4.1.1952, LVA 1986 f. 2 apr. 3053 l. Mit Institut für Serologie meint Dolgizer vermutlich das Seruminstitut. Man kann aus dieser Aussage wie auch verschiedenen Schreiben aus den Instituten entnehmen, dass beide Kleistenhofer Institute eng zusammenarbeiteten, die Zuständigkeiten nicht klar abgegrenzt waren.

200 Vernehmung David Dolgizers, 4.1.1952, LVA 1986 f. 2 apr. 3053 l.

201 Schreiben Bernsdorff an RMfdbO, Abt. II Gesund vom 10.11.1942, BArch R 90/272.

202 Vernehmung 4.1.1952, LVA 1986 f. 2 apr. 3053 l. Ob sie im Ghetto angekommen sind, ist nicht belegt. »Zurück ins Ghetto schicken« konnte gleichbedeutend mit dem Tod sein, wie Überlebende lettischer KZs aussagten, Staatsarchiv Hamburg, 213 12 0041 Bd. 84-86.

203 François Bayle, der als Arzt in der französischen Kommission beim Nürnberger Ärzteprozess ab 1946 die NS-Menschenversuche untersucht, zitiert ein Originaldokument der Anklage (ohne Datum und Autor). François Bayle, »Croix gammée contre caducée. Les experiences humaines en allemagne pendant la deuxième guerre mondiale«, 1950, S. 1156. »Meerschweinchen« ist die französische Entsprechung zum deutschen Begriff »Versuchskaninchen«.

204 Schreiben Dr. Abshagen, Reichskommissariat Ostland, Abteilung Institut für medizinische Zoologie an Herrn Generalkommissar vom 24.10.1942, Staatsarchiv Hamburg, 213 12 0041, Bd. 40.

205 Leonardo Conti (1900-1945), »Reichsärzteführer«, einer der Hauptverantwortlichen für Menschenversuche und Krankenmorde. Suizid 1945.

206 Schreiben Bernsdorffs, Institut für medizinische Zoologie, an die Abt. II Finanzen des RKO vom 20.1.1943, BArch R 90/285.

207 »Deutsche Zeitung im Ostland«, Nr. 333, 334 und 335 vom 4., 5. und 6.12.1942.

208 Schreiben Bernsdorff, Institut für medizinische Zoologie, an Abt. II Finanzen RKO vom 20.1.1943, BArch R 90/285.

209 Schreiben Bernsdorff, Institut für medizinische Zoologie, an Abt. II Finanzen RKO vom 20.1.1943. ebd.; Aktenvermerk Abshagen, Kleistenhof vom 25.3.1943, BArch R 90/360.

210 Semyon Peyros beschreibt, wie die jüdischen Häftlinge den Kriegsgefangenen heimlich Kartoffeln oder Brot zuwerfen. Semyon Peyros, »On the Other Side of Life: The Reminiscences of Simeon Ylyich Peyros«, in: David Silberman (Hg.), »And You Saw It«, Slovo 1989, S. 278.

211 Schreiben Bernsdorff an Abt. II Finanzen RKO vom 20.1.1943, BArch R 90/285.

212 Bericht Dr. Ding-Schuler, Hygiene-Institut der Waffen-SS, Abt. Fleckfieberforschung Weimar-Buchenwald, über den Besuch im Seruminstitut von 1.-7.11.1943, BArch R 90/361.

213 Liste Darzins vom 4.12.1942 mit Angaben, was benötigt wird, um die Fleckfieber-Impfstoffproduktion zu steigern, BArch R 90/456.

214 Gildemeister und Haagen: »Über die Züchtung der Rickettsia prowazekii im Dottersack des Hühnereies und die Herstellung von Kulturimpfstoff«, in: »Zentralblatt für Bakteriologie, Parasitenkunde und Infektionskrankheiten«, Heft 6, 16.2.1942; Bericht der Amerikaner über die Fleckfieber-Impfstoffproduktion in den Behringwerken Marburg, 7.4.1945, CIOS EM 24, https://collections.nlm.nih.gov.

215 Menschenversuche werden beschlossen bei einer Besprechung am 29.12.1941 im Reichsgesundheitsamt: »Da der Tierversuch keine ausreichende Wertung zulässt, müssen die Versuche am Menschen durchgeführt werden.« Anwesend sind u. a. »Reichsärzteführer« Leonardo Conti, Eugen Gildemeister, Präsident des Robert-Koch-Institutes und Joachim Mrugowsky, Leiter des Hygiene-Instituts der Waffen-SS. Vgl. Klaus Dörner, Angelika Ebbinghaus, Karsten Linne (Hg.), »Der Nürnberger Ärzteprozess 1946/47 – Wortprotokolle, Anklage- und Verteidigungsmaterial, Quellen zum Umfeld, Mikrofiche-Edition. (analoge, verkleinerte Abbildung der Dokumente auf Filmmaterial, Anm. d. A.), München 1999, Fiche 3/4829.

216 Gildemeister ist am 3.3.1942 bei der künstlichen Infektion der zuvor mit seinem Impfstoff geimpften Häftlinge im KZ Buchenwald anwesend. Bei einem erneuten Besuch am 17.3. stellt er fest, dass fast alle Geimpften erkrankt sind. Tagebuch der Abt. für Fleckfieber- und Virusforschung am Hygiene-Institut der Waffen-SS in Buchenwald, vgl. Ernst Klee, »Auschwitz, die NS-Medizin und ihre Opfer«, Frankfurt 1997, S. 324. In seiner kurz zuvor erschienenen Publikation hatte Gildemeister Versuche angekündigt: »weitere vergleichende Versuche an Versuchstieren sind von uns eingeleitet worden«: Eugen Gildemeister, »Über die Züchtung der Rickettsia prowazeki im Dottersack des Hühnereies und die Herstellung von Kulturimpfstoff, Zentralblatt für Bakteriologie, Parasitenkunde und Infektionskrankheiten«, Heft 6, S. 263; Gildemeisters Kollege Eugen Haagen lässt Fleckfieberimpfstoff im KZ Natzweiler testen.

217 Schreiben Otto von Lilienfeld: »nach mündlicher Mitteilung von Oberstabsarzt Dr. Waegner«. Der Text enthält einen missgünstigen Unterton, der auf die Konkurrenz unter den Impfstoffforschern hinweist. Die Prüfungskommission für Impfstoffe besteht aus Professor Richard Otto, Dr. Joachim Mrugowsky und Dr. Harald Waegner, ebd.; Richard Otto (1872-1952) leitet das Institut für experimentelle Therapie in Frankfurt/Main (heute Paul-

Ehrlich-Institut), vgl. Weindling, »Epidemics and Genocide«, S. 253.

218 Schreiben Otto von Lilienfeld, »Betr. Herstellung Fleckfieberimpfstoff Ostland«, handschr. Dez.1942, BArch R 90/361.

219 Schreiben Bernsdorff vom 16.12.1942 an Seruminstitut Riga-Kleistenhof. Die Sendung geht an das Hygiene-Institut der Waffen-SS, z Hd SS-Standartenführer Dr. Mrugowsky und an Herrn Geheimrat Otto am Institut für experimentelle Therapie, Frankfurt, BArch R 90/361; Laut Sabine Schleiermacher, Institut für Geschichte der Medizin der Charité, sei den Ärzten bewusst gewesen, wo die SS Impfstoffe testet.

220 Joachim Mrugowsky (1905-1948) ist Leiter des »Hygiene-Instituts der Waffen-SS« in Berlin, »beratender Hygieniker« des Ostministeriums und »Seuchenkommissar für die besetzten Ostgebiete«. Er wird 1948 beim Nürnberger Ärzteprozess zum Tod verurteilt und hingerichtet.

221 Erwin Ding-Schuler (1912-1945) ist Lagerarzt im KZ Buchenwald und Leiter der »Abt. für Fleckfieber- und Virusforschung am Hygiene-Institut der Waffen-SS« dort. Suizid 1945.

222 Schreiben Egon Darzins, Seruminstitut, an Abt. II Gesund RKO vom 13.1.1943, abgez. Bff, BArch R 90/361.

223 Tagebuch der Abt. für Fleckfieber- und Virusforschung am Hygiene-Institut der Waffen-SS, Dokument NO-265, und Arbeitsbericht für das Jahr 1943, 25.1.-28.4.1943, Fleckfieberimpfstoffversuch »Riga«. Dokument NO-57, Dörner, »Der Nürnberger Ärzteprozess 1946/47, Anklage- und Verteidigungsmaterial«, Fiche 3/01533 und 3/1504.

224 Eugen Kogon (1903-1987) führt als »Arztschreiber« in Buchenwald das Tagebuch des Arztes Ding-Schuler und rettet es am Kriegsende vor der Vernichtung. Er ist Zeuge im Nürnberger Ärzteprozess und im Buchenwald-Prozess 1947. Politikwissenschaftler und Publizist.

225 Ding-Tagebuch, Dokument NO-265, Dörner (Hg.), »Der Nürnberger Ärzteprozess 1946/47 Anklage- und Verteidigungsmaterial«, Fiche 3/01533 und 3/4829.

226 Monatlich werden 3-5 »Passagepersonen« infiziert. Dörner (Hg.), »Der Nürnberger Ärzteprozess 1946/47 Anklage- und Verteidigungsmaterial«, Fiche 2/1195; Werther, »Menschenversuche in der Fleckfieberforschung«, S.166.

227 Klee, »Auschwitz, die NS-Medizin und ihre Folgen«, S. 311; Schreiben Bernsdorffs an Ostministerium vom 15.7.1943, BArch R 90/360; Hans Bludau (1904-1978) leitet das »Hygiene-Institut der Waffen-SS« in Riga.

228 Der Impfstoff Riga 2 ist nicht unter diesem Namen erwähnt, aber da im April 1943 eine Impfstoffcharge aus Kleistenhof an Mrugowsky nach Berlin gegangen ist, wird sie in Buchenwald getestet worden sein. BArch R 90/326; Ding-Tagebuch, zitiert nach Klee, »Auschwitz, die NS-Medizin und ihre Opfer«, S. 333.

229 Dörner, »Der Nürnberger Ärzteprozess 1946/47, Anklage- und Verteidigungsmaterial«, Fiche 2/1192ff und 3/01368.

230 Vermerk Bernsdorff vom 9.4.1943, BArch 90/361.

231 Prof. Richard Otto/Frankfurt, Protokoll der Impfstoffprüfung Riga 1 vom 8.2.1943, ebd.

232 von Lilienfeld, »Gehalt an Rickettsien [...] noch nicht hoch genug«, Vermerk vom 13.4.1943, ebd.

233 Schreiben Richard Otto, Institut für experimentelle Therapie, an Prof. Darzins vom 30.6.1943: »Prüfung Dottersack-Impfstoff Riga Nr. 2 vom 7.6.1943.«, ebd. Dass Otto Impfstoffe ebenfalls an Menschen testen ließ, ist nicht ausgeschlossen, aber nicht belegt.

234 Schreiben SS Führungshauptamt Amtsgruppe D an Abt. II Gesund RKO vom 26.8.1943, BArch R 90/326. Schreiben Dr. Wheeler-Hills Abt. II Gesund RKO vom 2.9.1943; Aktenvermerk (Unterschrift nicht lesbar) vom 21.9.1943; handschriftl. Zettel »polit. Überprüfung Prof. Darzins« vom 7.10.1943 (bezieht sich wohl auf das SS-Schreiben vom August); BArch R 90/456.

235 Vermerk Bernsdorff vom 15.1.1944, Entscheidung wahrscheinlich schon im Herbst 1943, BArch R 90/361.

236 Schreiben Bernsdorff an Hauptabteilungsleiter II RKO vom 25.10.1943, BArch R 90/280.

237 Schreiben Bernsdorff an Hauptabteilungsleiter II RKO vom 5.11.1943, BArch R 90/259.

238 Ebd.

239 Schreiben Dr. Haas, Leiter des Behring-Institutes Lemberg an Institut für medizinische Zoologie Riga-Kleistenhof vom 23.11.1943, BArch R 90/360.

240 Fernschreiben Bernsdorff, an Behring-Institut Lemberg; Bernsdorff, an Herrn Hauptabteilungsleiter II RKO: »kriegswichtige Aufgabe«, BArch R 90/280.

241 Die mit Rickettsien aus Lemberg infizierten Läuse könnten sowohl zur Ansteckung von »Passagepersonen« als auch für Schlotes Schwefel-Experimente und zur Produktion von Eier-Impfstoff gedient haben. Ob die infizierten Läuse von Gurwitz und den anderen Kleistenhofer Häftlingen »gefüttert« wurden oder von anderen Gefangenen ist ebenso unbekannt.

242 Eduard Krebsbach (1894-1947), Standortarzt des Stammlagers Kaiserwald und Heinz Wisner, Sanitätsdienstgrad (SDG) dort. Krebsbach wurde 1947 in den Dachauer Prozessen zum Tod verurteilt und hingerichtet.

243 Gemeint ist vermutlich Flecktyphus oder Typhus exanthematicus, englisch »Typhus« genannt, und nicht die Durchfallerkrankung Typhus.

244 Aussage Gertrude Schneider vom 14.5.1980 im Prozess gegen Heinz Wisner, BArch B 162 26148, S. 213. Weitere Aussagen über Schwestern, die

für Versuche dienen: Maurice Fonarev vom 5.5.1980, BArch B 162 26148 S. 164-166; Ingeborg Berner vom 18.4.1980, Staatsarchiv Düsseldorf Ger-Rep 267_Nr.2257; Trudy Schloss, BArch B 162 26148 S. 200-202; Nadia Reznik vom 6.5.1980, BArch B 162 26148. S. 194-197. Die Aussagen divergieren ein wenig, mal geht es um Flecktyphus, mal bekommen sie »Typhusbazillen« als Spritze verabreicht, mal hat man von Experimenten nur gehört. Aber immer wieder sind es junge Schwestern, die wegen Fleckfieber isoliert und untersucht werden und später verschwinden.

245 Vgl. Semyon Peyros: »Human Guinea Pigs«, in: Gertrude Schneider (Hg.), »Muted Voices. Jewish Survivors of Latvia Remember«, New York 1987, S. 58; Mikhail Peyros: Interview Nr.16811. Visual History Archive, USC Shoah Foundation, 1996, Segment 77, Zugriff 20.3.2019.

246 David Dolgizer, Aussage am 1.4.1974 in Israel zur Zwangsarbeit in Kleistenhof, Staatsarchiv Hamburg, 213 12 0041 Bd. 47.

247 Vgl. Semyon Peyros, »Human Guinea Pigs«, S. 58.

248 Bericht des Leiters des Seruminstituts der Universität Lettland Egon Darzins vom 17.9.1941, BArch R 90/362.

249 Vgl. Semyon Peyros, »Human Guinea Pigs«, S. 59; Mikhail Peyros: Interview Nr.16811. Visual History Archive, USC Shoah Foundation, Segment 96. Zugriff 20.3.2019.

250 Die Zahlen der gefütterten Läuse variieren zwischen 10 – 15000 bei Semyon Peyros, »Human Guinea Pigs«, S.60; 15000 bei Mikhail Peyros, Interview Nr.16811, VHA, Segment 96; 15 – 20000 Läuse, Aussage P. Gurvitch (Schreibweise im Dokument, Percy Gurwitz geändert) vom 25.11.1944 in Außerordentliche Staatliche Kommission, LVVA P 132 f. 30 apr. 26 l. S. 187; 30 000 pro Person bei David Dolgizer, Aussage am 1.4.1974 in Israel, Staatsarchiv Hamburg, 213 12 0041 Bd 47. Manchmal ist auch von dreimal täglicher »Fütterung« die Rede.

251 Vgl. Semyon Peyros, »Human Guinea Pigs«, S. 59-61.

252 Vgl. Percy Gurwitz: »Zweimal Deutsches Rotes Kreuz«, https://rotes-kreuzerh.files.wordpress.com/2010/05/zweimal-deutsches-rotes-kreuz1.pdf S. 6.

253 Vgl. Semyon Peyros, »Human Guinea Pigs«, S. 60f; Schreiben Bernsdorff an RMO, Bestellung Glasbatist für Läusekäfige, 10.11.1942, BArch R 90/272. David Dolgizer, Aussage am 1.4.1974 in Israel, Staatsarchiv Hamburg, 213 12 0041 Bd 47.

254 Vgl. Semyon Peyros, »Human Guinea Pigs«, S. 60f.

255 David Dolgizer, Aussage am 1.4.1974 in Israel, Staatsarchiv Hamburg, 213 12 0041 Bd. 47.

256 Aussage Semyon Peyros 22.11.1944, Außerordentliche Staatliche Kommission, LVVA P 132 f. 30 apr. 26 l.

257 Ebd.; vgl. Semyon Peyros, »Human Guinea Pigs«, S. 60f.

258 Organisatorisch gehören die Häftlinge zum KZ Spilve, einem Außenlager des KZ Kaiserwald. Der Lagerführer in Spilve im Jahr 1943 bis Anfang 1944 war der besonders brutale Gustav Sorge. Vgl. Franziska Jahn, »Das KZ Kaiserwald und seine Außenlager 1943-1944. Strukturen und Entwicklungen«, Berlin 2018, S.333. Sorge war als Schlosser im besetzten Polen »in der SS für die Gaswagen zuständig« gewesen. Götz Aly, »Endlösung. Völkerverschiebung und der Mord an den europäischen Juden« Frankfurt/Main 1999, S. 125.

259 David Dolgizer, Aussage am 1.4.1974 in Israel, Staatsarchiv Hamburg, 213 12 0041 Bd. 47. Während Dolgizer Kleistenhof als grauenhaft beschreibt, klingen die Schilderungen der anderen Häftlinge manchmal fast betont harmlos. Läusefütterer liefen Gefahr, sich mit Fleckfieber zu infizieren und daran zu sterben, litten an Anämie. »Meine Hände waren stark zerbissen und geschwollen«. Aussage Semyon Peyros nach dem Krieg am 22.11.1944 vor der Außerordentlichen Staatlichen Kommission: »sehr oft war mir während der Fütterung schwindelig und am nächsten Tag hatte ich Fieber«, LVVA, P 123 f. 30 apr. 26 l. S.187. Ein Sanitäter aus Buchenwald sagt im Ärzteprozess: »Wir konnten die Qual und die Angst, die die Leute bei der Ansetzung (der Läusekäfige, Anm. d. A.) hatten, nicht mehr mit ansehen.« Dörner, »Der Nürnberger Ärzteprozess 1946/47, Anklage- und Verteidigungsmaterial«, Fiche 3/1351. In anderen Nachkriegsaussagen wurde allerdings das Läusefüttern, vor allem im Institut in Lemberg, als Schutz vor Selektionen dargestellt. Diskussion vgl. Weindling, »Epidemics and Genocide«, S. 350-352. Über die Gefährlichkeit und Qual des »Läusefütterns« entschied die Zahl der zu »fütternden« Läuse und ob sie mit Fleckfieber-Erregern infiziert waren.

260 Vernehmung David Dolgizer 4.1.1952 durch MGB LSSR (Ministerium für Staatssicherheit der lettischen Sowjetrepublik), LVA (Lettisches Staatsarchiv) 1986 f. 2 apr. 3054 l. In den Prozessen wurden Geständnisse oft erzwungen, deren Informationsgehalt ist daher mit Vorsicht zu beurteilen; Verhörprotokoll Andrejs Verdins, Laborangestellter in Kleistenhof am 11.8.1951: »Diese Beziehungen zwischen Deutschen und Juden waren so, weil die Juden sich für die Deutschen mit Spekulationen beschäftigten.« LVA, 2876 f. 1v apr. 179 l. S. 9-13; David Dolgizer, Vernehmung 14.2.1968: »Während wir im Institut waren, gab es mehrere Fälle, wo er Sachen anderer Juden genommen hat, die er dann verkauft oder gegen Produkte eingetauscht hat.« LVA 1986 f. 2 apr. 4972 l. Bd. 9, S. 109-111. David Dolgizer, Vernehmung 4.1.1952, »Ich kann nicht verleugnen, dass auch ich an Spekulationen beteiligt war [...] es war wegen des Überlebens, da die Lebensmittelnormen des Ghettos dem Notwendigen nicht entsprachen«. LVA, 1986 f., 2 apr. 3054 l, S.50-62; Diese Aussagen könnten der Wahrheit entsprechen, denn in Ghetto und KZ und auch in Kleistenhof

konnte als Häftling nur überleben, wer in der Lage war, sich Kleidung oder Schmuckstücke zum Eintauschen gegen Lebensmittel zu organisieren. Vgl. Jahn, »Das KZ Kaiserwald und sein Außenlager«, S. 321.

261 Harry Marnitz beschreibt nach dem Krieg diesen Besuch wie einen netten Ausflug: »Eines Tages besuchte der Ärzteführer Deutschlands Dr. Conti Riga. Zum Empfang des hohen Gastes hatten sich im Flughafen Spilve alle bei der Zivilverwaltung beschäftigten Ärzte eingefunden. Auf dem Rückweg nach Riga kehrte die Autokolonne in Kleistenhof ein, um dem Gast die vorbildliche Serumstation der lettischen Universität zu zeigen.«, Harry Marnitz, »Nordlicht über der Düna«, S.64; Marnitz' Bericht zeigt, ebenso wie der Bericht von Ding-Schuler, dass das Läuse-Labor im Seruminstitut war und nicht im Gutshaus.

262 Bericht zum Fall Nr. 13, Außerordentliche Staatliche Kommission: »gemäß einer Reihe von Aussagen«, Sobatschkin, 16.12.1944, LVVA, P 132 f. 30 apr. 26 l.; Bericht Dr. Ding-Schuler, Hygiene-Institut der Waffen-SS, Abt. Fleckfieberforschung Weimar-Buchenwald, über seinen Besuch im Seruminstitut 1.-7.11.1943. BArch R 90/361.

263 Percy Gurwitz, »Von den Tugenden der Letten und der Deutschen« (Roman), Wladimir 2001, S. 349.

264 Vgl. Semyon Peyros, »Human Guinea Pigs«, S. 63.

265 Vgl. Mikhail Peyros, Interview Nr.16811, Visual History Archive, USC Shoah Foundation, Segment 77- 81. Zugriff 20.3.2019.

266 Ebd, Segment 121, Segment 135, Segment 169 (Fotos); Semyon Peyros, »Human Guinea Pigs«, S. 70; Gurwitz, »Zwei Mal Deutsches Rotes Kreuz«, S.4.

267 Semyon Peyros, »Human Guinea Pigs«, S. 62; Aussage S. Peyros 22.11.1944 und Aussage P. Gurvitch, (Namensschreibweise aus Dokument, Percy Gurwitz) 25.11.1944, Außerordentliche Staatliche Kommission, LVVA P 132 f. 30 apr. 26 l.

268 Fritz Steiniger, »Einiges über bisherige Erfahrungen mit der Kälteentlausung«, Aufsatz »aus dem Institut für medizinische Zoologie Riga-Kleistenhof, Direktor Regierungsrat Dr. habil. Fritz Steiniger«, 10.8.1943, BArch R 90/455.

269 Karteikarte Fritz Steiniger aus Kartei aller Hochschullehrer, Reichsministerium Wissenschaft, Erziehung, Volksbildung, BArch Berlin R 49/13277.

270 Schreiben Mrugowsky, Hygiene-Institut der Waffen-SS an Reichsführer SS, Amt »Ahnenerbe«, vom 18.12.1942: Steiniger sei im Januar 1943 für Dr. May in Riga zu sprechen. BArch NS 21/2392. Eduard May leitete ab 1942 das »Entomologische Institut« im »Institut für wehrwissenschaftliche Zweckforschung« der SS-Forschungsorganisation »Ahnenerbe«.

271 Akte Fritz Steiniger, LASH Abt. 460.6 N3 214 GZ 6975.

272 Kartei Hochschullehrer, Wissenschaftsministerium, BArch R 49/13277.

273 David Dolgizer, Aussage am 1.4.1974 in Israel, Staatsarchiv Hamburg, 213-12 0041, Bd 47.

274 Fernschreiben Bernsdorff an RMfdbO vom 10.9.1943: Steiniger habe Besprechung mit Dr. Buchmann. BArch R 90/284; Dienstreisebescheinigung Steiniger vom 22.7.1943, ebd.

275 Aussage Dolgizer, Staatsarchiv Hamburg, 213-12 0041, Bd 47; Vermerk Bernsdorff vom 8.9.1942 über »Besichtigungsfahrt« mit Steiniger, BArch R 90/458.

276 Mikhail Peyros, Interview Nr.16811. Visual History Archive, USC Shoah Foundation, Segment 101. Zugriff 20.3.2019.

277 Gurwitz, »Von den Tugenden der Letten und der Deutschen«, S. 349.

278 LASH Abt. 460.6 Nr. 214 GZ 6975.

279 Schreiben Bernsdorff an den Reichskommissar vom 22.5.1942, BArch R 90/324.

280 Schreiben Lilienfeld zur Herstellung Fleckfieberimpfstoff im Ostland (undat., handschriftl.12/42), »Gründung Institut für medizinische Zoologie durch Schnellbrief des RMfdbO vom 14.7.1942 anstelle Fleckfieberforschungsinstitut.«, BArch R 90/361; Fritz Steiniger, »Erfahrungs- und Forschungsbericht des Institutes für medizinische Zoologie«, Riga 1944, S. 3.

281 Schreiben Firma Tesch und Stabenow an RKO, Abt. II Gesund vom 21.2.1942: »vielleicht bestände die Möglichkeit, dass die von Ihnen beabsichtigen Entwesungen als Schulungsobjekte für Ausbildungslehrgänge dienen, die wir […] durchführen sollen«. Tesch war schon am 27.11.1941 persönlich in Riga gewesen, BArch R 90/446; Tesch unterrichtet Personal in Riga. Jürgen Kalthoff/Martin Werner, »Die Händler des Zyklon B. Tesch und Stabenow. Eine Firmengeschichte zwischen Hamburg und Auschwitz«, Hamburg 1998, S. 154. Dr. Bruno Tesch war Inhaber der Firma Tesch und Stabenow (Testa), einer Hamburger Firma, die Schädlingsbekämpfungsmittel vertreibt und Zyklon B liefert an Wehrmacht, zivile Verbraucher, SS, Waffen-SS, Konzentrationslager. Ebd. S.120.

282 Kartei Hochschullehrer, Wissenschaftsministerium, Forschungsgebiet: Erb- und Rassenbiologie, BArch R 49/13277; Liste der Veröffentlichungen Fritz Steiniger LASH Abt. 460.6 Nr. 214 GZ 6975; NSDAP-Mitgliedskarte, Aufnahme ins rassenpolitische Amt der Partei 1936, R/9361-II/976936; Forschungsantrag DFG 1939 zur »Hasenscharte«, R 73/14936. Während der NS-Zeit wurden etwa die Hälfte der Menschen mit Lippen-Kiefer-Gaumen-Spalte (»Hasenscharte«) zwangssterilisiert.

283 Aussage Percy Gurwitz vom 6.12.1944, Außerordentliche Staatliche Kommission, LVVA P132 f. 30 apr. 26 l. S.191; Haushalt Reichskommissar Ostland 1943, Einzelplan IV Gesundheitsverwaltung Kap. 32 Institut für med. Zool. »Titel 14/2 muss erhöht werden, da der Fernsprechanschluss für alle Gespräche, die sich aus dem Referat Rassenpolitik ergeben, mitbe-

nutzt wird. Insbesondere gilt das für Ferngespräche nach Berlin, die sich im Zusammenhang mit den RAD-Musterungen ergeben.«, BArch R 90/285; Schreiben Steiniger an Wissenschaftlichen Beirat RKO vom 3.11.1942, »bei vielen Dienststellen des Reichskommissars [...] ruft die Bezeichnung ›Institut für medizinische Zoologie‹ die Ansicht hervor, das Institut sei eine Einrichtung, die sich mit der Gesunderhaltung der Tiere des Rigaer Zoologischen Gartens zu beschäftigen habe, so dass meistens kurzweg von dem ›Zoologischen Garten in Kleistenhof‹ gesprochen wird. Obwohl die so irrtümlichen Auffassungen als lächerlich und geringfügig erscheinen, erschweren sie doch die Arbeit des Instituts [...] so beträchtlich, [...] dass der Name [...] in ›Institut für medizinische Biologie‹ umgewandelt werden soll.« Zu dieser Namensänderung kommt es allerdings nicht. BArch R 90/360; Schreiben Bernsdorffs an Institut für Vererbungswissenschaft der Uni Greifswald vom 25.1.1943, er bittet um »Laborgeräte für das Institut für medizinische Zoologie Riga-Kleistenhof«, R 90/360.

284 Organigramm RKO, Dr. med. Steiniger Abt. II Gesund Rassenkunde BArch R 90/162; »ab Januar 1942 Referent für Rassenpolitik beim Reichskommissar für das Ostland.«, BArch R 49/13277; Schreiben Abt. II Politik RKO an Abt. I Personal im Hause vom 10.8.1942 (ohne Autor), »der rassenpolitische Referent als federführend bestimmt wird, da es nicht angängig ist, dass dieselbe Stelle, die mit der praktischen Lösung der Judenfrage beauftragt ist [...] bestimmt, wer Jude ist.« LASH, Abt. 352.3 Nr. 2261 Dokumente.

285 Kartei Hochschullehrer, BArch R 49/13277.

286 Weindling, »Epidemics and Genocide in Eastern Europe 1890-1945«, S. 261; Steiniger ist das Gebiet nicht ganz neu: Er hat schon 1940 bei einem »Entlausungskurs« im Lager Stahnsdorf bei Berlin unterrichtet. Steiniger, »Erfahrungs- und Forschungsbericht des Institutes für medizinische Zoologie«, S. 76f.

287 Schreiben Bernsdorff an RMfdbO vom 7.7.1943: »hiermit bestätige ich wunschgemäß den Empfang einer elektrischen Haarschneidemaschine.« BArch R 90/360; Schreiben Bernsdorff an RMfdbO vom 10.11.1942, BArch R 90/272; Schreiben Bernsdorff vom 21.10.1943, BArch R 90/334.

288 Vermerk Bernsdorff vom 9.11.1942: »Es käme infrage, solch einen Musterofen auch im medizinisch zoologischen Institut zur Aufstellung zu bringen als Anschauungs- und Ausbildungsobjekt.«, BArch R 90/360; Vermerk Bernsdorff vom 15.1.1944, »die Züchtung der Meerschweinchen übernimmt das Medizinisch-Zoologische Institut in Kleistenhof.«, BArch R 90/361.

289 Schreiben Bernsdorff an Stegmann vom 24.3.1944 und Stegmann an Bernsdorff vom 7.7.1943, BArch R 90/310; Schreiben Bernsdorffs an Generalkommissar Reval vom 26.11.1942: »Das Institut stellt unentgeltliche

Übernachtungsräume und Bettwäsche sowie Küchenbenutzung und Küchenpersonal zur Verfügung.«, BArch R 90/458.

290 Bernsdorff an Verlagsbuchhandlung Holzner, Riga, vom 18.11.1943: »Das Erscheinen der Veröffentlichung des Entlausungs- und Entwesungslehrgangs ist daher eine besonders voreilige Maßnahme der Seuchenbekämpfung. Ich bitte daher, die Drucklegung weitestgehend zu beschleunigen.«, BArch R 90/455; Gurwitz, »Von den Tugenden der Letten und der Deutschen«, S. 385. Fritz Steiniger, »Die Entlausung und sonstige Entwesung. Ein Lehrgang für Desinfektoren und Schädlingsbekämpfer«, Riga 1944.

291 Schreiben Bernsdorff an RMfdbO vom 19.8.1943: »Das Manuskript von Dr. Steiniger ›Der Einsatz der Sauna in der Entlausung‹ mit der Bitte, die Druckerlaubnis zu erteilen.« BArch R 90/455; Schreiben Bernsdorffs vom 4.8.1943, ebd.

292 BArch R 9361/V/3799; Schreiben Bernsdorff vom 19.11.1943, BArch R 90/276.

293 Gurwitz, »Zweimal Deutsches Rotes Kreuz«, S.5; Gurwitz, »Von den Tugenden der Letten und der Deutschen«, S. 389; Krankenblatt Lehmann, Deutsche Klinik Riga, 20.3.1943, BArch Berlin R 90/336.

294 Gurwitz, »Zwei Mal Deutsches Rotes Kreuz«, S. 4; Gurwitz, »Von den Tugenden der Letten und der Deutschen«, S. 391.

295 Schreiben des Wissenschaftlichen Beirats RKO, Leiter Essen an Priv. Doz. Olga Trauberg vom 6.5.1944. Bewilligung der beantragten Forschungsbeihilfe von 500 RM, BArch R 90/165.

296 Schreiben Bernsdorff an Hauptabteilungsleiter II vom 6.12.1943 und Fernschreiben Bernsdorff Gesund an Behring-Institut Lemberg: »Die beantragte Dienstreise von Fräulein Schlote vom medizinisch zoologischen Institut in Riga-Kleistenhof ist mit mir durchgesprochen worden. Dieser Dienstreiseantrag verfolgt eine kriegswichtige Aufgabe im Zusammenhang mit weiteren Arbeiten auf dem Gebiet der rickettsienhaltigen fleckfieberinfizierten Läuse.«, BArch R90/280.

297 David Dolgizer, Aussage am 1.4.1974 in Israel, Staatsarchiv Hamburg, 213 12 0041 Bd 47; Fernsprechverzeichnis Abt. II Gesund vom 11.5.1942 und Korrektur Bernsdorff dazu vom 28.8.1942 »Gigger jetzt unter Inst. f. med. Zoologie«, BArch R 90/272.

298 Semyon Peyros, »On the Other Side of Life«, S. 274.

299 Erinnerungen von Friedrich von Brackel, »Baltische Monatshefte«, Nr. 0106 vom 1.1.1903.

300 Bericht Steiniger über die Aufgaben von Kleistenhof vom 25.8.1942, BArch R 90/458; Steiniger, Institut für medizinische Zoologie an Amtmann Schulz, Abt. II Gesund RKO. Erläuterungen zum Haushaltsplan. BArch R 90/285; Vermerk von Lilienfeld vom 28.10.1942: »der leitende Sanitätsoffizier für das Ostland beabsichtigt, für die Kurse des medizinisch

zoologischen Instituts laufend 10 bis 15 Mann zu kommandieren [...] für die Entlausungskompanie.« BArch R90/458; Steiniger, »Erfahrungs- und Forschungsbericht des Institutes für medizinische Zoologie«, S.74.

301 Steiniger, »Erfahrungs- und Forschungsbericht des Institutes für medizinische Zoologie«, S.74.

302 Ebd; Haushalt Reichskommissar Ostland 1943, Einzelplan IV Gesundheitsverwaltung Kap. 32 Institut für med. Zool. Erläuterung zu Titel 1; »vor der Besetzung Rigas ein bolschewistisches Kommando in dem Gebäude lag und die gesamte Inneneinrichtung fortführte [...] das Gebäude vor einem völligen Verfall zu bewahren.« BArch R90/285.

303 Semyon Peyros, »On The Other Side of Life«, S. 272.

304 Seuchenmeldungen des leitenden Sanitätsoffiziers der Wehrmacht, BArch R 90/365, Seuchenmeldungen des Luftflottenarztes, BArch R 90/366; Seuchenmeldungen der Organisation Todt, BArch R 90/367; Formulare »Wochennachweisung der anzeigepflichtigen übertragbaren Krankheiten«, BArch R 90/368;

305 Steiniger, Zusammenfassung der »Aufgaben des deutschen Institutes für medizinische Zoologie in Riga-Kleistenhof«, vom 25.8.1942 von Bernsdorff an Abt. II Wissenschaft RKO im Hause geschickt: »Zentralkartei der Fleckfieberbekämpfung alphabetisch nach Ortsnamen [...]« BArch R 90/458; Steiniger trägt diese Informationen zu einer »Schrift« zusammen. Davon ist im Bundesarchiv ausschließlich ein kleiner Zettel übriggeblieben mit einem Hinweis auf die »Entlausungsanstalten im Bereich des Ostlands«: Schreiben Abt. II Raum RKO an Generalkommissar vom 13.3.1944, BArch R 92/60. Die »Schrift« fehlt aber.

306 Bernsdorff an Abt. II Z Personal RKO vom 14.6.1944: »Umstehender Antrag des Instituts für medizinische Zoologie wird dringend befürwortet.«, BArch R 90/273.

307 Schreiben Steiniger an Amtmann Schulz, Abt. II Gesund RKO, Haushalt Kleistenhof für das Rechnungsjahr 1943 vom 14.4.1943, BArch R 90/285. Mehrere Haushaltspläne, Entwürfe, Erläuterungen in dieser Akte; Nachtrag Bernsdorffs zum Kostenvoranschlag des Instituts für medizinische Zoologie für 1942 vom 21.1.1943, »Pacht für die zur Hühnerfarm gehörenden Ländereien und Häuser 1000 RM«, ebd; Antrag Steiniger auf eine Schreibmaschine für die Einrichtung des Instituts vom 21.5.1942, BArch R 90/272.

308 Schreiben Dr. v. L. an Dr. Bosse beim Generalkommissar vom 15.12.1942, »außer dem Hühnerstall ist die Errichtung eines kleinen Stalles für Versuchskleintiere (Meerschweinchen etc) für den Betrieb des Instituts für medizinische Zoologie erforderlich sowie eines Raumes für Errichtung einer Entwesungsanlage.« (ohne Unterschrift, von Bernsdorff mit Kürzel abgezeichnet) BArch R90/361; Schreiben Bernsdorff an RMfdbO vom 19.11.1942: »Ich weise deshalb darauf hin, dass ebenso wie für die Grossraumerhitzer der

Firma Klein auch für die entsprechenden Geräte der Firma Goedecker, die in großem Umfange besonders in Lettland eingebaut werden sollen, bisher noch keine Versuchsanlage erbaut wurde, an der der sachgemäße Einbau der Öfen hätte ausprobiert werden können [...] besteht Gefahr [...] dass diese für den Dauerbetrieb nicht geeignet sind. Ich bitte daher [...] eine Versuchsanlage für den Heißluftofen von Goedecker nach Angaben meines Referenten für Schädlingsbekämpfung in Riga zu errichten. Eine grundsätzliche Stellungnahme zu der Art der Eindringung von bewegter Heißluft in eine durch einen Großraumerhitzer beheizten Kammer ist in dem Sammelbericht über häufige Entlausungsfehler enthalten, den das Institut für medizinische Zoologie in den nächsten Tagen vorlegen wird.« BArch R 90/458; »einige kleine Desinfektionskammern«, Semyon Peyros, »On the Other Side of Life«, in: David Silberman (Hg.) »And You Saw It« (Und Du hast es gesehen), S. 274; »Versuche in gasdichtem Würfel, 1m^3 und Gaskammer 25m^3«, Ratten-Freilandgehege 64 m^3, Steiniger, »Erfahrungs- und Forschungsbericht des Institutes für medizinische Zoologie«, S. 51 und 71. Ob mit den Worten »Entwesungsanlage«, »Desinfektionskammern« und »Gaskammer« derselbe oder ähnliche Räume benannt werden, ist unklar. Bei allen Bezeichnungen handelt es sich vermutlich um luftdicht abgedichtete Hohlräume; Vermerk Bernsdorffs vom 9.11.1942: »Es käme infrage, solch einen Musterofen auch im Institut für medizinische Zoologie zur Aufstellung zu bringen als Anschauungs- und Ausbildungsobjekt.«, BArch R 90/458; Hellmann, Abt. II Gesund an Abt. II Verwaltung, 8.1.1943, Lagebericht Gesundheitsdienst RKO November/Dezember 1942, Bernsdorff handschriftl. »nicht an RMO«, BArch R 90/352.

309 Schreiben Dr. habil Fritz Steiniger an DFG, Abt. Landwirtschaft vom 6.7.1942, BArch R 73/14936. Um Gewebe mikroskopieren zu können, wird es erst in warmem, flüssigem Paraffin getränkt. Wenn das Paraffin erkaltet und erstarrt ist, kann ein Mikrotom sehr dünne Gewebeschnitte machen, die auf einen Glasobjektträger gelegt und so unter die Linse des Mikroskops geschoben werden können.

310 »Kopflaus und Kleiderlaus sind auch nicht verschiedene Arten, sondern nur verschiedene Rassen der gleichen Art (Menschenlaus). Zwischen beiden Formen gibt es Mischlinge.«, S. 26; »Atemöffnungen an Hinterleibringen«, S. 11 und S.15; »Man kann einen derartigen Läusekäfig ständig am Unterschenkel der fütternden Person angeschnallt lassen«, S. 19. Steiniger, »Die Entlausung und sonstige Entwesung«, S.13 und S. 25-33; Es könnte sein, dass es zwei getrennte »Läusezuchten« gegeben hat: eine mit fleckfieberfreien, eine mit infizierten Läusen.

311 »Eine Laus wird in ein Schälchen mit Wasser gelegt und nach ein bis zwei Stunden herausgenommen.«, ebd, S. 33.

312 »3. Kurstag. Nachmittag. Den Kursteilnehmern wird durch einen Schäd-

lingsbekämpfer eine Schwefeldioxid-Vergasung praktisch vorgeführt, außerdem wird eine in Betrieb befindliche Entlausungsanstalt besucht. Wenn sich Gelegenheit dazu bietet, wird auch eine Durchgasung mit Blausäure, T-Gas oder Tritox vorgeführt«, ebd, S. 132; »Für die praktische Vorführung einer Schwefeldioxid-Vergasung muss man mit einer am gleichen Ort arbeitenden Entwesungsfirma Verbindung aufnehmen und eine Termin-Vorführung rechtzeitig vereinbaren.«, ebd, S.181.

313 Ebd. S. 48; S. 113-115, S.123; Schreiben Bernsdorffs an die Generalkommissare in Reval, Kauen, Riga, Minsk vom 21.10.1943: »Ein Unglücksfall gibt Veranlassung, darauf hinzuweisen, dass auch für das Arbeiten mit Schwefeldioxid eine Gasmaske, wenn auch nicht unter allen Umständen nötig, so doch wenigstens für die ordnungsgemäße Durchführung der Durchgasung außerordentlich wichtig ist [...] so bitte ich [...] Maskenkörper und Filtereinsätze E (gelbe Kennfarbe) zu bestellen.«, BArch R 90/334.

314 Steiniger, »Erfahrungs- und Forschungsbericht des Instituts für medizinische Zoologie«, S. 76. Der Begriff Entwesung steht für die Ungeziefer-Bekämpfung in Räumen, der Begriff Entlausung für die Ungeziefer-Bekämpfung an Menschen. Die Begriffe werden aber auch synonym gebraucht oder bewusst unklar gehandhabt.

315 Steiniger an Amtmann Schulz, Abt. II Gesund RKO (ohne Datum), Erläuterungen zum Haushaltsplan des Instituts für medizinische Zoologie für das Jahr 1943. Titel 31: »Es handelt sich nicht allein um Desinfektionsmittel, die im eigenen Bedarf des Instituts verbraucht werden, sondern auch um solche für Unterrichtszwecke in den Entlausungskursen. Die Kursusteilnehmer müssen mit dem Gebrauch der Mittel vertraut gemacht werden.«, BArch R 90/285; Die Kosten für Desinfektions- und Entlausungsmittel steigen von 400 Reichsmark für 1942 auf 500 Reichsmark 1943 auf 28200 Reichsmark für »Entwesungen, Desinfektionsmittel, Chemikalien« im Jahr 1944. Die »Miete« für jüdische Arbeitskräfte steigt vom 3000 Reichsmark im Jahr 1943 für 5 Arbeitskräfte »pro Tag 8 Std. a 0,20 RM 8 RM«, auf 5500 RM im Jahr 1944 (also rechnerisch 9-10 Arbeitskräfte). Schreiben Amtmann Schulz, Abt. II Gesund RKO an Institut für medizinische Zoologie vom 2.6.1944, ebd.

316 Steiniger, »Die Entlausung und sonstige Entwesung«, S. 118, S. 129, S. 126, S. 87, S. 44. Giftige Gase, die man nicht riecht, wie die Blausäure, führen oft zu tödlichen Unfällen und bekommen deshalb einen Warngeruch zugesetzt. Schwefel besitzt einen stechenden Geruch.

317 »Neuerdings werden auch sogenannte Großraumerhitzer, die ursprünglich in Bergbaubetrieben angewandt wurden und auch als Lufterhitzer oder Heißluftöfen bezeichnet werden, für die Entlausung eingesetzt. Bei diesen Geräten wird [...] ein Kreislauf in einer Entlausungskammer hergestellt, doch dient für die Erwärmung der um den Kreislauf passierenden Luft

nicht eine elektrische Heizung sondern ein Koksofen. Mit Hilfe eines Gebläses wird die Luft von unten in die Kammer eingeleitet und oben wieder abgesaugt, um in den erhitzten Raum des Ofens zurück zu gelangen. Großraumerhitzer dieser Art werden von den Firmen Goedecker und Klein hergestellt.« Ebd. S.44-46. »Es muss besonderen Wert darauf gelegt werden, dass die Hitze der Kammer vom Boden aus zugeführt wird.« Ebd. S.40; Steiniger, Erfahrungs- und Forschungsbericht des Institutes für medizinische Zoologie, S. 12; »Wenn diese [die Kammertüren] undicht sind, so kann die Temperatur in ihrer Nähe niedriger sein als in der Mitte der Kammer.« Steiniger, »Die Entlausung und sonstige Entwesung«, S. 40f.

318 Steiniger, »Die Entlausung und sonstige Entwesung«, S. 47f.

319 »Brachte das Institut für medizinische Zoologie 1942 einen Plan heraus, mit geringfügigsten Hilfsmitteln eine dörfliche Badestube zu einer behelfsmäßigen Entlausungsanstalt zu erweitern. Es sind dabei zwei aus Brettern aufgeführte Anbaue erforderlich. In einen von diesen wird eine kleine Heißluftkammer mit Unterfeuerung gestellt […] Schließlich gelang es durch Versuche, die Frau Dozentin Olga Trauberg im Verlauf des Jahres 1943 im Auftrage des Instituts durchführte, die dörflichen Badestuben auch ohne jeden Erweiterungsbau für […] Entlausungen einzusetzen.«, Steiniger, »Erfahrungs- und Forschungsbericht des Institutes für medizinische Zoologie«, S. 23f; Steiniger, »Die Entlausung und sonstige Entwesung«, S. 116.

320 Steiniger, »Die Entlausung und sonstige Entwesung«, S. 178.

321 Steiniger, »Erfahrungs- und Forschungsbericht des Institutes für medizinische Zoologie«, S. 77f. Die Urkunde wurde ausgestellt, »nur dann, wenn eine sehr gründliche nicht nur theoretische sondern auch an Hand von praktischen Aufgaben durchgeführte Prüfung ergab, dass der betreffende Kursteilnehmer das Gesamt-Gebiet wirklich gut beherrschte. Die Bewährung der Lehrgangsteilnehmer im späteren praktischen Einsatz war ausgezeichnet.«

322 Im Februar 1944 laufen zwanzig junge Frauen aus dem KZ Spilve durch den Schnee nach Kleistenhof. Sie legen ihre Mäntel ab und nehmen in ihren zerschlissenen Kleidern an Tischen Platz. Sie bekommen Läuse ins Haar gesetzt, ein Kopflausmittel soll getestet werden. Vgl. Gurwitz, »Von den Tugenden der Letten und der Deutschen«, S. 402-405; »Für die Prüfung von Kopflausmitteln stellten sich auf eine Zeitungsnotiz hin kopfverlauste Personen (meist Schwerstfälle) in reichlicher Zahl zur Verfügung und blieben nötigenfalls auch für die Zeit einer längeren Beobachtung im Institut.«, Steiniger, »Erfahrungs- und Forschungsbericht des Institutes für medizinische Zoologie«, S. 80; Schreiben Dr. Essen, wissenschaftlicher Beirat RKO an Priv. Doz. Olga Trauberg vom 6.5.1944, Bewilligung der Forschungsbeihilfe: »Man muss verschiedene einheimische giftige Pflanzen bei der Bekämpfung des Ungeziefers untersuchen. Es werden verschiedene Tinkturen,

Abkochungen, Breie, Pulver verfertigt […] die Arbeit wird teilweise im Institut für medizinische Zoologie in Kleistenhof durchgeführt werden«, BArch R 90/165; Prof. Hase, Biologische Reichsanstalt für Land- und Forstwirtschaft, Berlin, testet Läusemittel, »Azot-Gas-Schwefelpräparat, Frl Schlote, Assistentin Riga-Kleistenhof« (ohne Datum), BArch R 154/1039.

323 »Am besten unter allen transportablen Geräten bewährten sich im Einsatz die Entlausungswagen der Reichsbahn, die aus alten Personenwagen umgebaut wurden. Meistens wurden zwei Entlausungswagen mit einer alten […] Lokomotive verbunden und aus der Lokomotive auf 110 Grad erhitzter Dampf in die Wagen geleitet […] um die Heißluftkammer im Wagen auf 90 Grad zu bringen. Auch ohne Lokomotive zu heizende Wagen mit besonderer Feuerung unter der Heißluftkammer wurden eingerichtet […] der Einsatz dieser Eisenbahnentlausungswagen ist an das Vorhandensein […] von Abstellgleisen gebunden. Doch leisten sie auch […] ganz Erhebliches im Sinne einer »gezielten Entlausung«. Damit meint der Autor »schwerstverlauste«, »vagabundierende«, »durch Verschmutzung auffallende« Menschen, die »so schnell wie möglich einer Entlausung zugeführt« werden müssen, S. 31. »[…] transportable Anlagen […] an Fleckfieberherde, die fern von ortsfesten Anlagen auftreten, herangebracht zu werden«. Steiniger, »Erfahrungs- und Forschungsbericht des Institutes für medizinische Zoologie«, S. 15-17; Behandlung freistehender Eisenbahnwagen: »Durchgasung mit Blausäure nicht gewünschtes Resultat, weil selbst bei gutem Abkleben der Fenster, Türen, Wandritzen Wagen zu undicht«, »Mit gutem Erfolg Verfahren unter Anwendung von Schwefelkohlenstoff. Eisenbahnwagen vor Durchgasung gründlich abgeklebt und an Dampfheizung einer Heizlokomotive angeschlossen. Temperatur 30 bis 35 Grad erreicht. Im Winter Wagen in freistehenden Lokomotivschuppen, um Temperatur zu erreichen. Schalen mit Schwefelkohlenstoff aufgestellt und sogleich angezündet. Durch Abbrennen von Schwefelkohlenstoff steigt Temperatur um zehn Grad, eine Höhe, die auf Fleckfieberrickettsien abtötend wirkt«, ebd, S. 56-59.

324 Die Kali-Werke Kolin und die »Dessauer Werke für Zucker und chemische Industrie« liefern Blausäure in Büchsen, an ein Trägermaterial gebunden und mit Warnstoffzusatz unter dem Handelsnamen »Zyklon B«. Kalthoff, »Die Händler des Zyklon B«, S. 58, zum Rohstoffmangel: S. 121. Wärme setzt die Blausäure aus dem Trägermaterial frei.

325 Annemarie Schlote, »Verbrennungsfördernde Zusätze zur Erzeugung rationeller Schwefelpräparate«, in: »Desinfektion und Schädlingsbekämpfung«, 35. Jg, Heft 11 (November 1943), S. 93-95. Dr. Gerhard Peters hält »diese Arbeit für äußerst verdienstvoll. Ich möchte Sie bitten, Frau Schlote zu veranlassen, auch eine vergleichsweise Prüfung der in den Richtlinien des Arbeitsausschusses empfohlenen Präparate nach dieser Versuchsanordnung

durchzuführen und damit dem Ausschuss Gelegenheit zu einer vielleicht zweckmäßigen Verlagerung der Produktionsaufträge zu geben.« Schreiben Dr. G. Peters, Arbeitsausschuss für Raumentwesungs- und Seuchenabwehrmittel beim Reichsminister für Bewaffnung und Munition, an Regierungsrat Steiniger, Institut für medizinische Zoologie vom 1.11.1943, BArch R 90/455.
Obwohl sich die »Selbstherstellung von geeigneten Schwefelpräparaten besser bewährt hat als gebrauchsfertige Industriepräparate«, Steiniger, »Erfahrungs- und Forschungsbericht«, S. 49, »wird von den Entwesungsfirmen Schwefelkohlenstoff auch dem besten Schwefelpräparat in der Praxis vorgezogen [...] außerdem entsteht bei der Verbrennung von Schwefelkohlenstoff zugleich Kohlendioxid, das wahrscheinlich die Giftwirkung des Schwefeldioxids erhöht, da es Insekten zu einer lebhafteren Atemtätigkeit anregt«, ebd., S. 54.

326 Annemarie Schlote, »Die Einwirkung von Schwefeldioxid auf Fleckfiebererreger«, in: »Zeitschrift für hygienische Zoologie und Schädlingsbekämpfung«, 36. Jg, Heft 1 (Januar 1944) S. 74-76. Ob die Wissenschaftlerin 1800 infizierte Läuse tatsächlich auf ihrer eigenen Haut saugen ließ, scheint eher fraglich.

327 Steiniger, Bericht Lehrgangstagung Desinfektoren vom 27.10.1943 an alle Generalkommissare, BArch R 92/569; Walter Buchmann (1900-1960), Abt. II Gesund RMfdbO.

328 Dr. Erich Pappenheim, »Fachreferent für Schädlingsbekämpfung« in der Abteilung Gesundheit beim Generalkommissar in Minsk.

329 Mit Schleichhandel ist Schwarzhandel gemeint. Desinfektoren kamen leicht an Wertgegenstände.

330 Steiniger, Bericht Lehrgangstagung vom 21.10.1943; Schreiben Steiniger an Generalkommissare Reval, Riga, Kauen, Minsk vom 23.8.1943, »Arbeitstagung Desinfektoren Ostland 11.-14.10. in Kleistenhof«. »Die Tagung hat die Absicht, die Desinfektoren mit einer Reihe von neuen Entwesungsmethoden bekanntzumachen«; Fernschreiben Bernsdorff an RMfdbO vom 2.10.1943, bittet um Auskunft, ob Desinfektorentagung stattfindet, BArch R 90/334.

331 Schreiben Buchmann, RMfdbO an RKO vom 22.3.1944, »Ich bin damit einverstanden, dass das Institut für medizinische Zoologie Riga-Kleistenhof dem Arbeitsausschuss für Raumentwesung und Seuchenabwehrmittel beitritt«; Schreiben Bernsdorff an RMfdbO vom 2./3.8.1943, »da ich eine Zusammenarbeit des Instituts mit dem genannten Ausschuss für wichtig halte, weil gerade der Osteinsatz von Entwesungs- und Seuchenabwehrmitteln stark im Vordergrund des Gesamteinsatzes steht, so bitte ich, nochmals überprüfen zu wollen, ob ein entsprechender Aufnahmevorschlag möglich ist«. Er bezieht sich auf ein vorheriges eigenes Schreiben vom 12.4.1943,

BArch R 90/455. Schädlingsbekämpfungsmittel werden an Desinfektoren zentral verteilt, weil sie im Krieg Mangelware sind. Deshalb beginnt eine »Zuteilungsstelle für chemische Produkte« im Mai 1942 zu arbeiten – der »Ausschuss«. Vorsitzender ist Dr. Gerhard Peters, gleichzeitig Geschäftsführer der Degesch (Deutsche Gesellschaft für Schädlingsbekämpfung). Kalthoff, »Die Händler des Zyklon B«, S. 119; Das Institut in Kleistenhof lenkt die Verteilung der Kontingente für Rohschwefel, Kleister, Klebpapier, verteilt größere und kleinere »Entwesungsaufträge« gleichmäßig an Firmen wegen des Gewinns. Steiniger, »Erfahrungs- und Forschungsbericht des Instituts für medizinische Zoologie«, S. 46.

332 Schreiben Klebanowski, Abt. Personal RKO an RMfdbO vom 9.3.1943, bittet im Nachhinein um Erlaubnis für die Versetzung der Schwester, da sie »vorwiegend laborantische Schwester« sei, BArch R 90/336.

333 Schreiben Bernsdorffs an Abt. II Personal vom 9.2.1943, ebd.

334 Krankenblatt Deutsche Klinik Riga 20.3.1943 – 5.4. 1943, ebd. Der abwesende Lidschlussreflex deutet auf eine lebensbedrohliche Situation hin.

335 Alle Informationen zur Vorgeschichte ihrer Erkrankung stammen aus dem Krankenblatt Deutsche Klinik Riga 20.3.1943 – 5.4. 1943, BArch R 90/336.

336 Schreiben Bernsdorff an Abt. II Personal RKO vom 6.4.1943, ebd.

337 Diverse Schreiben. Mal telefoniert die Krankenschwester noch selbst, mal ruft Abshagen den Arzt an, mal ist der Wehrmachtsarzt Dr. Ternus involviert, mal kommen die Ärzte Lilienfeld und Bludau zu zweit aus dem Hygiene-Institut der Waffen-SS nach Kleistenhof, mal Lilienfeld allein, ebd.

338 Percy Gurwitz schreibt später über diesen Vorfall: »Untersuchungsbeamte aus der Stadt verhören sogar uns Juden in Kleistenhof.« Gurwitz, »Zwei Mal Deutsches Rotes Kreuz«, S.6.

339 Schreiben NS RDS an Oberin Christeinicke, Referentin Schwesternwesen im RKO vom 19.11.1943 mit der Bitte um »Übersendung eines genauen Berichtes und einer eingehenden Beurteilung von Schwester Hildegard« und Schreiben Dr. Bernsdorffs an Abt. II Personal RKO zur Anschrift von Dr. v. Lilienfeld vom 24.11.1943, BArch R 90/336.

340 Aktenvermerk Abshagen, Kleistenhof, vom 3.6.1943. Hildegard Lehmann habe ihm erzählt, Kameraden ihres gefallenen Bruders hätten ihr die Pistole (französische Beutewaffe) zugeschickt, BArch R 90/336.

341 Aktenvermerk Abshagen vom 30.11.1943, BArch R 90/336.

342 Gurwitz, »Von den Tugenden der Letten und der Deutschen«, S. 394; Vernehmungsprotokoll Semyon Peyros vom 27.2.1952. LVA, 1986 f. 2 apr. 3054 l., S. 170; Semyon Peyros, »Human Guinea Pigs«, S. 63 und S. 67; Aussage David Dolgizer am 1.4.1974 in Israel, Staatsarchiv Hamburg, 213 12 0041 Bd 86; Schreiben Bernsdorffs an Abt. II Personal RKO

im Hause vom 15.10.1943, »Der Desinfektor Karl Losse wurde [...] zum Reichskommissar für das Ostland einberufen und arbeitet seit Anfang September im Institut für medizinische Zoologie in Kleistenhof. [...] Schwierigkeiten hat Losse im Verkehr mit Volksgenossen, Dienststellen und einheimischer Bevölkerung, da er sehr stark zu Wutausbrüchen neigt und auch leicht den Eindruck eines Querulanten macht. Gegen eine Ernennung zum Verwaltungsführer ist von Seiten der Abt. II Gesundheit und Volkspflege nichts einzuwenden«, BArch R 90/334.

343 Steiniger, »Erfahrungs- und Forschungsbericht des Instituts für medizinische Zoologie«, auf S.13 Bezug auf: F. Steiniger u. K. Losse: »Über bewegliche Luftstromführung beim Einsatz von Großraumerhitzern in der Entlausung«, in: »Zeitschrift für hygienische Zoologie«, Nr. 36 (1944).

344 Bernsdorff: Vorschlag zur Ernennung des DRK-Haupthelfers Karl Losse als Landesassistent vom 28.4.1944 mit ausführlichen Angaben zu Aufgabengebiet, Abstammung, Charakter, Fachkenntnissen und bisherigen Leistungen, BArch R 90/334; Bernsdorff schickt Losse schon Anfang des Jahres aus Dünaburg in Lettland, wo er »deutscher Oberdesinfektor« ist zur Fleckfieberbekämpfung nach Zarasai in Litauen und bittet um Bericht, 26.1.1943 und 1.3.1943. ebd; Lagebericht Bosse vom 7.4.1943, BArch R 90/352; Losse berichtet am 10.2.1942 über den Bau der E-[Entlausungs]-Anstalt in Zarasai: »Alle Räume sind geräumig, mit Beton ausgelegt und mit einem Abfluss versehen. Die Lattenroste für die Betonfußböden sind im Bau. Die Maße der E-Kammer: Länge 2 1/2 m, Breite 2m, Höhe 2,20m« und die Fleckfieberbekämpfung in der Gemeinde Dukschtas: »es geht das Gerücht herum, dass alle Polen im Krankenhaus durch Einspritzung getötet werden. [...] die Kranken müssen durch Ärztestreifen in ihren Schlupfwinkeln aufgesucht und herausgeholt werden.« Losse hat eine Bitte: »Evtl könnten Sie, Herr Doktor, nach solchen besonders toll verlausten Gegenden im Frühjahr einen E.-Zug hinsenden«, BArch R 90/334.

345 Schreiben Dr. Ferdinand, Abt. II Gesund RKO an Ministerialdirigent Fruendt, (Hauptabteilungsleiter II) RKO, Protokoll Besprechung zur Bekämpfung der Fleckfieberseuche im Ostland am 1.12 1941 in der Abt. Gesundheit und Volkspflege des RKO, »geheim«. LVVA P 70 f. 5 apr. 8l. Zusätzlich zu den oben Genannten sind u. a. anwesend: Dr. Proehl, Generalarzt WBO (Wehrmachtsbefehlshaber Ostland), Dr. Rammelt, Oberbahnarzt, Dr. A. Rubins (Lette – Zusatz im Original, Anm. d. A.) Arzt der OT (Organisation Todt), Dr. Weiß, Arzt der OT, Dr. Steinhaeuser, HSSPF (Höherer SS- und Polizeiführer), Dr. Saberski-Muessigbrodt, Generalarzt, Luftflottenarzt, Dr. Schuhardt, Oberarzt, Luftflottenarzt, Jouin, Major, Kommandeur des Kriegsgefangenen-Lagers, Reg. Baurat Schaefer, Hauptabteilung IV RKO, Dr. Wiederholt, Marine-Stabsarzt, Hafenarzt, Theodor Fruendt. Abteilungsleiter Wegner bittet Fruendt, »alle einschlägigen Dienststellen

anzuweisen, die Maßnahmen der Seuchenbekämpfung als vordringlich zu behandeln und auch selbst aktiv und selbstständig bei der Seuchenbekämpfung mitzuwirken«.

346 Vortrag Dr. O. v. Lilienfeld-Toal in Abt. II Gesund RKO über die Fleckfieberepidemie am 1.12.1941: »Um zu verhindern, dass das Fleckfieber bedrohliche Ausmaße annimmt, muss mit [...] den schärfsten Maßnahmen gearbeitet werden.«, ebd.

347 Vermerk Bernsdorff vom 22.6.1943: »Der Leiter der Abteilung Gesund kann in Seuchenfragen unmittelbare Weisungen erteilen ohne Einhaltung des Dienstwegs.«, BArch R 90/326.

348 Schreiben v. Lilienfeld, Abt. II Gesund RKO an Generalkommissar Riga: Vom Reichskommissar durch Erlass vom 23.12.1941 erteilte Vollmacht. Auftrag zur Seuchenbekämpfung. BArch R 90/364. Schreiben Bernsdorff an Ministerialdirigent Fruendt vom 7.2.1942: »Erlass des Reichskommissars vom 23.12.1941, der dem Abteilungsleiter der Abt. Gesundheit und Volkspflege, Brigadeführer Dr. Wegner, besondere Vollmachten für die Fleckfieberbekämpfung erteilt hat«, BArch R 90/446.

349 Vermerk Bernsdorff »für Herrn Dr. v. Lilienfeld« vom 11.2.1943: »Das Lager der Flüchtlinge in Slusk ist mit schwerwiegenden Mängeln behaftet [...] rücken Gruppen von Flüchtlingen aus dem Lager aus trotz dort sich befindlicher Wache. Wer die Wache stellt ist unbekannt – wahrscheinlich wohl die Zivilverwaltung aus einheimischen Kräften.« Vermerk v. Lilienfeld zum Vermerk Dr. Bernsdorff vom 12.2.1943: »Missstände inzwischen restlos beseitigt. Wache von einheimischen Schutzmannschaften gestellt, die einen deutschen Führer haben.«, BArch R 90/356; Bericht Wheeler-Hill, Abt. II Gesund RKO, Dienstreise Kauen, Olita, Wilna, vom 23.6.1943: »Freiherr v. Fritsch von Abt. II Verwaltung sagte Gestellung von 30 Mann litauische Soldaten für Bewachung der Flüchtlinge in Olita zu.«, BArch R 90/352.

350 Schreiben Bernsdorff an Ministerialdirigent Fruendt vom 7.2.1942: »Ich habe daher [...] Maßnahmen vereinbart und sofort in Kraft gesetzt.« In der Anlage vom 6.2 (unterschrieben Wegner): »folgende Maßnahmen: Ghetto 14 Tage für Entnahme von Möbeln gesperrt, Personen kein Eintritt.«, BArch R 90/446.

351 Zeitungsartikel Bernsdorff vom 1.6.1944: »Zum Ausbau der Seuchenabwehr gehört ferner die erfolgte Errichtung von Reservekrankenhäusern und die Bekanntgabe von Anordnungen über Isolierung von Kranken, Quarantänelager, Verkehrssperre und andere Maßnahmen, die sich aus Gründen der Hygiene ergeben«, in: »Ostland. Monatsschrift des Reichskommissars für das Ostland Nr. 12; Die Einrichtungen, in die ansteckend Erkrankte mussten, trugen unterschiedliche Bezeichnungen. Die Maßnahme »Quarantäne« diente eigentlich der vorsorglichen Trennung von viel-

leicht Infizierten aber noch nicht Erkrankten von Gesunden. Die Begriffe sind aber nicht scharf abgegrenzt; Sonderausweis Bernsdorff, 26.1.1942, »Krankenhäuser oder sonstige der Isolierung dienende Gebäude«, BArch R 90/326; Bericht Desinfektor Schäler beim medizinisch zoologischen Institut, Bericht Dienstreise Wolmar vom 7.3.1944: »Einrichtungsgegenstände und Wäsche fehlen in allen Hilfskrankenhäusern, ebenso die notwendigsten Medikamente, Pflegepersonal fehlt auch.« BArch R 90/352; Bericht Wheeler-Hill, Abt. II Gesund RKO, Dienstreise Wolmar, vom 15.4.1943, Organisation von Entwesungstrupps, »dieser Trupp soll [...] Fleckfieberkranke ins Hilfskrankenhaus schaffen«, ebd; Bericht Losse über Fleckfieberbekämpfung in Sarasei vom 10.2.1043: »Diese Leute sollen sehr arm und verschmutzt sein, auch haben sie Angst vor dem Krankenhaus. Es geht unter ihnen das Gerücht um, dass alle Polen im Krankenhaus durch eine Einspritzung getötet werden. Die Kranken melden sich daher nicht und müssen durch Feldscher und Ärztestreifen in ihren Schlupfwinkeln aufgesucht und herausgeholt werden.« BArch R 90/334; Lilienfeld, Abt. II Gesund RKO, Bericht Dienstreise zu den Werken der Baltischen Öl GmbH in Estland vom 6.1.1943: »Das Krankenhaus in Kohtla-Järve ist ein kleines zweistöckiges Gebäude, ursprünglich als Wohnhaus gebaut. 58 Betten, davon 22 Betten in der Seuchenstation im oberen Stockwerk [...] Krankenhaus schlecht gehalten und verwanzt. Im oberen Stock befindet sich das berühmte Badezimmer mit Abtritt, das sowohl von Typhuskranken wie vom Personal und Fleckfieberkranken benutzt wird.«, BArch R 90/356.

352 Schreiben Bernsdorff an Abt. II Z RKO im Hause vom 15.6.1944, »von der Abteilung II Gesund sind immer wieder Gespräche mit Wehrmachtdienststellen außerhalb Rigas zu führen, da die kriegswichtige Seuchenabwehr und -bekämpfung oft schnelle Entscheidungen erheischen«, BArch R 90/237.

353 Artikel Bernsdorff mit Begleitschreiben und Bitte um Veröffentlichung an Abt. Personal vom 2.7.1943, »Die Fleckfiebermeldungen zeigen überall ein sehr günstiges Bild.«, BArch R 90/351.

354 Schreiben Schulz, Abt. II Gesund RKO an Abt. II Z vom 13.7.1943; handschriftlicher Zettel Bernsdorffs an Schulz, BArch R 90/280; Schreiben Burmeister, Abt. II RKO (Hauptabteilungsleiter) an Generalkommissar Kauen vom 5.7.1943: »Bernsdorff und Steiniger (Referent für Schädlingsbekämpfung) sollen sich in Litauen persönlich unterrichten. Dienstreise 26.7-2.8.1943 mit Besichtigung diverser Entlausungsanstalten«, ebd; Vermerk Bernsdorff vom 10.6.1942, »Ich muss mir vorbehalten, Sonderberichte anfordern zu können, da die Durchgabe von Zahlen von Krankheitsfällen keineswegs die Schilderung der Seuchenlage erschöpft.«, BArch R 90/368.

355 Generalkommissar Reval Abt. Gesund Lagebericht Dezember 1943 bis März 1944 vom 3.4.1944: »Menschenverschiebungen, die durch die Eva-

maßnahmen notwendig wurden und bei denen immer wieder Fleckfieber eingeschleppt wurde.«, BArch R 90/352 (mit »Evamaßnahmen« ist »Evakuierung« gemeint, also die Verschleppung von russischen Frauen und Kindern aus Dörfern an der Front).

356 In die Haftstätten werden verschiedene Menschengruppen eingesperrt. Die Berichte von Hunger, Enge, Dreck, Krankheit und Tod ähneln sich. Der Historiker Margers Vestermanis gibt in seinem Aufsatz »Die nationalsozialistischen Haftstätten und Todeslager im okkupierten Lettland 1941-1945« einen Überblick über die Vielzahl der überfüllten Gefängnisse, »Ersatzgefängnisse«, Ghettos, das »Arbeitserziehungslager« Salaspils, das KZ Kaiserwald mit den Nebenlagern, die Kriegsgefangenenlager, wo die Gefangenen »unter freiem Himmel« leben und mit Löffeln Erdgruben graben (S. 480), alle Lager dienen »als Vernichtungsstätten« (S. 489). »Gegen die Läuseplage, deren Folgen Typhus und andere Epidemien waren, wurde so gut wie nichts unternommen.« (S. 489), in: Ulrich Herbert, Karin Orth, Christoph Dieckmann (Hg.), »Die nationalsozialistischen Konzentrationslager. Entwicklung und Struktur«, Bd. I, Göttingen 1998, S. 472-490.

357 In jedem Ghetto Zehntausende. Die Häftlingszahlen wechselten laufend durch Mordaktionen, Selektionen Kranker, Tod durch Hunger, Krankheit und Terror, Aufnahme großer Transporte Deportierter aus dem Reich. Viele Ghettos auch in kleineren Städten mit jeweils Tausenden Inhaftierten.

358 Im Ostland gab es vier große Konzentrationslager mit einer Vielzahl von kleineren Lagern, die organisatorisch dazugehörten: KZ Kaunas, KZ Kaiserwald und KZ Salaspils bei Riga (Salaspils wurde Arbeits- und Erziehungslager genannt, fungierte aber als KZ) und KZ Vaivara im Schieferölgebiet in Estland. Außerdem das Vernichtungslager Maly Trostinez bei Minsk, riesige Kriegsgefangenlager, z. B. in Dünaburg mit 100 000 Gefangenen und viele »Flüchtlings«-Lager.

359 Vortrag Dr. O. v. Lilienfeld-Toal in Abt. II Gesund RKO über die Fleckfieberepidemie, 1.12.1941: »die Stalags (Stammlager) als die eigentlichen Seuchenherde zu betrachten sind.«, LVVA P 70 f. 5 apr. 8 l. Schreiben Dr. Ferdinand, Abt. II Gesund RKO an Ministerialdirigent Fruendt, HA II, Protokoll Besprechung »geheim« zur Bekämpfung der Fleckfieberseuche im Ostland am 1.12.1941: »Erkrankungsfälle in Dünaburg epidemieartig.«, ebd; Bericht Dr. Hellmann vom 19.1.1942, Fleckfieberlage Schaulen Stadt: Kriegsgefangene ca. 500, davon verstorben: mehrere Hundert, BArch R 92/539.

360 Beim Rückzug der Wehrmacht an der Front ab Winter 1942/1943 sollten in das »Reichskommissariat Ostland« die Bewohner der bisher von Heeresgruppe Mitte und Nord besetzten Gebiete gebracht werden. Aus diesen Gebieten wurden bis Ende 1943 541 000 bzw. 225 394 Zivilisten zwangsevakuiert. Vgl. Christoph Dieckmann, »Deutsche Besatzungspolitik in Litauen

1941-1944«, Göttingen 2011, S. 1383; Aktenvermerk von Lilienfeld vom 22.1.1943: Besprechung Bernsdorffs mit Wehrmachtsärzten Dankielsen und Gattermann: »Herr Dr. Bernsdorff schlug vor, das OKW zu bitten, die Bevölkerung in den Kampfgebieten an Ort und Stelle zu lassen«, BArch R 90/356; Schmidt, Bericht Flüchtlingstransport nach Wileika vom 30.12.1942: Unterkunft im Juden-Ghetto. Fleckfieber, Unterernährung. Viele kommen schwerkrank an, sterben. »Keinerlei nennenswerte Arbeitskräfte. Flüchtlingsmasse aus Greisen, Frauen und Kindern. [...] da sie nach eigenen Aussagen von den zuständigen Wehrmachtsbehörden gezwungen worden sind.«, BArch R 90/316; Vermerk Gentz, Abt. II Verwaltung RKO: In Rositten Transport angekommen. 16 Männer, 468 Kinder, Rest Frauen. »Gesundheitszustand ist außerordentlich schlecht«, ebd.; Von Lilienfeld, Abt. II Gesund RKO, Aktenvermerk vom 5.4.1943: Flüchtlingstransporte ab 7.4. aus Smolensk nach Lida, Slonim und Hansewitsche. »Wahrscheinlich mit Fleckfieber«, ebd.

361 Schmidt, Bericht Flüchtlingstransport vom 30.12.1942, Ankunft im Ghetto Wileika: »starben in der Nacht vom 20.-21.12. zwei kleine Mädchen von drei bis sechs Jahren. Die Leichen dieser Kinder wurden von der Mutter, die als Arbeitskraft ins Gebiet geschickt wurde, im Unterbringungsraum zurückgelassen.« BArch R 90/316.

362 Artikel Bernsdorff über »Gesundheitsdienst im Ostland« vom 1.6.1944: »Die Abwehr der Seuche ist in hervorragender Weise beteiligt an der Sicherstellung der dringend benötigten Arbeitskräfte, darüber hinaus aber schirmen wir durch diese Abwehr das Reich und die kämpfende Truppe ab. Das Ziel der Abschirmung konnte tatsächlich erreicht werden und damit ist der Gesundheitsdienst im Ostland [...] einer kriegswichtigen Aufgabe gerecht geworden.«, in: »Ostland. Monatsschrift des Reichskommissar für das Ostland«, Nr. 12; Schreiben Burmeisters, Leiter Hauptabteilung II RKO an Generalkommissar Kauen vom 5.7.1943: »Die Verantwortung dem Reich und der Wehrmacht gegenüber trägt für die Sicherstellung dieser kriegswichtigen, ggf. kriegsentscheidenden Seuchenabwehr und -bekämpfung meine Abteilung Gesundheit und Volkspflege», BArch R 90/280.

363 Vermerk Bernsdorff über Ferngespräch mit Dr. Weber, Minsk, am 7.2.1943 über 7000 Flüchtlinge im Stalag Slusk: »Da die Flüchtlingsmenge fast nur aus alten Frauen und Kleinkindern besteht, kommt für den Arbeitseinsatz im Reich niemand infrage«, BArch R 90/356; Bosse, Abt. Gesund Generalkommissar Riga, Bericht über eine Dienstreise nach Dünaburg vom 3.-4.4.1943: »dass das Problem der Arbeitskräfte in diesem Kriege an erster Stelle steht und die Frage der Beschaffung dieser Arbeitskräfte im Kriege neben dem moralischen Faktor entschieden wird.« BArch R 90/352; Oberin Christeinicke, Abt. II Gesund RKO, Bericht Dienstreise Schaulen vom 27.10.-30.10. 1943: »Es überraschte mich das gutaussehende, kräftige

Menschenmaterial, das in der Hauptsache allerdings aus Frauen, Kindern und alten Leuten bestand.«, ebd., Der Generalkommissar in Kauen, Bericht über Gesundheitslage des Lagers Olita für Zivilrussen: (undatiert, wahrscheinlich Mai 1943): »Krüppel aller Art wie Blinde, Amputierte, Lues II [...] arbeitspolitisch gesehen sind die Lagerinsassen nicht allzu wertvoll«, ebd; Schreiben Marnitz, Abt. Gesund Generalkommissar Riga an Abt. II Gesund RKO vom 10.2.1943: »So wird die Aktion der vorbeugenden Entlausung zur Zeit nur an den Schwerpunkten der Seuchenabwehr vorgenommen. Dass die gewaltsame Bereinigung der gefahrvollen Seuchenherde im Wesentlichen aus Gründen der Kriegsführung erfolgt, braucht nicht weiter betont zu werden.«, BArch R 92/565; Bosse, Abt. Gesund Generalkommissar Riga, Bericht Dienstreise Berlin vom 2.2.1943: »100 000 Personen gegen Ende des Jahres vorbeugend entlaust worden sind.«, ebd.

364 Lagebericht Estland April/Mai 1943 vom 11.6.1943, Dr. Pütz, Abt. Gesund Generalkommissar Reval: »Das Ölschiefergebiet wurde am 12. und 13.4. besichtigt von der Abt. II Gesund beim RKO durch Abteilungsleiter Dr. Bernsdorff [...] Parathyphusepidemie im April in Jewe [...] Ende Mai 500 Kranke mit Paratyphus und 50 Abdominaltyphus. Als Herd wurde ein verseuchter Brunnen ausgemacht, aus dem die OT (Organisation Todt) Wasser für die Küche entnahm.«, BArch R 90/352; Ergänzung zum Bericht über Dienstfahrt mit Bernsdorff vom 27.4.1943, Wheeler-Hill, Abt. II Gesund RKO: »Phenolhaltige Abwässer versickern.« (Phenol entsteht in der Teerproduktion und ist giftig, Anm. d. A.), ebd.; Bericht über die Gesundheitslage des Lagers Olita für Zivilrussen, Der Generalkommissar in Kauen, Unterschrift nicht lesbar, ohne Datum: »Das Wasser ist zum Trinken ungeeignet, da es durch Ammoniak und salpetrige Säure verunreinigt ist. Es weist einen beträchtlichen Bakteriengehalt auf (Coli). Die Verunreinigung des Wassers ist zum Teil mit den äußerst zahlreichen in der Nähe des Lagers begrabenen Gefangenen – respektive Judenleichen – in Zusammenhang zu bringen (Zirka 20 000).« ebd.; Schreiben Reichsverkehrsdirektion Riga an Generalkommissar Riga vom 28.9.1943, betr. Flüchtlingslager Rositten (früher Stalag 347): »machen wir darauf aufmerksam, dass das Wasser dem Fluss ohne Filterung entnommen wird, als Trinkwasser also nicht zu verwenden ist.«, LVVA, P 69 f. 1a apr. 7 l.; Dr. Bludau, Hygiene-Institut der Waffen-SS, Bericht Wasserverhältnisse Balt-Öl vom 11.5.1943: »Der nächste Brunnen ist ca. 60 m Luftlinie vom Ende der Abwasserrohrleitung entfernt [...] Auf die Gefahr eines explosionsartigen Ausbruches von Typhus oder Paratyphus wurde nochmal unmissverständlich hingewiesen. Keimträger [...] sind eine beständige Gefahr für die Gesamtbelegschaft [...] Gefahr [...] mit der immer größeren Massierung von Menschen größer.«, BArch R 90/272; Bernsdorff schreibt am 7.5.1943 an das Technische Zentralamt: »Bekanntlich besteht in meiner Abteilung Gesundheit und Volkspflege ein

Referat für Hygiene und ich bitte [...] in allen Fragen, die die Hygiene berühren (Boden- Wasser- Luft- oder Wohnungshygiene) dieses Referat maßgeblich zu beteiligen.«, ebd.

365 Bericht SS-Hauptscharführer Klöckner über Flüchtlingslager Rositten vom 18.12.1943: »Geschöpft mit einem groben Stück Holz, woran eine unsaubere Konservenbüchse mit Draht befestigt ist. In Eimern in die Baracken getragen.«, LVVA P 69 f. 1a apr. 7 l.; Lagebericht für Februar/März 1943, Abt. Gesund Kauen vom 9.4.1943: Ernährungslage ungünstig, Störungen bei Kleinkindern, »es fehlen in großem Umfang in der Ernährung die Vitaminträger«, BArch R 90/352. In vielen Berichten in dieser Akte Hinweise auf »ungünstige Ernährungslage«, »katastrophale Ernährung«; Vermerk Hellmann vom 2.7.1943 über das Flüchtlingslager Rositten: »Die vorwiegende Schlankwüchsigkeit kann bei vielen Flüchtlingen durch Unterernährung vorgetäuscht sein.«, BArch R 90/356.

366 Bericht SS-Hauptscharführer Klöckner über Flüchtlingslager Rositten vom 18.12.1943: »Ein Teil dieser 222 Personen ist in der unhygienischsten Art und Weise untergebracht, die jedem menschlichen Gefühl spottet. Eine primitivere Unterbringung ist nicht mehr möglich.«, LVVA P 69 f. 1a apr. 7 l.; Hellmann, Abt. II Gesund RKO, Vermerk vom 2.7.1943: »Dach stellenweise regendurchlässig. Auf Fußboden Pfützen. In Baracken kleine Fenster. Pritschen vierfach übereinander«, BArch R 90/356.

367 Krätze, Furunkulose, Ekzeme, Impetigo, Pyodermie sind Hauterkrankungen durch Parasiten (Milben) oder Bakterien (Streptokokken, Staphylokokken), die sich durch Abwehrschwäche und mangelnde Hygiene schnell ausbreiten und hoch ansteckend sind. Rachitis (Knochenerweichung) und Anämie (Blutarmut) entstehen durch Vitamin-D bzw. Eisenmangel; Der Generalkommissar in Kauen, Lagebericht Abt. Gesund, April/Mai 1943 zu Krankheiten in Lagern, BArch R 90/352.

368 Beschreibung Inventar Lagerlazarett Rositten, undatiert, LVVA P 69 f. 1a apr. 7 l; Laut Aussage des Holocaust-Überlebenden Margers Vestermanis gab es weder im Ghetto Riga noch im Lager Dondangen, in dem er Zwangsarbeiter war, irgendeine medizinische Versorgung – außer aus Papier selbst gefertigten Verbänden, Interview Vestermanis vom Mai 2018.

369 Der Generalkommissar in Kauen, Bericht über Gesundheitslage des Lagers Olita für Zivilrussen (undatiert, wahrscheinlich Mai 1943): »Es ist außerhalb des Lagers, in einer Entfernung von ungefähr 800 m, neben dem Kriegsgefangenenfriedhof, ein solcher für das Lager Olita angelegt worden. Die Leichen werden unter Begleitung eines Popen zum Friedhof geschafft und dort begraben, worauf die leeren Särge wieder ins Lager zurückkommen.«, BArch R 90/352.

370 Fernschreiben Waegner, RMfdbO an Reichskommissar Ostland vom 29.5.1943: »Bitte Abordnung Abteilungsleiter Dr. Bernsdorff vom 17. – 20.

Juni nach Berlin zur gemeinsamen Besprechung mit OKW (Oberkommando der Wehrmacht) und RMDI (Reichsministerium des Inneren) in Sachen Seuchenabwehr.« BArch R 90/280; Heinrich Himmler verfügt am 21. Juni, dass alle Juden aus den Ghettos im Ostland in Konzentrationslager müssen, Männer möglichst ins Ölschiefergebiet, »nicht benötigte Angehörige« sollen »nach dem Osten evakuiert« werden.

371 »Der Segen straffer Seuchenbekämpfung«, Artikel vom 11.12.1942 (ohne Autor) in: »Deutsche Zeitung im Ostland«, Nr. 340.

372 Schreiben Burmeisters, Abt. II RKO (Hauptabteilungsleiter) an Generalkommissar Kauen vom 5.7.1943. Dienstreise Bernsdorffs und Steinigers (Referent für Schädlingsbekämpfung) »mit Besichtigung diverser Entlausungsanstalten«, BArch R 90/280.

373 Bernsdorff bittet darum, in die Lageberichte »Neubauten und Umbauten aufzunehmen«, Schreiben vom 29.3.1943 an den Generalkommissar Riga, BArch R 90/539. Die Lageberichte aus dem gesamten »Ostland«, die in Bernsdorffs Abteilung eingehen, enthalten häufig Informationen über Fortgang und Fertigstellung des Baus der Entlausungsanstalten. Auch Nachschubprobleme mit Eisen und Chemie. Siehe u.a. BArch R 90/352.

374 Großentlausungsanlagen entstehen in Dünaburg, Riga und in Kohtla-Järve (im estländischen Schieferölgebiet). In Riga gab es wohl mehrere: Kriegsgefangenen-Entlausungsanlage, Kronusstr. 13, Gross-Typ I, Kapazität 1000 Personen/Tag, R 92/569; Wehrmachtsentlausungsanstalt Dünaburgerstr. 62, »Badeanstalt mit Heißluftentwesungsanlage«, Kapazität »täglich 1000 Mann«, R 92/559 und R 90/458; Bericht Dr. Ferdinand, Abt. II Gesund RKO, »über eine Besichtigung des Judenghettos« vom 3.2.1942: »In Zusammenarbeit zwischen Dr. Bludau und mir wird eine Entwesungsanlage größeren Stils, die mit Blausäure betrieben wird, errichtet [...] wird von Fachkräften des SS-Hygienikers Bludau betrieben [...] Seuchenherde zu beseitigen.«, BArch R 90/446; Schreiben Bosse Abt. II Gesund Generalkommissar Riga an Hauptabteilung IV RKO vom 16.4.1942: »Diese Großanlage wird von mir als Blausäuregasentlausungsanlage geplant [...] nach dem Gasumwälzverfahren der Firma Tesch und Stabenow (Testa).«, BArch R 92/559; Telegramm Bosse Abt. Gesund Generalkommissar Riga an Testa Hamburg vom 13.2.1942, »drahtet sofort ob Ausbildung von Desinfektoren für Blausäure, Großentlausungsanlage in Riga möglich.«, BArch R 92/565; Dienstfahrt Abt. II Gesund RKO, Bericht vom 10.4.1943, mit Abteilungsleiter Dr. Bernsdorff, Berichterstatter: Dr. Neumann-Overholthaus: »Besichtigung der Großanlage mit zwei Doppelkammern in Kohtla-Järvi. Im Zusammenhang mit einer Sauna und Badegelegenheit mit Wannen und Brausen [...] ist außerdem eine Isolierbaracke vorhanden.«, BArch R 90/352.

375 In der Ludzas Straße 41/43 im Rigaer Ghetto ist die »Entwesungskammer« des Hygiene-Instituts der Waffen-SS. Verzeichnis der zum Russenlager

(»Flüchtlingslager« im früheren Ghetto, Anm. d. A.) gehörigen Grundstücke, BArch R 92/1161; Die jüdischen Ghettoinsassen Margot Jakob, Netti Weißglas und Hannelore Heymann müssen beim »SS-Entwesungstrupp« arbeiten. Tagebuch der »Arbeits-Einsatz-Zentrale« des Ghettos vom 17.2.1942. LVVA P 132 f. 28 apr 18 l.

376 Berichte der »Desinfektoren« des Reichskommissariats Mohr, Bauer, Knittel: Bauer, Bericht Kreis Illuxt vom 19.2.1943: »E-Anstalt [...] hat Heißluftkammer von 2x1x2m und eine Vergasungskammer von gleichen Ausmaßen [...] Die Badestube ist als Sauna eingerichtet. [...] Anbringen Blechbeschlag an den Türen [...] angeordnet, Türverschlüsse an der Heißluftkammer zu verbessern [...] in früherer Badestube Lattenroste für Zementfußböden angeordnet [...] E-Anstalt [...] war eine Badestube, an die man einen kleinen Anbau gehängt hat.« BArch R 92/569; Mohr, Bericht 8.3.1944: »Auf Anordnung des Reichskommissars, zoologisches Institut, habe ich im Kreis Dünaburg die Entlausungsanlagen besichtigt.«; Mohr, Bericht Nov. 1943: »E-Anstalten im Kreis Wolmar erstaunlich sehr schöne Musteranstalten [...] die Falz mit einer Isolierdichtung versehen«, ebd; Bericht Besichtigung der Entlausungsanstalt im früheren Leprosorium in Riga vom 11.11.1942 (ohne Unterschrift) »jetzt Sonder-Infektions-Krankenhaus. Ventilation [...] schon für Exhauster- (Absaug-Gebläse, Anm. d. A.) Motoranlage gerichtet«, ebd; Lagebericht Bosse, 15.2.1943: »Fehlt noch Material [...] Ventildurchgangshähne, Zentrifugalpumpen, Rohrverbindungsstücke«, BArch R 90/539; Schreiben Bernsdorff an RMfdbO vom 9.11.1942: »Entlausungsanstalt Wirballen [...] Öfen Firma Klein völlig unbrauchbar«. BArch R 90/458; Vermerk Bernsdorff über Telefonat Dr. Obst, Kauen vom 8.9.1942, »Öfen funktionieren nicht.« Ebd; Schreiben Hellmann, Abt. II Gesund RKO: »Entlausungsanstalten Wirballen und Tauroggen [...] erforderlichenfalls Ventilatoren einbauen«. Ebd; Bericht Desinfektor Losse vom 10.2.1943: »Die E-Anstalt ist zu 90 Prozent fertig. Alle Räume sind geräumig, mit Beton ausgelegt und mit einem Abfluss versehen.«, BArch R 90/334.

377 Schreiben Bernsdorff an Abt. Justiz im Hause vom 12.10. 1942: »Es wird um Mitteilung gebeten, wie die ärztliche Versorgung der Gefängnisse auf dem Gebiet des Ostlandes geregelt worden ist und ob alle Vorkehrungen zur Bekämpfung von Seuchen in den Gefängnissen bereits getroffen sind. Insbesondere wird um Mitteilung gebeten, ob alle Gefängnisse mit den erforderlichen Bade- und Entlausungseinrichtungen versehen sind.«, BArch R 90/454; Antwortschreiben A. Ozolins, Referent, Gefängnisverwaltung, betr. Gefängnis in Dünaburg vom November 1943: »Da manchmal an einem Tag 100 bis 200 neue (Insassen) eingeliefert werden, kann die Entlausung nicht laufend und regelmäßig durchgeführt werden. [...] Das Badhaus derart umzubauen, dass zwei anstatt eines Eingangs eingerichtet werden

und andere zweckmäßige Umbauten der inneren Räume auszuführen«, ebd; Schreiben Richter an Abt. II Gesund RKO vom 16.2.1943: »Auch sind alle Haftanstalten mit Baderäumen und Sauna versehen.«, BArch R 90/454; Tätigkeitsbericht Marnitz vom 24.1.1942: »Das Fleckfieber in Riga hat seinen Herd größtenteils im Zentralgefängnis. Letzteres ist dem Vernehmen nach mit der dreifachen Zahl von Häftlingen überfüllt als die normale Aufnahmefähigkeit beträgt.«, BArch R 90/539; Wegen Überbelegung des Gefängnisses wurden am 28.1.1942 in Minsk 328 Gefangene wegen Seuchengefahr getötet. Vgl. Christian Gerlach, »Kalkulierte Morde. Die deutsche Wirtschafts- und Vernichtungspolitik in Weißrussland 1941-1944«, Hamburg 1999, S. 772.

378 Bosse, Abt. II Gesund Generalkommissar Riga, fährt nach Berlin ins RMfdbO, um 75 Tonnen Eisen »für Zwecke der Seuchenbekämpfung« anzufordern, Bericht Dienstreise vom 2.2.1943, BArch R 90/565; Gerstein, Leiter der Abt. Gesundheitstechnik des Hygiene-Institut der Waffen-SS Berlin, setzt sich für ihn ein: Schreiben vom 30.7.1942: »Besuch des in der Seuchenabwehr im Bezirk Riga tätigen Untersturmbannführers Dr. med. Bosse hat ein sehr umfangreiches Seuchenabwehrprogramm in einem besonders gefährdeten großen Bereich verantwortlich durchzuführen. Er hat dem Hygiene-Institut der Waffen-SS, Abt. Gesundheitstechnik, seine Entwürfe und die bereits durchgeführten Anordnungen vorgelegt. Alle diese Planungen sind unerlässlich«, ebd; Bosse fährt auch zu »Verhandlungen in Hamburg mit Tesch und Stabenow wegen Blausäure« und nach München zur Firma Gödecker, »zur Durchsprache der Bestellung von 50 Heißluftkammern« und »Arbeiten und Versuchen in der Maschinenfabrik«, BArch R 92/565;

379 Bosse, Grundsatzpapier zur »Fleckfieberbekämpfung im Generalbezirk Lettland«, Zusatz: »Vertraulich!« an Bernsdorff vom 15.8.1942: »Motorisierte Entwesung«: »An Orten mit besonders hohen Erkrankungsziffern sowie an Orten, die bis zum Ausbruch der Fleckfieberperiode nur ungenügende Entlausungsmöglichkeiten haben, kommt der Einsatz der motorisierten Entwesung in Frage«, BArch R 92/566.

380 Züge von Waffen-SS, Wehrmacht und Reichsbahn: Aktenvermerk Hellmann Abt. II Gesund RKO, »Ferner teilte Mrugowsky mit, dass der Entlausungszug der Waffen-SS aus Berlin unterwegs sei.« Handschriftlicher Zusatz: »Der Entlausungszug ist für den Generalbezirk Lettland bestimmt. Er wird dem Hygiene-Institut der SS (Dr. Bludau) unterstellt und von diesem dem Generalkommissar (Dr. Bosse) zur Verfügung gestellt werden.«, BArch R 90/458; Bericht Dienstreise Wheeler-Hills Abt. II Gesund RKO vom 15.4.1943: »Für die Zwischenzeit wird der Entlausungszug der Reichsbahn aus Stackeln nach Walk zu beordern sein.«, BArch R 90/352; Vermerk Bernsdorffs Dienstreise vom 23.2.1944: »Für die Entlausung in Neu-Pebalg ist die Wehrmacht bereit, einen Entlausungszug auf dem Bahnhof zur Ver-

fügung zu stellen.«, ebd; Schreiben Bludaus, Deutsches Hygiene-Institut Ostland, an Generalkommissar Estland: eröffnet Zweigstelle in Kohtla Järve, »unter Leitung SS-Hauptscharführer Dr. von Lilienfeld-Toal.« Über den »Entlausungszug mot. kann nur der Dienststellenleiter verfügen.«, BArch R 90/360; »In Wileike Luki Entlausungswagen besichtigt. Umbau eines alten II. Klassewagens. Heißluftkammer im Mittelraum, zwei Duschen. Einwirkung eine Stunde um Läuse und Nissen mit Sicherheit zu vernichten.«, (ohne Datum und Verfasser), BArch R 90/539; Die Züge fahren immer dorthin, wo Fleckfieber ausbricht. Hille, Lagebericht Abt. Gesund Generalkommissar Reval vom 6.12.1943 und 3.4.1944: »sammelten sich die Russen für sehr lange Dauer in den Lagern an, zumal es sich dabei um sehr viele Frauen mit Kindern handelte, die für einen Arbeitseinsatz zunächst nicht in Betracht kamen [...] so dass sich Fleckfieber in großem Umfang ausbreitete [...] gelungen, zur Unterstützung von den Sanitätsdienststellen der Wehrmacht einen Entseuchungszug zum Einsatz in Baltischport zu erhalten [...] Ausbreitung von Fleckfieber im Ölschiefergebiet konnte durch [...] Einsatz eines E-Zuges begegnet werden.«, BArch R 90/352; Bericht Desinfektor Mohr, Entlausungszug Reichsbahndirektion, vom 10.11.1942: »Der jetzt stehende Zug besteht aus 2 Entlausungswagen mit Heißluftkammern, Heizungsmaschinen, dies sind umgebaute Lokomotiven, die nur zur Entlausung arbeiten und 2 Wohnwagen.«, BArch R 90/569; Bericht Desinfektor Bauer an Generalkommissar Riga Abt. Gesund vom 11.12.1942: »Im Gefängnis Dünaburg Verlausung festgestellt und sofort der SS Entwesungszug der Waffen-SS eingesetzt.«, ebd; Aktenvermerk 9.1.1942: »Im Gefängnis in Jakobstadt 53 Insassen. Durch Entwesungszug wurden diese Insassen entlaust.«, BArch R 90/569.

381 Schreiben Bosse, Abt. II Gesund Generalkommissar Riga, an Bernsdorff vom 15.8.1942: »Motorisierte Entwesung«, BArch R 92/566; Knittel fährt nach München, übernachtet im Hotel Schwarzer Adler. Bericht des Desinfektors Johannes Knittel über seine Dienstreise vom 27.7.1943: »wurde von der Abt. II Gesund RKO zu einem Kursus über die Bedienung des neuen Seuchenanhängers der Firma Goedecker nach München entsandt.«, BArch R 90/352; Bernsdorff Vermerk Dienstreise Wenden und Wolmar vom 23.2.1944: »Außerdem wird die Wehrmacht 6 fahrbare Entlausungsanlagen für das Seuchengebiet Wenden einschalten.«, ebd.; Bosse, Marschbefehl vom 13.11.1942, »Der DRK-Oberwachtführer Nikolaus Bauer wird am 16.11. in den Kreis Dünaburg geschickt. Zweck: Durchführung der präventiven Entlausung. Nissenanhänger werden zur Zeit verteilt.«, BArch R 92/569; Schreiben Bosses an Gebietskommissar Dünaburg vom 30.11.1942 über Großeinsatz gegen Fleckfieber in Dünaburg: »Ich bitte auch, den Desinfektoren des Entlausungswagens des Gesundheitsdepartements Lacis und Pinkwitsch je eine Flasche Schnaps und je 100 Zigaretten für je 10 Tage

zukommen lassen zu wollen.«, ebd.; Schreiben Bosses an Generalkommissar Riga: Intensive Aktion Kreis Dünaburg. Präventive Entlausung. Desinfektionswagen des Gesundheitsdepartements, ebd.; Schreiben Wegners Abt. II Gesund an alle Generalkommissare vom 11.11.1941, Dünaburg Zitadelle, »Ferner befindet sich in der Zitadelle ein fahrbarer Desinfektionswagen.«, BArch R 92/559; Schreiben Marnitz vom 15.6.1943: »10 fahrbare Entwesungsanhänger für Kleidungspakete«, BArch R 90/539.; Schreiben Abt. II Gesund RKO an Heereskraftfahrpark Königsberg (ohne Unterschrift) vom 15.10.1941 zum Dienstwagen mit Anhänger: »Es wird beantragt, zur Befestigung des Anhängers eine Kupplungsvorrichtung und notfalls eine Verstärkung der Hinterfedern des Wagens zu genehmigen.«, BArch R 90/271.

382 »Die Entlausung wurde von der deutschen Behörde unter wissenschaftliche Aufsicht gestellt [...] hierfür das Institut für medizinische Zoologie in Riga-Kleistenhof gegründet«, »Deutsche Zeitung im Ostland«, Nr. 340, 11.12.1942.

383 Steiniger, Bericht Aufgaben des deutschen Instituts für medizinische Zoologie in Riga-Kleistenhof vom 25.8.1942, von Bernsdorff an Abt. II Wissenschaft RKO im Hause geschickt, »zur Kenntnisnahme«. Steiniger sieht als »Forschungsarbeit [...] neu herausgebrachte Entwesungsmittel im Tierversuch auszuprobieren [...] Apparate zu überprüfen [...] neu konstruierte Entlausungseinrichtungen durch das Institut im praktischen Einsatz ausprobieren zu lassen.«, BArch R 90/458.

384 31 einwöchige Lehrgänge, zwei mehrwöchige über die Anwendung hochgiftiger Gase. 25-30 Teilnehmer pro Kurs, bis zu 45. Steiniger, »Erfahrungs- und Forschungsbericht des Institutes für medizinische Zoologie«, S. 74.

385 Schreiben Hellmanns, Abt. II Gesund RKO an Abt. II Verwaltung RKO: »Die im Ostland eingesetzten Desinfektoren haben im Institut ihr Zentrum.«, BArch R 90/352; Schreiben Bernsdorffs an Generalkommissar Reval vom 29.4.1943: »Die Desinfektoren sind Herrn Dr. Steiniger persönlich gut bekannt, da er sie selber ausgebildet hat.«, BArch R90/334. Schreiben Dr. Carliles, Abt. Gesund Generalkommissar Riga, an Simm, Abt. II Verwaltung im Hause: »Zur Zeit sind im Lager folgende Fachleute vorhanden: »Der deutsche Desinfektor Mohr aus Kleistenhof.«, LVVA P 69 f. 1a apr. 71.; Bericht Desinfektor Knittel vom 8.9.1943: »Auf Anordnung des Instituts für medizinische Zoologie sollte ich mich im Flüchtlingslager Rositten aufhalten und um die Entlausungsanlage bemühen.«, BArch R 90/356; Steiniger, Institut für medizinische Zoologie, an Generalkommissar (ohne Datum): »etwa 500 Entlausungsanstalten im Ostland«, R 90/455.

386 Von 1943 auf 1944 steigen in Kleistenhof die Kosten für »Entwesungen, Desinfektionsmittel, Chemikalien« von 500 Reichsmark auf 28 200 RM, Schreiben Schulz, Abt. II Gesund RKO an Institut für medizinische Zoologie Riga-Kleistenhof vom 2.6.1944, BArch R 90/285; Bernsdorff über-

sendet Manuskript eines Artikels aus Kleistenhof an Pressechef im Hause »mit Bitte um Veröffentlichung«, darin setzt die Firma Tesch und Stabenow »hochgiftige Gase zur Wanzenbekämpfung« im Ostland ein, in Weißruthenien die Firma Heerdt und Lingler. BArch R 90/290; Steiniger, Bericht Lehrgangstagung vom 21.10.1943, »Heißluftofen der Firma Goedecker in Rigaer Entlausungsanstalt besichtigt.«, BArch R 90/334.

387 Steiniger, Kleistenhof, Bericht über laufende wissenschaftliche Arbeiten vom 11.3.1944: »Das Institut für medizinische Zoologie beschäftigte sich [...] in erster Linie mit der Herstellung von Ausweichpräparaten für durch Verknappung der Rohstoffe ausfallende oder in ungenügender Menge zur Verfügung stehende Entwesungsmittel. [...] beabsichtigt der Arbeitsausschuss für Raumentwesungs- und Seuchenabwehrmittel im Reichsministerium für Bewaffnung und Munition, unter besonderer Anerkennung der Arbeit von Fräulein Schlote die Herstellung von Schwefelpräparaten entsprechend umzulenken.«, BArch R 90/352; Lagebericht August/September 1943, Abt. Gesund, Generalkommissar Reval vom 13.10.1943, »Blausäure nicht mehr vorhanden«, BArch R 90/352; Bericht über die Gesundheitslage des Lagers Olita, der Generalkommissar in Kauen (ohne Unterschrift): »Das Gepäck der Leute wird in eine hierzu hergerichtete Gaskammer gebracht, wo es mit Schwefeldioxid vergast wird.«, BArch R 90/352; Dr. Wheeler-Hill, Abt. II Gesund RKO, Bericht über die Reise nach Kauen, Olita und Wilna (7. Juni bis 11. Juni 1943) vom 23.6.1943: »Der Desinfektor Hörster wurde besonders darauf aufmerksam gemacht, dass die Entwesung des Gepäcks nicht mit Schwefeldioxid durchzuführen ist.«, ebd.; Dr. Wheeler-Hill, Vermerk für Herrn Steiniger vom 24.7.1943: »Für die am 26. Juli 1943 stattfindende Besichtigungsreise durch Litauen möchte ich anregen, dass den Desinfektoren in den Entlausungsanstalten Anweisung gegeben wird, dass [...] Kleiderentwesungen mit Schwefelpräparaten zu unterbleiben haben.«, BArch R 90/455; Schreiben Bernsdorffs an alle Generalkommissare vom 21.10.1943: »Ein Unglücksfall gibt Veranlassung, darauf hinzuweisen, dass auch für das Arbeiten mit Schwefeldioxid eine Gasmaske [...] für die ordnungsgemäße Durchführung der Durchgasung außerordentlich wichtig ist [...] so bitte ich, Maskenkörper und Filtereinsätze E (gelbe Kennfarbe) der Firma Auer zu bestellen.«, BArch R 90/334; A. Ozolins, Referent, Gefängnisverwaltung, Nov. 1943, betr. Gefängnis in Dünaburg, »wegen der Eisenbahntransportsperre sind die dem Gefängnis zugeteilten Desinfektionsmittel längere Zeit nach Dünaburg nicht abtransportiert worden. Es fehlt hauptsächlich Schwefel. Die zugeteilte Menge – 10 kg – ist zu wenig.«, BArch R 90/454.

388 Vermerk Gentz, Abt. II Verwaltung RKO vom 28.8.1943, »katastrophale Verhältnisse durch schnelle Folge der Flüchtlingstransporte [...] Lager restlos verstopft. In Olita außerhalb des Lagers noch zwei Züge mit Russen-

Flüchtlingen, deren Weiterleitung nach Pöllkülla und Baltischport inzwischen in die Wege geleitet ist«. Transporte aus dem Ostland ins Reich werden von dort zurückgeschickt, weil »Flüchtlinge nicht arbeitseinsatzfähig«, LVVA P 69 f. 1a apr. 7 l.; Bericht Oswald Hörster, Desinfektor in Olita, an Institut für medizinische Zoologie, BArch R 90/334.

389 Reichskommissar Abt. III Auflockerung Geheim, »Einsatzstab Auflockerung, Arbeitsgruppe III (Evakuierung) Gesundheitswesen Dr. med. Bernsdorff«, LVVA, P 70 f. 5 apr. 73 l.

390 Bernsdorff, Marschbefehle vom 2.5. 1943, 6.7.1943 und 28.6.1943: »Desinfektor Hörster soll 25.5.-1.7. nach Olita«, »Desinfektor Hörster soll 7.7.-10.8. nach Olita zur Fleckfieberbekämpfung«, Desinfektor Rudolf Matthes, Dienstreise Rositten, Dünaburg zur »kriegswichtigen Seuchenbekämpfung«. BArch R 90/280; Schreiben Bernsdorff an Generalkommissar Riga vom 26.1.1943, »Da in Sarasei [...] Fleckfieber ausgebrochen ist, soll Losse die ersten Abwehrmaßnahmen einleiten.«, BArch R 90/334.

391 Schreiben Bernsdorff an Sturmbannführer Bludau, Hygiene-Institut der Waffen-SS, vom 3.6.1943: »Es wird gebeten, den Entwesungszug der Waffen-SS im Flüchtlingslager Olita in Litauen einzusetzen. Dort sind acht massive Kasernen mit Blausäure zu vergasen.«, BArch R 90/455; Der Historiker Christian Gerlach schreibt, dass im Lager Olita (litauisch: Alytus) zwischen 60 000 und 70 000 Alte, Frauen und Kinder umgekommen sein sollen: »Sollte das auch nur annährend stimmen, müsste man annehmen, dass sie vorsätzlich und systematisch vernichtet wurden.« Das Lager sei bei Anwohnern als Todeslager bekannt gewesen, alte Leute in Gaswagen getötet worden, Frauen und Kinder gequält, Erwachsene durch Schwerstarbeit getötet, vgl. Gerlach, »Kalkulierte Morde«, S. 1093.

392 Vermerk Bernsdorff vom 6.6.1944: »entstand die sehr große Gefahr, dass [...] Seuchenbrutstätten entstanden [...] infolge völligen Mangels geeigneter Wachmannschaften [...] die Seuche auf das übrige Land hinübergreifen würde.«, BArch R 90/455.

393 Schreiben Bernsdorff an RMfdbO vom 20.8.1943: »Die Aufhebung der Quarantänevorschriften in den Flüchtlingslagern musste ausgesprochen werden, da im anderen Falle die bereits anrollenden Flüchtlingstransporte aus dem Gebiet der Heeresgruppe Mitte nicht einmal einer systematischen Entlausung hätten zugeführt werden können.«, BArch R 90/356; Vermerk Bernsdorffs vom 6.6.1944: »Von der einschneidenden Maßnahme des RKO, von Quarantänestationen abzusehen, ist das Ostministerium unterrichtet worden.«, BArch R 90/455; Was Bernsdorff mit »einschneidender Maßnahme« meint, ist unklar. »Flüchtlinge« ohne ausreichende Quarantänezeit konnten nicht zur Zwangsarbeit eingesetzt werden – weder im »Reich« noch im Baltikum. Christoph Dieckmann, der das Schicksal der verschleppten Russen untersuchte, schreibt, dass von den 210 000 nach Li-

tauen Deportierten etwa 96000 Menschen übrigbleiben, deren Schicksal unklar ist. Er hält es »nach den bis jetzt vorliegenden Dokumenten nicht für ausgeschlossen«, dass Zehntausende der Zwangsevakuierten – die den Deutschen »unnütz« erschienen – umkamen oder ermordet wurden. »Es könnte mit hoher Wahrscheinlichkeit im Winter 1943/44 und Frühjahr 1944 zu einem bisher völlig unterschätzten Massenmord an den Zwangsevakuierten gekommen sein.«, vgl. Christoph Dieckmann, »Deutsche Besatzungspolitik in Litauen 1941-1944«, Göttingen 2011, S. 1391; Bosse, Bericht Dienstreise Dünaburg vom 7.4.1943: »Abgang aus dem Lager«: »Nach Möglichkeit Gesamtbelegschaft auf einmal entfernen. Keine Restbestände an Alten, Kranken, Schwachen und kinderreichen Müttern.«, BArch R 90/352.

394 Schreiben Bernsdorff an alle Generalkommissare vom 24.9.1943, Geheim, betr. Dauerbetrieb der Entlausungsanstalten: »wird darauf hingewiesen, dass alle Entlausungsanstalten durch große Flüchtlingsmengen im Verlauf von mehreren Monaten verstärkt in Anspruch genommen werden. Es muss festgestellt werden, ob alle Entlausungsanstalten einer mindestens 20-stündigen ununterbrochenen Betriebsdauer gewachsen sind, ohne Schäden zu erleiden. Ferner sind die großen, nur aus Stein errichteten Entlausungsöfen festzustellen, die darüber hinaus einige Tage ohne Unterbrechung in Betrieb genommen werden können [...] müssen die Namen der verantwortlichen Leiter der Entlausungsanstalten bzw. der fahrbaren Entlausungskammern und Entlausungszüge bekannt sein.«, LVVA P 69 f. 1a apr. 20 l.; Schreiben Bernsdorffs an Generalkommissar Riga vom 20.11.1943, betr. Entlausung und gesundheitliche Versorgung der Evakuierten in Riga: »Es ist daher unumgänglich, dass für diese Aufgaben ein Sonderdienst eingerichtet wird. Dieser Sonderdienst trägt die Verantwortung für eine sofortige ausreichende Entlausung.«, LVVA P 69 f. 1a apr. 20 l.

395 Betriebs- und Wirtschaftsbeschreibung, ohne Datum und Unterschrift, im Antrag auf Feststellung von Vertreibungsschäden von Edda Bernsdorff, vermutlich von ihr selbst geschrieben im Jahr 1961. Name des Betriebs: Gut Gießbach bei Kruschwitz Kreis Hohensalza, eingewiesen ab 1.7.1943 Frau Edda Bernsdorff, geb. Freiin von Kruedener, früherer Eigentümer Herr v. Pribishewski, (richtig: Przybyszewski, Anm. d. A.) Gesamtfläche 302 ha, »weil das eingezogene polnische Probsteiland von Gießbach mit bewirtschaftet wurde«. »Wir wurden, trotz meines vom SS-Siedlungsstab anerkannten Landanspruchs erst so spät auf einen landwirtschaftlichen Betrieb eingewiesen, weil mein Mann Arzt und nicht Landwirt ist [...] 1943 – die Geburt unseres 5. Kindes lag dazwischen – war es endlich so weit, dass ich aus einer Reihe mir zur Besichtigung freigegebener Betriebe nach längeren Fahrten Gießbach aussuchen konnte«, BArch ZLA 1_14505936; Schreiben vom 6. Mai 1943 IV-Sch, handschriftlich RKF, vermutlich Amt IV Landwirtschaft des Stabshauptamts des Reichskommissars für die Fes-

tigung deutschen Volkstums (Heinrich Himmler), an Reichsstatthalter des Reichsgaus Wartheland, Beauftragter des RKF, Posen, betr. Herbert Bernsdorff: »Frau Edda Bernsdorff, als natürliche Erbin ihrer Tante [...] Gut Kleistenhof [...] als Grundlage einer Landzuweisung.«, gez. SS Oberführer, ohne Namen und Unterschrift. Vom vermutlich gleichen Urheber, IV Sch, Berlin-Halensee, 20.1.1943 Aktenvermerk: »Da Dr. Bernsdorff besondere Verdienste hat, soll sein Fall wohlwollend bearbeitet werden.« Aus der Einbürgerungsakte von Herbert und Edda Bernsdorff, BArch R 9361-IV/31-4085; Der polnische Gutseigentümer vom Gut Gizewo (eingedeutscht Gießbach) stirbt im Konzentrationslager Groß-Rosen, sein ältester Sohn im KZ Mauthausen.

396 Vgl. Semyon Peyros, »Human Guinea Pigs«, S. 63-75; Mikhail Peyros: Interview Nr. 16811, Visual History Archive, Segment 121 – 144; Gedenkstätte Yad Vashem, Righteos among the Nations, file 8567.

397 Vernehmung Judith Himmelfarb am 23.11.1966 in Israel: »Ich habe auch im Lager Kaiserwald gehört, dass dort Vergasungen in Waggons durchgeführt wurden. Wie man erzählte, waren es Proben, Experimente, man probierte die Wirkung des Gases«, Staatsarchiv Hamburg, 213 12 0041 Bd. 84.

398 Erklärung Percy Gurwitz zu den Aktivitäten deutscher Forschungsinstitute in Riga an die Außerordentliche Kommission vom 6.12.1944: »Desinfektoren, die Kurse im Institut für medizinische Zoologie belegt hatten, haben auch die Vergasung von Menschen besorgt [...] Der Hangar bestand aus drei Einzelteilen, I, II und III; auf dem Boden befanden sich Eisenbahnschienen, eine Lokomotive zog Waggons hinein und fuhr dann hinaus, Tore wurden verschlossen. Mit dem Gerät A wurde Blausäure hineingelassen. Am Boden steht eine Schüssel mit Zyankali, darauf tropft Schwefelsäure aus der Schale. Es bildet sich Blausäure, die mithilfe einer Pumpe in den Hangar geleitet wird.«, Zentralarchiv des FSB, Dokument abgebildet in: Julia Kantor, »Pribaltika. Vojna bez pravil (1939-1945)« [Baltische Staaten. Krieg ohne Regeln 1939-1945], Petersburg 2011, Ü: Irena Akopjan; Der Zeuge A.P. Sudak, der bei der Eisenbahn arbeitet, sagte dazu am 11.11.1944: »Eine litauische Eisenbahnbrigade [...] erzählte, dass die Deutschen damals über Hallen für die Desinfizierung von Zügen verfügten, wohin ganze Züge hereingebracht und desinfiziert wurden. Die Wagen, mit den Leuten gefüllt, wurden in die Hallen hereingebracht, danach strömte Gas ein und die Leute wurden vernichtet.«, LVVA P 132 f. 30 apr. 26 l.

399 Aussage Irma Vornhagen: »gehört, in Dünaburg seien Juden im Zug vergast worden.«, LASH Abt. 352.3 Nr. 2259; Aussage Kurt Georg Lange beim Ärzteprozess: »Seit 1942 ausgeübte Tätigkeit als Desinfektor beim Feldtruppenteil mit einem vom Hygiene-Institut im Verein mit der Firma B.J. Goedecker München entworfenen Motorisierten Dampf-Entwesung-Entseuchungs- und Entlausungszug. Im Hygiene-Institut Abt. Gesundheits-

technik als Schreibkraft. Entwurf und Bau von Entwesungs- Entseuchungs- und Entlausungszügen sowie Belieferung derselben an die Feldeinheiten der Waffen-SS. […]. Ferner gehörte die Belieferung der KL mit Desinfektionsmitteln zu dem Aufgabengebiet der Abteilung. Zyklon B stand nach meiner Kenntnis nur in verschwindend geringen Mengen zur Verfügung (Fabrikationsschwierigkeiten durch Bombardierungen). Als Ersatz wurden andere der Entlausung dienende Mittel wie Schwefelpräparate (Diametan) geliefert.«, Dörner, »Der Nürnberger Ärzteprozess 1946/47, Anklage- und Verteidigungsmaterial«, fiche 4/4961f; Im KZ Stutthof diente ein Personenwaggon als Vergasungsraum. Alle Ritzen wurden abgedichtet, im Dach eine Einschütte-Öffnung für den Vergasungsstoff angebracht, vgl. Eugen Kogon/Hermann Langbein/Adalbert Rückerl u.a. (Hg.): »Nationalsozialistische Massentötungen durch Giftgas. Eine Dokumentation«, Frankfurt 1983, S. 265.

400 Aussage Dr. Abraham Kronsohn am 3.1.1971 in Israel, Staatsarchiv Hamburg, 213 12 0041 Bd. 85. Kronsohn war Sanitäter im KZ Spilve; In »Gaswagen« wurde anfangs mit Kohlenmonoxid aus Flaschen gemordet, dann mit Autoabgasen, die mit einem Schlauch ins Wageninnere geleitet wurden, später auch mit Blausäure. Vgl. Matthias Beer, »Gaswagen. Von der Euthanasie zum Genozid«, in: Günter Morsch (Hg.): »Neue Studien zu nationalsozialistischen Massentötungen durch Giftgas«, Berlin 2011, S. 153-168.

401 Aussage Herbert Kallmann, Maschinenbauingenieur, am 7.12.1949: »In der KFZ-Werkstatt (Lenta) sah ich die sogenannten Gaswagen. Auf dem Chassis eines handelsüblichen LKW war ein dichter Blechkasten aufmontiert, der in Mannshöhe rechts und links je ein kleines Fenster hatte. Der einzige Zugang erfolgte durch eine Tür in der Rückseite. Von dem Auspuffrohr des Fahrzeugs ging ein Rohrstutzen, der nach oben trichterförmig auslief, in das Wageninnere […] Ich habe mehrere derartige Wagen gesehen.«, Staatsarchiv Hamburg, 213 12 0041 Bd. 001; Aussage Helmut Fürst vom 23.1.1950: Zur KFZ-Werkstatt Industriestraße: »In dieser Werkstatt sah ich auch zwei Gaswagen.«, ebd; Aussage Kurt Kendziorek am 26.1.1950: »Es handelte sich dabei um geschlossene Wagen von grau-grünem Anstrich, bei denen sich der Einstieg hinten befand. In diese Fahrzeuge wurden 50 bis 60 Mann mit Gewalt hineingetrieben.«, ebd.

402 Der ehemalige HSSPF (Höherer SS- und Polizeiführer) Friedrich Jeckeln sagte im Kriegsverbrecher-Prozess von Riga aus, es seien »Gasautomaschinen« 1942 in Salaspils und Riga eingesetzt worden, LASH, Abt. 352.3 Kiel 2273; Fernschreiben Hauptsturmführer Trühe KdS Riga an RSHA, Berlin vom 15.6.1942 betr. S-Wagen: »Wöchentlich trifft beim KdS in Weißruthenien ein Judentransport ein, der einer Sonderbehandlung zu unterziehen ist. Die drei dort vorhandenen S-Wagen reichen für diesen Zweck nicht aus.« Antwortschreiben Rauff an KdS Riga vom 22.6.1942, geheim, betr.

S-Wagen: »Die Lieferung eines 5-Tonners Saurer kann für Mitte nächsten Monats erwartet werden. […] 100 Meter Schlauch wird mitgeliefert.«, Dörner, »Der Nürnberger Ärzteprozess 1946/47, Anklage- und Verteidigungsmaterial«, fiche 3/1734; Aus »Tarnungsgründen« wird »von Entlausungswagen gesprochen«, vgl. Matthias Beer, »Die Entwicklung der Gaswagen beim Mord an den Juden«, in: »Vierteljahreshefte für Zeitgeschichte«, Jg. 35 (1987) Heft 3, www.ifz-muenchen.de/heftarchiv/1986_3.pdf, S. 403.

403 Sowjetischer Ankläger Smirnow im Nürnberger Prozess am 19.2.1946: »in Minsk das Prinzip der Todeswagen auch bei stationären Gaskammern angewandt wurde, die von Verbrechern in gewöhnlichen Bädern eingerichtet worden sind.«, zitiert nach Gerlach, »Kalkulierte Morde«, S. 768; Am 18.9.1941 wurden in einer psychiatrischen Klinik in Nowinki nahe Minsk 120 Kranke in einem dazu hergerichteten Badehäuschen der Anstalt mit Gas getötet, ebd, S. 1068; Über das Lager Salaspils heißt es in einem Zeitungsartikel von 1944: »Gewöhnlich wurden die Verhafteten in die Sauna gebracht, nackt ausgezogen und dann befohlen, in die Todesmaschinen einzusteigen, in die dann Gas aus dem Motor eingelassen wurde […] Die Leichen der Vergifteten wurden im Krematorium verbrannt.« (Zeitung »Cīņa«, 25. Oktober 1944) zitiert nach: Kārlis Kangeris, Uldis Neiburgs, Rudīte Vīksne: »Aiz šiem vārtiem vaid zeme. Salaspils nometne 1941–1944« [Hinter diesem Tor stöhnt die Erde. Lager Salaspils 1941–1944], Riga 2016, Ü: Agnese Luse, S. 22. Die Autoren des Buches bezweifeln allerdings den Wahrheitsgehalt des Zeitungsartikels.

404 Außerordentliche Staatliche Kommission: Auskunft für einen Prozess in Riga am 26. Januar 1946 gegen mutmaßliche deutsche Kriegsverbrecher: »in Riga, auf dem Gelände des Hygiene-Instituts, getarnt als Kleiderdurchgasung, fand die Vergasung der verhafteten Sowjetbürger statt.«, LVVA P 132 f. 30 apr. 5 l. S. 33, Ü: Agnese Luse; In der Ludzas (deutsch: Lutzener) Straße 41/43 im Rigaer Ghetto war die »Entwesungskammer« des Hygiene-Instituts der Waffen-SS. Verzeichnis der zum Russenlager (»Flüchtlingslager« im früheren Ghetto, Anm. d. A.) gehörigen Grundstücke, BArch R 92/1161; Desinfektor Hans Buchholz soll Leiter der »Desinfektionsanstalt Lutzener Straße« gewesen sein. Gurwitz, »Zwei Mal Deutsches Rotes Kreuz«, S. 2.; Gleich nach dem Krieg berichtet der Zeuge I. U. Adler in seiner Aussage vom 7.11.1944, in der Ludzas Straße Nr. 41/43 wären in einem Raum Öffnungen in Decke und Boden gemacht worden mit dem Plan zur »Vernichtung der Bevölkerung«. In diesem Gebäude hätte man Blausäure in einer Halle im ersten Stock gelagert. Allerdings hätte man später das Gebäude zu zentral in der Stadt gefunden und einen Teil der Blausäure 1943 nach Salaspils und nach Majdanek gebracht, LVVA P 132 f. 30 apr. 26 l. Adler beschreibt, wie Menschen in einem hermetisch verschlossenen Raum getötet werden, indem Blausäure durch eine Öffnung hineingeworfen wird,

ebd.; Hans Bludau, Leiter des Hygiene-Instituts, sorgt für die »Einlieferung jüdischer Wertgegenstände« wie einer »goldenen Damenarmbanduhr« beim Generalkommissar. Verzeichnis vom 12.11.1942, BArch R 92/10317 und vom 11.6.1943, BArch R 92/10312.

405 Liste der Besatzer vom 16.12.1944, Nr. 26, Koch, kommissarischer Reichskommissar, »Ermordung von Häftlingen in Desinfektionskammern zur eigenen Belustigung.«, Ü: Irena Akopjan, LVVA P 132 f. 3 apr. 3 l. S.29.

406 Aussage Percy Gurwitz, Außerordentliche Staatliche Kommission, LVVA, P 132 f. 30 apr. 26l.

407 Es sagen aus: Percy Gurwitz, Rudolph Michelson, Semyon Peyros. Ihre Aussagen sind zum Teil namentlich gekennzeichnet, zum Teil Zusammenfassungen, ebd.; »Desinfektoren« waren zuständig für das Einschütten des Zyklon B in Kammern, Züge, Gaswagen. Aussage Pery Broad (Häftling in Auschwitz): »Mit dem Moment, wenn alle in den Gaskammern eingesperrt sind und der Riegel vorgeschoben ist [...] waltet dann der Desinfektor seines Amtes.« Zitiert nach Kogon, »Nationalsozialistische Massentötungen durch Giftgas«, S. 207.

408 Aussage Percy Gurwitz: »Ich persönlich war der Zeuge des Gesprächs, das zwischen dem Direktor des Hygieneinstitutes, Dr. Bludau und dem stellvertretenden Leiter vom Institut für medizinische Zoologie, Dr. Abshagen, stattfand. In diesem Gespräch sagte der Erste von den Beiden, dass die Flecktyphus-Epidemie sehr leicht zu bekämpfen wäre, wenn man zusammen mit den verlausten Kleidern und verlausten Räumen auch die verlausten Menschen selbst, das heißt die Kriegsgefangenen durch Vergasung töten könnte.«, ebd. Aussage I. U. Adler am 7.11.1944: »Die erwähnten Personen waren während der Arbeit immer betrunken. Und in dem betrunkenen Zustand prahlten sie, dass sie die Bürger in dem Konzentrationslager in Salaspils mithilfe von Gas getötet haben. Außerdem, prahlten die Deutschen Drechsiger und Hoffmann, dass man sie nach Majdanek geschickt hatte, um dort die Bevölkerung durch die Vergasung zu vernichten.«, LVVA P 132 f. 30 apr. 26 l; Für das KZ Stutthof ist die »Umnutzung« einer Kleiderentlausungsanlage zu einem Vergasungsraum dokumentiert. Vgl. Kogon, »Nationalsozialistische Massentötungen durch Giftgas«, S. 265; In Stutthof sorgte ein Ofen neben der Gaskammer für Wärme, um Blausäure freizusetzen. Vgl. Marek Jozef Orski, »Die Vernichtung von Häftlingen des Konzentrationslagers Stutthof durch das Giftgas Zyklon B«, in: Günter Morsch (Hg.), »Die nationalsozialistischen Konzentrationslager. Entwicklung und Struktur«, Bd. I Göttingen 1998, S. 472-492.

409 »prakt. Arzt Dr. med Otto von Lilienfeld-Toal, wohnhaft Kiel«, LASH, Abt. 352.3 Nr. 2259; Dr. med Hans Bludau, jetzt Praxis, LASH Abt. 352.3 Nr. 2257; Harry Marnitz, Praxis in Bremen, vgl. Wichert, »Album Fratrum Rigensium«, Nr. 1153, S. 454.

410 NKWD: Volkskommissariat für innere Angelegenheiten, Geheimpolizei und Geheimdienst der UdSSR.

411 Sobatschkin, Abteilungsleiter des NKWD in der lettischen SSR (Sozialistische Sowjet Republik): Beiakte zum Verfahren Nr. 13. Liste nationalsozialistischer Besatzer, ihrer Komplizen und Gehilfen, die Gräueltaten und Ausplünderungen im besetzten Gebiet der Lettischen SSR gemäß Verfahren Nr.13 begingen: u.a. Steiniger, Losse, Abshagen, Schlote, Bludau. Ü: Irena Akopjan, LVVA, P 132 f. 3 apr. 3 l. S. 29.

412 Vernehmung Zeuge Neff vom 17.12.1946 im Ärzteprozess, es geht um Besucher der Versuchsstation (Höhenversuche) im KZ Dachau. Frage: Welches sind die Namen der SS-Leute, an die Sie sich noch erinnern können? Antwort: »Dr. Grawitz, Dr. Bernsdorf«. Dörner, »Der Nürnberger Ärzteprozess 1946/47, Anklage- und Verteidigungsmaterial«, fiche 3/0666.

413 Bernstorf, RKO, L Abt. Gesund, Staatsarchiv Hamburg, 213 12 0041 Bd 122. Otto von Lilienfeld-Toal hatte in seiner Aussage vom 9.5.1966 in Kiel Bernsdorff als früheren Vorgesetzten genannt mit dem Zusatz »Herkunft und Schicksal unbekannt«. Nach »Menschen- und Tierversuchen« in Riga befragt, wusste Lilienfeld nichts zu sagen, Staatsarchiv Hamburg, 213 12 0041, Bd. 38.

414 Entwurf Zentrale Stelle der Landesjustizverwaltungen Ludwigsburg vom 1.12.1969. 1. DC-Anfrage Dr. Bernsdorff, Landesdirigent, Abteilungsleiter, BArch B 162/7921.

415 Die Ermittlungen gegen die leitenden Angestellten des Reichskommissariats Ostland führten zu keiner Verurteilung, obwohl Dokumente für eine Beteiligung der Verwaltung an Verbrechen vorlagen. Grund war eine Strafrechtsreform aus dem Jahr 1968, die für eine Verurteilung wegen »Beihilfe zum Mord« den Nachweis der »individuellen Übernahme niederer Motive« verlangte – was in diesen Fällen nicht möglich war. Vgl. Uwe Danker, »Der gescheiterte Versuch, die Legende von der sauberen Zivilverwaltung zu entzaubern. Staatsanwaltliche Komplexermittlungen zum Holocaust im ›Reichskommissariat Ostland‹ bis 1971«, in: Robert Bohn (Hg.): »Die deutsche Herrschaft in den »germanischen« Ländern 1940-1945«, Stuttgart 1997, S. 159-186.

416 »In einigen Orten in Litauen waren die Wohnbezirke der Juden infolge der schlechten Wohn- und Ernährungsverhältnisse zu Seuchenherden geworden. Durch die Beseitigung der Juden wurde die Ausbreitung der in den Ghettos ausgebrochenen Krankheiten verhütet.« (ohne Verfasser und Datum), LASH, Abt. 352.3 Nr. 2262; »Seit Dezember 1941 treffen aus dem Reich in kurzen Abständen Judentransporte ein [...] Von diesen reichsdeutschen Juden ist nur ein geringer Teil arbeitsfähig. Zu 70 bis 80 % handelt es sich um Frauen und Kinder sowie alte arbeitsunfähige Männer. Um jeder Seuchengefahr im Ghetto und in den beiden Lagern von vornherein zu

begegnen, wurden in Einzelfällen ansteckend erkrankte Juden (Ruhr und Diphterie) ausgesondert und exekutiert […] außerdem wurden noch einige geisteskranke Juden in derselben Weise ausgesondert.«, ebd.; Schreiben RKO Abt. I Politik (Name nicht lesbar) vom 18.3.1943 an Gebietskommissar Riga: »Ich übertrage Ihnen hiermit die Verwaltung des Rigaer Ghettos […] bis Dezember 1941 bereits zu Ihren Aufgaben […] tatsächlich bis jetzt weiter ausgeübt […] Ghettoverwaltung folgende Aufgaben: »3. Durchführung der notwenigen sanitären Maßnahmen zur Vermeidung von ansteckenden Krankheiten und Seuchen, Beschaffung der notwendigen Medikamente, ggf. in Zusammenarbeit mit meiner Abteilung II Gesundheit.«, LASH Abt. 352.3 Nr. 2260; Schreiben an Oberstaatsanwalt vom 8.4.1960: »den RA Adalbert Reiff gehört, der hat angegeben, dass auf Vorschlag des Leiters der Gesundheitsbehörde des Generalkommissars Weißruthenien in Minsk beabsichtigt gewesen sei, fleckfiebererkrankte Insassen des Gefängnisses zu liquidieren. Die Aktion sei begonnen, aber nicht zu Ende geführt worden. Reiff war […] Februar März 1942 beim Generalkommissar.«, LASH Abt. 352.3 Nr. 2263; Schreiben Heydrich, RSHA (Reichssicherheitshauptamt) an Meyer, Ostministerium, vom 25.3.1942: »Die Fleckfieberseuche hatte in Minsk besonders um sich gegriffen. Ein Seuchenherd war auch das Gefängnis, wo auch mehrere Beamte der Ordnungspolizei erkrankten. In der Besprechung über die Gefängnisfrage wurde von dem Gauleiter Kube die Auffassung vertreten, dass zur endgültigen Beseitigung des Seuchenherdes die Insassen des Gefängnisses zu erschießen seien. Diesem Vorschlag trat das Rechtsamt des Generalkommissars entgegen, auch der Kommandeur der Sipo schloss sich diesem Vorschlag an […] Er machte im Gegenteil den Vorschlag, das Gefängnis beschleunigt zu entwesen, was aber an dem Mangel an Blausäure scheiterte.«, LASH Abt. 352.3 Nr. 2263. Mit dieser Formulierung könnte gemeint gewesen sein, dass mit der Blausäure der »Seuchenherd« – also die erkrankten Gefangenen – »beseitigt« werden sollten.

417 Übergabeverhandlung Geheimdokumente vom 13.11.1943: »Auf Anordnung des Abteilungsleiters der Abteilung II Gesund, Herrn Dr. Bernsdorff, habe ich heute an Frl. Müller, Aktenverwalterin, […] übergeben: Geheimakten 1941-1943, Geheim-Tagebuch, Geheim-Quittungsbuch, Vertrauliche Mappe 1943 mit Sonderanlage Dr. Obst Kauen, Geheimakten ›Auflockerung‹ und ›Versehrtenheime‹, Personal, Arbeiten Dr. Bosse Bevölkerungspolitik«, BArch R 90/273; Gleiches am 20.7.1944, ebd.

418 »Ventilationsanlagen in Wand der Gaskammer eingemauert, Ventilatoren durch Elektromotoren betrieben, die auf dem Dachboden installiert waren. Kleiderablagen und Duschen installiert, um Auskleideraum und Gaskammer zu tarnen.«, »Gasbehälter hineingestellt, geöffnet, Ventilator trieb Gas durch ein heizbares Rohrsystem in die Kammer.«, »Für Vergasung Lagerge-

fängnis abgedichtet [...] neue Türen [...] künstliche Heißluftanlage.«, Kogon, »Nationalsozialistische Massentötungen durch Giftgas«, S. 230, S. 245, S. 267; Schreiben Dr. Wetzel, RMfdbO an Lohse, RKO vom 25.10.1941: »bestehen keine Bedenken, wenn diejenigen Juden, die nicht arbeitsfähig sind, mit den Brackschen Hilfsmitteln beseitigt werden.« (Mit Brackschen Hilfsmitteln sind Gaswagen bzw. Gaskammern gemeint. Wetzels Brief wurde bekannt als sogenannter »Gaskammerbrief«), Dörner, »Der Nürnberger Ärzteprozess 1946/47, Anklage- und Verteidigungsmaterial«, Dokument NO 365, fiche 3/2908.

419 Im November 1941 gehen 700 kg Zyklon B (Blausäure auf Trägermaterial) nach Riga, eine riesige Menge, mehr als nach Auschwitz (500 kg). Vgl. Richard Breitman, »Staatsgeheimnisse. Die Verbrechen der Nazis – von den Alliierten toleriert«, München 1999, S. 104; Im Frühjahr 1943 fährt Bosse nach Hamburg, um mit Tesch und Stabenow über Blausäure zu verhandeln. Bericht Dienstreise vom 2.2.1943, BArch R 90/565. Im März 1944 gehen im Rahmen des sogenannten »Gerstein-Auftrags« (Zyklon B ohne Warnstoff) 672 große Dosen Blausäure à 1500 Gramm, also 1008 Kilogramm an das Deutsche Hygiene-Institut Riga. Lieferbuch Dessau, vgl. Kalthoff, »Die Händler des Zyklon B«, S. 162; Ursprünglich war das Zyklon B in den Lagern zur Schädlingsbekämpfung genutzt worden – allerdings war »die (echte, Anm. d. A.) Entlausung mittels Gaskammern (mit Zyklon B) faktisch seit Juni 1940 infolge der Rationierung von Eisen und Dichtungsmaterialien, die bei diesem Verfahren benötigt wurden, so gut wie verboten.«, Jean-Claude Pressac, »Die Krematorien von Auschwitz. Die Technik des Massenmordes«, München 1994, S. 57; Was als »Entlausungsbad« bezeichnet wurde, tarnte oft Gaskammern. Fleckfieber galt als Vorwand für Mord. »Was unklar bleibt, ist der Übergang von normaler Entlausung zu Massenmord.«, vgl. Weindling, »Epidemics and Genocide in Eastern Europe 1890-1945«, S. 315; Mit Schwefel als Ersatz für Blausäure wird nicht nur in Kleistenhof experimentiert, auch in der Desinfektorenschule Oranienburg: »beim Arbeiten mit Schwefeldioxid haben wir in Baracken nicht immer die restlose Abtötung des Ungeziefers (Wanzen) erzielen können.« R. Queisner, »Erfahrungen mit Blausäure bei Großraumentwesungen«, in: »Zeitschrift für hygienische Zoologie und Schädlingsbekämpfung«, 35. Jg, (1943); Und im KZ Jasenovac in Serbien: »eine erhebliche Anzahl von Insassen wurde vergast während eines dreimonatigen Versuchs mit Schwefeldioxid und Zyklon B.« Michele Frucht Levy, »The Last Bullet for the Last Serb. – The Ustaša Genocide against Serbs 1941-1945«, in: Harris Mylonas (Hg.), »Nationalities Papers«, George Washington University 2009, 37:6. S. 807-837, hier S. 824, published online by Cambridge University Press 20.11.2018.

420 Aus der Anklageschrift des Ärzteprozesses: »Dieses Programm beinhaltete die systematische und heimliche Tötung von Alten, ›Geisteskranken‹, un-

heilbar Kranken, behinderten Kindern und anderen Personen durch Gas, Injektionen und verschiedene andere Methoden in Heimen, Krankenhäusern und Anstalten. Solche Personen wurden als ›unnütze Esser‹ betrachtet und als Last für die deutsche Kriegsmaschinerie.« Dörner, »Der Nürnberger Ärzteprozess 1946/47, Anklage- und Verteidigungsmaterial«, fiche 2/13.

421 Ansprache Handloser, Heeres-Sanitäts-Inspekteur, Arbeitstagung Ost, 18.–19. Mai 1942 in Berlin: »Auch den Beratenden Ärzten, insbesondere den Hygienikern und Internisten liegt hier eine wichtige Aufgabe ob, die Kontrolle der Entlausungsanstalten für die Truppen und Lazarette muss von ihnen laufend und sehr energisch durchgeführt werden. Immer wieder müssen sie durch Beratung und Leitung unter vollem Einsatz ihrer Autorität für eine einwandfreie und schnelle Läusebekämpfung wirken.« Dörner, »Der Nürnberger Ärzteprozess 1946/47, Anklage- und Verteidigungsmaterial«, fiche 3/2082f.

422 Webseite https://www.lu.lv/en/mbi/ Zugriff 21.3.2021.

423 »August Kirchenstein institute of microbiology and virology« im »Kleisti Science Hub«, https://www.rsu.lv/en/microbiology-un-virology-institute Zugriff 2018.

424 Die Karaimen, auch Karäer oder Karaiten genannt, sind eine jüdische Religionsgemeinschaft mit eigener Sprache (Turksprache), die hauptsächlich in Osteuropa lebte. In der NS-Zeit war die semitische Abstammung dieser »Volksgruppe« umstritten, einige Karäer wurden ermordet, andere konnten dank ihrer Einordnung als nicht-semitisches »Turkvolk« überleben. Heute leben noch etwa 45 000 Karäer in Israel, USA und Osteuropa.

425 Entnazifizierungs-Hauptausschuss für besondere Berufsgruppen Osnabrück, Erklärung vom 23.4.1947, Staatsarchiv Osnabrück, Rep 980 Nr. 4326.

426 Erklärung vom 26.11.1946, ebd.

427 Erklärung vom 8.10.1946, ebd.

428 Percy Gurwitz, »Zähl nicht nur, was bitter war« (Roman), Berlin 1991, S. 23.

429 Absolventen des klassischen Gymnasiums 1938: Oskar Buchrot, Jakob Kahn, »Rigasche Post«, Nr. 31, 19.6.1938.

430 Gurwitz, »Zähl nicht nur, was bitter war«, S. 21-28.

431 Ebd., S. 75.

432 Ebd., S. 110.

433 Ebd., S. 304.

434 Gurwitz, »Zähl nicht nur, was bitter war«, S. 305.

435 Gurwitz, »Zähl nicht nur, was bitter war«, S. 305; Schreiben Bernsdorffs an RMfdbO vom 15.7 1943: Bernsdorff hebt die »kameradschaftliche Zusammenarbeit« zwischen seiner Abteilung und der SS hervor, BArch R 90/360.

436 Gurwitz, »Zähl nicht nur, was bitter war«, S. 305 f.

437 Hermann Idelsohn (auch Herman Idelson geschrieben, 1869-1944), Nervenarzt in Riga, hatte in Dorpat studiert und nach Arbeitsaufenthalten in Berlin und Paris wissenschaftliche Studien in verschiedenen Sprachen veröffentlicht. Er war mit der Deutschen Maria Wirth verheiratet und hatte zwei Söhne.

438 Leon Brümmer, Erklärung vom 12.11.1946. Verfahrensakte Herbert Bernsdorff, Entnazifizierungs-Hauptausschuss für besondere Berufsgruppen Osnabrück, Staatsarchiv Osnabrück Rep 980, Nr. 4326.

439 Dr. jur. Werner Westermann, Erklärung vom 3.10.1946, ebd.

440 Aleksejs Azelickis, D. P. Center Berchtesgaden, Erklärung vom 19.1.1947. Archiv Museum »Juden in Lettland«, III 106.

441 Ludmilla Maikapar, D. P. Camp Würzburg, Brief vom 9.10.1946, ebd.

442 Suchanfrage Anna Rusinsky an Central Committee of Liberated Jews, undatiert; Häftlings-Personal-Karte und Todesbescheinigung KL Stutthof, Arolsen Archives, Sign. 6331003916 und 01014102.

443 Interview Margers Vestermanis, ehemaliger Leiter Museum »Juden in Lettland«, Mai 2018. Idelsohns Frau und Kinder setzten sich dafür ein, dass er nicht ins Ghetto musste.

444 Gurwitz, »Zähl nicht nur, was bitter war«, S. 308.

445 Percy Gurwitz, »Die Schuld am Holocaust«, Erlangen 2010, S. 10. http://is.gd/QShzZX.

446 Gurwitz, »Zähl nicht nur, was bitter war«, S. 8.

447 Ebd., S. 11f.

448 Gurwitz, »Die Schuld am Holocaust«, S. 8.

449 Gurwitz, »Die Schuld am Holocaust« (Aufsatz), »Zähl nicht nur, was bitter war (Roman), »Zweimal Deutsches Rotes Kreuz« (Aufsatz), »Von den Tugenden der Letten und der Deutschen« (Roman).

450 Gurwitz, »Zweimal Deutsches Rotes Kreuz«, S. 2.

451 Ebd. S. 5.

452 Gurwitz, »Die Schuld am Holocaust«, S. 31.

453 Semyon Peyros, »Human Guinea Pigs«, S. 74.

454 Gurwitz, »Zähl nicht nur, was bitter war«, S. 59f.

455 Gurwitz, »Die Schuld am Holocaust«, S. 70.

456 Ebd., S. 10.

457 Semyon Peyros, »Human Guinea Pigs«, S. 68f.

458 Gurwitz, »Zwei Mal Deutsches Rotes Kreuz«, S. 2.

459 Semyon Peyros, »Human Guinea Pigs«, S. 57.

460 Brief Generalkommissar Riga, Abt. III ASO Arbeitseinsatz an Gebietskommissar Arbeitsverwaltung vom 4.11.1942, zitiert nach David Rousset, »Le pitre ne rit pas«, Paris 1948, S. 223.

461 Interview Margers Vestermanis, 8.8.2019 und Interview Peter Steger, Freund von Gurwitz, 1.7.2019.

462 Semyon Peyros, »Human Guinea Pigs«, S. 68.

463 Ebd.

464 Gurwitz, »Zwei Mal Deutsches Rotes Kreuz«, S.6.

465 Mikhail Peyros, Interview Nr. 16811, Visual History Archive, USC Shoah Foundation, 1996, Segment 78, Zugriff 20.3.2019.

466 Semyon Peyros, »Human Guinea Pigs«, S. 59.

467 Gurwitz, »Von den Tugenden der Letten und der Deutschen«, S. 385; Steiniger, »Die Entlausung und sonstige Entwesung. Ein Lehrbuch für Desinfektoren und Schädlingsbekämpfer«.

468 Steiniger, »Die Entlausung und sonstige Entwesung«, S. 174 Waldmaus, S. 17 Kleiderlaus und Kopflaus, S. 141 Schabe, S. 103 Wanzenfamilie, S. 135 Schema des Insektenrüssels, S. 19 Läusekäfig, S. 125 Mundstückgerät zum Schutz gegen giftige Gase, S. 64 Entlausungshaube. Es gibt keinen Bildnachweis, nirgends ist der Illustrator benannt. In Gurwitz' Schlüsselroman »Tugenden« zeichnet sein Alter Ego Hanno Kramer Illustrationen für Steiniger. In Semyon Peyros Bericht aus der Häftlingszeit »Human Guinea Pigs« wird Gurwitz als Zeichner genannt. Im Verhör 1951 gibt Percy Gurwitz zu Protokoll: »Als der Direktor Steininger ein Buch über seine Erfahrung mit den Parasiten fertigte, habe ich für ihn Zeichnungen gemacht. Die hat er sehr gemocht. Dabei habe ich dieses Buch aus dem Deutschen ins Lettische übersetzt.« Verhör durch den NKWD in Untersuchungshaft vom 6.8.1951, LVVA 2876 f. 1v apr. 180 l, S. 3-7.

469 Gurwitz, »Von den Tugenden der Letten und der Deutschen«, S. 413f; Der Historiker Margers Vestermanis, ehemaliger Leiter Museum »Juden in Lettland«, der Percy Gurwitz gut kannte, schreibt dazu: »Über ein Zeugnis für Dr. Steiniger hat Percy Gurwitz im Gespräch mit Peyros senior durchblicken lassen. Es ist meines Erachtens durchaus möglich, dass Percy Gurwitz selbst so ein Dokument veranlasst hat, aber natürlich nach 1945 und nicht in der Haftzeit zusammen mit seinen Mitgefangenen.«, E-Mail 21.8.2019. Gurwitz habe über Steiniger »geflunkert«.

470 Der vollständige Name der Kommission: »Außerordentliche staatliche Kommission für die Feststellung und Untersuchung der Gräueltaten der deutsch-faschistischen Aggressoren«.

471 Auskunft zum Fall Nr. 13 über die Errichtung der speziellen Institute in Riga (der Zoologie- und Hygieneinstitute) durch die deutschen Nazi-Besatzer, 16.12.1944, LVVA, P 132 f. 30 apr. 26 l. S.187-196. Liste der nationalsozialistischen Besatzer, ihrer Komplizen und Gehilfen zu Fall Nr. 13. »Dr. Bernsdorff, Leiter der Abteilung Gesundheit beim Reichskommissar Ostland. Verbrechen: Leiter der verbrecherischen Tätigkeit des Instituts für medizinische Zoologie und Hygiene-Institut der SS«, Ü: Irena Akopjan, LVVA, P 132 f. 3 apr. 3 l. S.29.

472 Gurwitz, »Von den Tugenden der Letten und der Deutschen«, S. 18.

473 Aussage Percy Gurwitz vom 2.12.1944, Außerordentliche Staatliche Kommission, LVVA, P 132 f. 30 apr. 26 l, S. 191.

474 Ebd. S.188; Gurwitz, Zusätzliche Erklärung zu den Aktivitäten deutscher Forschungsinstitute in Riga vom 6.12.1944, Zentralarchiv des FSB, Ü: Irena Akopjan. Dokument abgebildet in: Julia Kantor, »Pribaltika. Vojna bez pravil (1939-1945)« [Baltische Staaten. Krieg ohne Regeln], S. 369.

475 Gurwitz, Zusätzliche Erklärung zu den Aktivitäten deutscher Forschungsinstitute in Riga vom 6.12.1944, Zentralarchiv des FSB, Dokument abgebildet in: Julia Kantor: Pribaltika. Vojna bez pravil (1939-1945) [Baltische Staaten. Krieg ohne Regeln], Petersburg 2011, Ü: Irena Akopjan.

476 Aussage Gurwitz (ohne Datum), LVVA, P 132 f. 30 apr. 26 l, S. 188.

477 Aussage vom 25.11. 1944, ebd., S. 187. Dass die Läuse tatsächlich mit Fleckfiebererregern infiziert werden, lässt sich an mehreren Dokumenten nachvollziehen: Brief Behring-Institut Lemberg Dr. H an Institut für medizinische Zoologie Steiniger vom 23.11.1943: »möchte Ihnen mitteilen, dass wir Ihnen selbstverständlich trockenen rickettsienhaltigen Läusekot für Ihre Versuche zur Verfügung stellen können«. Abgezeichnet Bff, BArch R 90/360; Fernschreiben Bernsdorff an Ostministerium vom 17.8.1942: »Sofortige Übersendung Fleckfieberstamm Prof. Gildemeister durch Luftpost an Prof. Darsinsch veranlassen.«, BArch R 90/361; Schreiben Bernsdorffs an Hauptabteilungsleiter II vom 6.12.1943 und Fernschreiben Bernsdorff an Behring-Institut Lemberg, »Die beantragte Dienstreise von Fräulein Schlote vom medizinisch zoologischen Institut in Riga-Kleistenhof ist mit mir durchgesprochen worden. Dieser Dienstreiseantrag verfolgt eine kriegswichtige Aufgabe im Zusammenhang mit weiteren Arbeiten auf dem Gebiet der rickettsienhaltigen fleckfieberinfizierten Läuse«, BArch R 90/ 289.

478 Blogeintrag auf der Webseite https://erlangenwladimir.wordpress.com.

479 »Ich war frisch aus dem Wald gekommen, er hat mich zum Studium überredet, ich war 19.«, Interview Margers Vestermanis vom 8.8.2019.

480 Seine Ehefrau ist auch Holocaust-Überlebende. Valentina Freiman, Interview Nr. 33116 Visual History Archive, USC Shoah Foundation, Segment 74. Zugriff 6.9.2019, Ü: Maxim Edwards. Aus ihrer Lebensgeschichte entsteht die Oper »Valentina« des lettischen Komponisten Arturs Maskats.

481 Ebd.

482 Beschluss über Gurwitz' Verhaftung vom 5.11.1950, LVA (Lettisches Staatsarchiv), 1986 f. 2 apr. 4972 l., Band N (Nabludatelnoe), Ü: Agnese Luse.

483 Vernehmung Semyon Peyros, vom 3.8.1951, Ebd, Bd. 2, S. 235-238; Anklage Dolgizer vom 29.3.1952, LVA, 1986 f. 2 apr. 3054 l., S. 288-289. Dolgizer wird zu zehn Jahren Haft verurteilt, aber 1954 wird das Urteil aufgehoben, S. 343f.

484 LVA, 1986 f. 2 apr. 4972 l., Bd. N, S.65.

485 Major der Staatssicherheit der lettischen Sowjetrepublik Jakushenok: Beschluss über die Verschickung des Verhafteten vom 2.10.1952, mit Bestätigung des Stellvertreters des Ministers der Staatssicherheit der Lettischen SSR, Oberstleutnant Peschechonov am 8.10.1952. Ebd., S. 81.

486 Es habe »viele Spione« im KZ Spilve gegeben, sagt Dr. David Klebanow, der dort als Arzt das Krankenrevier betreute, »vielleicht Juden«. Interview Nr.10644. Visual History Archive, USC Shoah Foundation, 1996. Zugriff 20.3.2019.

487 Gurwitz, »Eigenhändige Bekanntmachung« vom 27.12.1952, LVA, 1986 f., 2 apr., 4972 l., Bd 5, S. 99-105.

488 Gurwitz, Verhörprotokoll vom 14.4.1953, LVVA, 2876 f., 1v apr., 184 l., S. 1-5.

489 Semyon Peyros: »Jenseits des Lebens. Erinnerungen von Semyon Peyros«, in: David Silberman (Hg.) I Ty Eto Videl [Und Du hast es gesehen], Riga 2006, S. 244, Ü: Irena Akopjan.

490 Gurwitz, »Die Schuld am Holocaust«, S. 71; Gurwitz, »Von den Tugenden der Letten und der Deutschen«, S. 422; »Eigenhändige Bekanntmachung« vom 27.12.1952, LVA, 1986 f., 2 apr., 4972 l., Bd 5, S. 99-105. Ü: Agnese Luse; Aussage Clotilde Lehmann (ohne Datum), Staatsarchiv Hamburg, 213 12 0041, Bd. 125.

491 Gurwitz, »Zwei Mal Deutsches Rotes Kreuz«, S. 5

492 Gurwitz, »Von den Tugenden der Letten und der Deutschen«, S. 351.

493 Gurwitz, »Von den Tugenden der Letten und der Deutschen«, S. 390.

494 Ebd, S. 422.

495 Ebd., S. 388; »Zwei Mal Deutsches Rotes Kreuz«, S. 5.

496 Gurwitz, »Von den Tugenden der Letten und der Deutschen«, S. 349.

497 Gurwitz, »Zähl nicht nur, was bitter war«, S. 304f., S. 308; »Von den Tugenden der Letten und der Deutschen«, S. 391, S. 349; »Zwei Mal Deutsches Rotes Kreuz«, S. 6.

498 Gurwitz, »Zähl nicht nur, was bitter war,« S. 89; Gurwitz, »Die Schuld am Holocaust«, S. 7f.; Gurwitz, »Zwei Mal Deutsches Rotes Kreuz«, S. 3 und S. 7.

499 Desinfektor Losse: Gurwitz, »Die Schuld am Holocaust«, S. 70 und Gurwitz, »Zwei Mal Deutsches Rotes Kreuz«, S. 4-8; Desinfektoren Bauer und Mohr: Gurwitz, »Von den Tugenden der Letten und der Deutschen«, S. 388f.; Desinfektor Buchholz: Gurwitz, »Die Schuld am Holocaust«, S. 31; Desinfektor Schäler: Gurwitz, »Zwei Mal Deutsches Rotes Kreuz«, S. 3. Desinfektor Sauer: Gurwitz, »Von den Tugenden der Letten und der Deutschen«, S. 36 und S. 97.

500 Gurwitz, »Von den Tugenden der Letten und der Deutschen«, S. 349.

501 Gurwitz, »Zwei Mal Deutsches Rotes Kreuz«, S. 5.

502 Ebd, S. 6.

503 Gurwitz, »Von den Tugenden der Letten und der Deutschen«, S. 388.
504 Ebd.
505 Gurwitz, »Von den Tugenden der Letten und der Deutschen«, S. 386 und 398.
506 Gurwitz, »Von den Tugenden der Letten und der Deutschen«, S. 389 – 392; Gurwitz, »Zwei Mal Deutsches Rotes Kreuz«, S. 4f.
507 Gurwitz, »Von den Tugenden der Letten und der Deutschen«, S. 387; Gurwitz, »Zwei Mal Deutsches Rotes Kreuz«, S. 3; Gurwitz, »Die Schuld am Holocaust«, S. 7.
508 Gurwitz, »Von den Tugenden der Letten und der Deutschen, S. 348f.
509 Gurwitz, »Zähl nicht nur, was bitter war«, S. 89; Gurwitz, »Zwei Mal Deutsches Rotes Kreuz«, S. 3; Gurwitz, »Die Schuld am Holocaust«, S. 27.
510 Gurwitz, »Die Schuld am Holocaust«, S. 8.
511 Ebd., S. 27.
512 Gurwitz, »Von den Tugenden der Letten und der Deutschen«, S. 391.
513 Gurwitz, »Von den Tugenden der Letten und der Deutschen«, S. 36f und S. 97. Der gesamte Liedtext lautet: »Ertön, mein Lied, zu Ehr den Herrn Baronen, Die unsere Brotväter sind, lass, Herr, sie unsere Äcker schonen, und Vieh und Habe, Weib und Kind. Erhalt sie lang auf dieser Welt, stopf ihre Taschen voll mit Geld.«
514 Ebd., S. 388f.
515 Gurwitz, »Zwei Mal Deutsches Rotes Kreuz«, S. 8.
516 Gurwitz, »Zwei Mal Deutsches Rotes Kreuz«, S. 2; »Von den Tugenden der Letten und der Deutschen«, S. 389; Percy Gurwitz, Interview Nr. 27309, Visual History Archive, USC Shoah Foundation, 1997, Ü: Maxim Edwards, Zugriff 6.9.2019.
517 Gurwitz, »Zwei Mal Deutsches Rotes Kreuz«, S. 2. Der Desinfektor Johannes Knittel ist auch aufgelistet in einem »Verzeichnis der Angestellten der Abteilung Gesundheit- und Volkspflege« mit dem handschriftlichen Zusatz »med. zool. Institut, Erlaubnis für hochgiftige Gase als einziger Desinfektor«, undatiert, BArch R 90/281.
518 Gurwitz, »Zwei Mal Deutsches Rotes Kreuz«, S. 3.
519 Ebd., S.6; Desinfektor Losse legt auch die »Prüfung für die Konzession zum Arbeiten mit hochgiftigen Gasen ab«, Schreiben Bernsdorffs vom 28.4.1944 zur Beschäftigung von Losse in der Abt. II Gesund RKO, Institut für medizinische Zoologie, BArch R 90/334.
520 Nachwort Peter Steger zu Gurwitz, »Die Schuld am Holocaust«, S. 100; Interview Steger am 1.7.2019. Blogeintrag des Städtepartnerschaftsblogs Erlangen-Wladimir, erlangenwladimir.wordpress.com, Zugriff 11.9.2019.; Interview Margers Vestermanis 8.8.2019 und E-Mail vom 21.8.2019.
521 Schreiben Abt. II Raum, RKO an Generalkommissar Riga (Zettel A5 ohne Unterschrift) vom 13.3.1944, schickt »Die Entlausungsanstalten im Be-

reich des Ostlands«. In der Akte BArch R 92/60 liegt nur das Anschreiben, die Anlage fehlt. Das Bundesarchiv kann keine Auskunft darüber geben, ob sie jemals in dieser Akte war (E-Mail vom 21.12.2020). Allerdings wäre das Anlegen einer eigenen Akte für einen einzelnen Zettel eher ungewöhnlich. Man könnte also einen größeren Umfang des »Schrift«, »Karte« oder »Verzeichnis« genannten Werks vermuten.
In den Akten von Bernsdorff und der ihm nachgeordneten Abteilung finden sich immer wieder Hinweise darauf: Schreiben Bernsdorffs an alle Generalkommissare, Geheim, betr. Dauerbetrieb der Entlausungsanstalten wegen Flüchtlingen, vom 24.9.1943: »beigeschlossen mit Bitte um Kenntnisnahme 15 Exemplare der Arbeit vom Direktor des medizinisch zoologischen Instituts, Steiniger, ›Die Entlausungsanstalten im Bereich des Reichskommissariats‹«, LVVA P 69 f. 1a apr. 20l.; Schreiben Bernsdorffs an leitenden Sanitätsoffizier beim WBO vom 1.11.1943, betr. Karten der Entlausungsanstalten und sonstigen Einrichtungen der Fleckfieberbekämpfung: »Es ist beabsichtigt, dieser Schau (»Fleckfieberausstellung«, Anm. d. A.) Karten der Städte Reval, Riga, Kauen, Wilna und Minsk beizugeben, in denen Entlausungsanstalten, Desinfektionseinrichtungen, Seuchenlazarette für Fleckfieberkranke und Quarantänelager eingetragen sind. Ich bitte überprüfen zu wollen, ob eine Darstellung dieser Art vielleicht aus Sicherheitsgründen auf Bedenken stößt.« Handschriftlich auf diesem Papier mit dem Kürzel St. 11.11.43, »die Karten dürfen aus Abwehrgründen nicht eingestellt werden«, BArch R 90/455; Marnitz Abt. Gesund, Generalkommissar Riga an Abt. II Verwaltung vom 30.9.1943: »Anliegend übersende ich mit der Bitte um Kenntnisnahme und Beachtung 1 Exemplar der Arbeit vom Direktor des Medizinisch-Zoologischen Instituts Riga-Kleistenhof, Dr. Steiniger, ›Die Entlausungsanstalten im Bereich des Reichskommissars für das Ostland‹. 1 Anlage« (Anlage fehlt), BArch R 92/559.

522 Percy Gurwitz, »Die Tugenden der Letten und der Deutschen«, S. 399f. Der Ich-Erzähler ist Hanno, der Protagonist des Romans. Sein Chef fährt auf der nächsten Dienstreise, »diesmal nach Reval zu einer Beratung, versehen mit der EA-Karte des Ostlandes«, ebd., S. 400.